유치용 지르코니아 크라운

강도와 심미성, 그리고 높은 생체친화성을 가진

유치용 지르코니아 크라운

김 성 기

대한나래출판사

"성공은 우연을 대하는 태도에 달려 있다"

8년 전, 처음 유치용 지르코니아 크라운에 대한 아이디어가 나왔던 것은 정말 우연이었습니다. 그 당시에는 어떤 일반치과의사도 이미 성인치과에서 사용되고 있었던 지르코니아를 소아 환자에게 써 볼 생각을 하지 않았고, 그 어떤 소아치과의사도 지르코니아에 대해 알지 못했습니다. 하지만 누구나 쉽게 생각할 수도 있었던 이 아이디어는 그렇게 우연히 나왔습니다. 그리고 지나가는 우연으로 스쳐 보내지 않고, 그것을 받아들이고 노력했던 결과들이 이제 이 책에 담겨 있습니다. '성공'이란 표현을 쓰기에는 아직 많이 부족합니다. 하지만 당시에는 너무나 멀어 보였던 목표들 중 하나였던 '유치용 지르코니아 크라운에 관한 책 출판'이 눈앞에 다가온 시점에서, 여러 가지 목표들 중 적어도 하나는 성공했다고 생각합니다.

유치 지르코니아 크라운 개발 초기에는 개인적으로 임상가로서의 길과 또 다른 길 사이에서 많은 고민하고 있었습니다. 하지만 새로운 재료의 성패는 결국 임상에서의 성패에 의해 좌우될 것이기 때문에 그 임상가로서의 역할을 기꺼이 맡기로 한 것은 지금 생각해도 잘한 결정이었습니다. 저 스스로도 많은 시행착오를 겪으며, 좀 더 손쉽고 좀 더 훌륭한 임상 결과가 나올 수 있도록 노력했던 것의 결과물이 지금의 이 책이라고 생각됩니다. 임상 과정에서 벽에 부딪혀도 개발자로서의 자부심과 문제를 해결해야 한다는 의무감에 결국은 나름의 해결책들을 찾아낼 수 있었습니다. 또한 작은 개인의원을 운영하는 평범한 치과의사가 지역별로 다니면서 여러 선생님들 앞에서 강의를 하는 건 항상 부담스러운 일이었지만, 저의 미천한 임상 경험이 여러 선생님의 진료에 조금이라도 도움이 될 수 있다는 점이 제일 큰 보람이었습니다.

나름 지역별로 세미나를 주최하고 더 많은 선생님들이 손쉽게 지르코니아 크라운을 사용할 수 있도록 노력해왔습니다. 하지만 evidence가 필수적인 치의학 분야에서 개인적인 경험에 의존해 잘못된 방향으로 지르코니아 크라운을 시술하고 있는 선생님들 또한 많이 계셨습니다. 그래서 점점 더 사용 빈도가 증가하고 있는 유치용 지르코니아 크라운에 대해 기본적인 임상 지침정도는 하나 있어야 하지 않을까 하고 생각했던 것이 이 책을 집필하게 된 가장 큰 동기입니다. 또한 지르코니아 크라운에 대해 관심은 많지만 새로운 진료에 대해 보수적인 선생님들께 그동안의 저의 케이스들을 소개해 드리고 평가를 받아보고 싶었습니다. 성인치과에서의 지르코니아에 대한 연구는 이미 활발히 진행되고 있지만 유치와 관련된 연구는 거의 전무한 상황이라 이론적인 내용들을 정리하는 데에는 어려움이 많았습니다. 다행히 예전부터 임상기록의 중요성은 인식하고 있던 터라 그동안에 쌓였던 수많은 임상 케이스들을 정리하면서 나름대로 책을 알차게 채웠습니다.

'유치용 지르코니아 크라운'을 처음으로 개발하고 소개한 만큼 처음으로 나침반으로 삼을 만한 책 또한 발간하게 되었습니다. 이 책으로 인해 아직 유치용 지르코니아 크라운을 사용해보지 못한 많은 선생님들이 자신 있게 새로운 분야에 도전해 보실 수 있으면 좋겠습니다. 이미 사용하고 계신 선생님들이라면 좀 더 손쉽고 빠르고 편안하게 진료하실 수 있게 되기를 바랍니다. 혹시나 있을 진료의 스트레스가 해결되고 치료 결과에 대한 자신감을 가짐으로써 좀 더 확신에 찬 진료를 하시면 좋겠습니다. 자연스럽게 경영적인 성공도 따라올 것입니다. 저 또한 제 진료에서 부족한 부분이나 잘못된 부분을 돌아보고 보강하여 더 발전된 내용을 담은 책이 나올 수 있기를 기대합니다. 아울러 외국에서도 필요성을 인정받아 번역본을 출판할 기회를 가질 수 있기를 바랍니다.

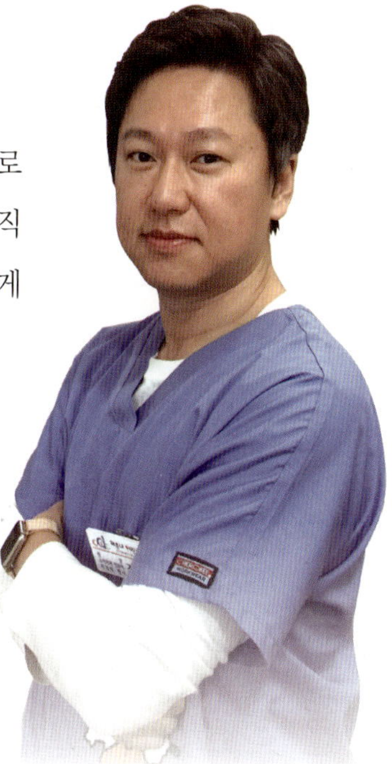

소아치과 의사로서 자부심을 가지고 살아가게 해주신 부산대학교 치의학전문대학원 김신 교수님, 저를 소아치과의 길로 이끌어주신 강릉원주대학교 치과대학 박호원 교수님, 저에게 좀 더 높은 목표를 가지게 해주신 cdc어린이치과병원 이재천 선생님께 깊은 감사를 드립니다. 유치용 지르코니아 크라운의 태동 현장에서부터 개발 과정과 지금에 이르기까지 큰 도움을 주시는 전현준 원장님, 제품개발 과정과 제조, 그리고 지르코니아 크라운이 세계적으로 널리 사용되기까지 실질적으로 큰 역할을 하신 (주)HASS 김용수 대표님, 두 분의 노고에 대해서는 항상 마음 속에 새겨두며 감사하게 생각하고 있습니다. 집필 과정에서 많은 조언을 아끼지 않은 후배 김종수 선생께도 감사드립니다. 아울러 출판의 기회를 주신 대한나래출판사 최용원 대표님께도 감사드립니다.
지구 반대편 작은 나라 치과의사의 임상 결과를 인정해주고, 세계 소아치과계에서 새로운 트렌드로 자리매김하게 해주시는 NuSmile사의 Diane 사장님께도 감사드리며, Jason의 쾌유를 빕니다. 또한 훌륭한 임상 케이스와 놀라운 의견들을 제공해주신 Dr. Casian Adem께도 멀리서 감사의 인사를 드립니다.
마지막으로 우리 가족들에게 가장 큰 감사와 사랑을 보냅니다.

2017년 4월

김 성 기

목차

일러두기

1 출처가 언급된 경우를 제외한 모든 임상 case는 저자가 직접 치료한 case입니다.

2 임상 과정에 대한 서술은 글이나 사진으로만 설명하는 데 한계가 있을 수밖에 없습니다. 이러한 단점을 극복하고자, 이해를 돕기 위한 동영상들을 QR 코드로 삽입했습니다.
여러 검색 사이트에서 QR 코드 검색을 선택하신 후, 모바일 기기를 사용해 책 내용에 삽입되어 있는 QR 코드를 검색하시면 관련된 동영상으로 연결됩니다.
해당 동영상들은 NuSmile crown 한국 홈페이지(www.nusmilecrowns.co.kr)에서도 보실 수 있습니다.

3 책 내용에 대한 궁금증이나 의견들은 저자에게 e-mail(kimsungki99@gmail.com)을 보내시면 친절히 답변 드리겠습니다.

제 1 장

유치용 지르코니아 기성 크라운이란?

01 History of Pediatric Dental Crowns

1950년 Humphrey에 의해 소개된 stainless steel crown(SSC)은 니켈과 크롬의 합금으로 만들어졌으며, 광범위하게 상실된 유치의 치관부 수복에 사용된다. 이러한 SSC는 치아의 해부학적인 특성을 고려하여 미리 제작된 기성 크라운(ready-made crown)으로서, 비용이 저렴하고 기공 조작이 간편하며 당일에 치료를 마무리할 수 있어서 유치의 수복 치료에 유용하게 사용되어 왔다(그림 1-1).

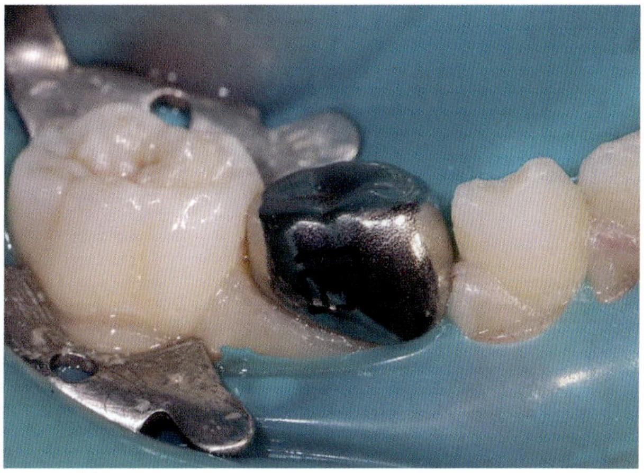

그림 1-1. 유구치부에 시술된 SSC.

기성 금속관의 장점은 주조 금관(casting crown)에 비해 치질 삭제가 적으며, 비교적 빠른 시간 안에 치아의 외형을 복원하여 저작 기능을 회복할 수 있다는 점이다. 하지만 심미성과 치경부 변연의 적합성이 부족하고, 술자의 숙련도에 따라 치료 시간이 길어질 수도 있다는 단점이 있다.

또한 기성 금속관은 특유의 금속 색깔 때문에 심미적인 문제가 있으며, 이에 따라 심미적 요구가 높은 유전치부 치료에 있어서는 사용에 어려움이 있었다. 이러한 문제점을 해결하기 위해 open-faced stainless steel crown, celluloid crown, pre-veneered stainless steel crown 등의 유치용 크라운들이 소개되어 왔지만, 각각의 크라운이 지닌 한계점은 명확했다. 교합력이나 외상에 의해 가해지는 힘에 견디기 위해서 만들어진 금속 재질의 크라운은 심미적인 면에서 만족도가 크게 떨어졌다. 반면에, 심미적인 목적으로 사용되는 금속이 배제된 크라운은 강도와 유지력 면에서 한계를 보였다. 이러한 문제점을 개선하기 위해서 강도와 심미성을 겸비한 지르코니아를 사용한 유치용 기성 크라운이 2009년에 세계 최초로 개발되었다. 유치용 지르코니아 기성 크라운은 치과계에 처음 소개된 이후로 그 사용 빈도가 빠르게 증가되고 있으며, 관련 연구도 활발하게 진행되고 있다. 이 책에서는 유치용 지르코니아 기성 크라운의 이론적인 배경과 사용 방법, 임상 증례 등에 대해 다루고자 한다.

02 소아·청소년기의 심미적 요구

치아는 외모에 영향을 크게 미치는 신체 기관이다. 우식이나 외상에 의해 치아가 손상되거나 탈락되었다면 심미적으로 큰 영향을 미칠 수 있으며, 개인의 사회적인 관계에 있어서도 나쁜 영향을 줄 수 있다. 자신의 치아가 심미적이지 않다고 느끼는 소아·청소년은 심리적으로 부정적인 영향을 받을 수 있으며, 사회적 발달에도 영향을 끼친다.

Zimmerman 등의 연구에 의하면, 유구치의 수복에 있어서 보호자의 관심은 심미적인 부분이 87%로 가장 높았으며, 그 다음으로 비용, 재료의 독성, 유지력 등이었다. 이처럼 소아·청소년이나 그 보호자의 심미적인 요구는 점점 커지고 있으며, 이에 따라 치과의사도 치아의 기능 회복뿐만 아니라 심미성의 회복도 중요하다는 사실을 인식해야 할 것이다.

03 유치에서 크라운이 필요한 경우

1990년대 초반에 우리나라에서 최초로 어린이 전문 치과가 생긴 이래, 많은 소아·청소년 전문 치과들이 전국적으로 개설되었다. 현재는 국내에 수백 개 이상의 소아·청소년 전문 치과가 있는 것으로 파악되고 있으며, 이러한 상황과 더불어 소아 진료에 대한 인식도 크게 변화되어 왔다. 하지만 예전에는 많은 치과의사들이 '유치는 치료할 필요가 없는 치아', '적당히 치료해도 되는 치아'라는 인식을 가졌다. 이런 인식에 의해 일반치과의사와 소아치과의사 사이에 유치를 치료하는 원칙은 큰 차이를 보였다. 특히, 일반치과의사가 유치에 전장관 수복(크라운)을 하는 경우는 드물었다.

유치도 영구치와 마찬가지로, 일반적인 충전법으로 치료했을 때 그 결과가 장기적으로 유지되기 어려울 것으로 예상된다면 크라운으로 수복을 해야 한다. 비록 유치는 계승 영구치가 맹출될 시기까지 자신의 역할을 다하고 나면 탈락하게 되지만, 일반적인 충전 치료로 탈락 시기까지 치료 결과가 유지되기 어렵다면 당연히 더 튼튼한 치료를 해야 한다. 눈에 보이는 우식을 제거하고 충전을 하더라도 오래지 않아서 탈락되거나 유지되기 어려울 것으로 예상되는 치료를 해서는 안 된다(그림 1-2).

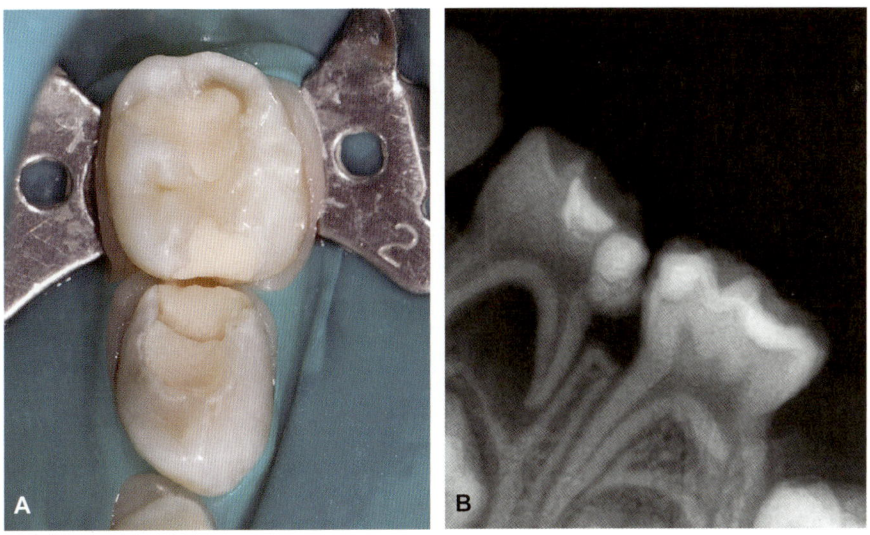

그림 1-2. A, 하악 좌측 유구치부에 시술된 glass ionomer 수복물. 주변으로 우식이 보인다. B, 방사선사진. 이 치료를 한 술자도 제1유구치 원심면의 수복물에 얼마 못 가서 문제가 생길 것이라고 예측했을 것이다.

유치의 크라운 수복에 있어서는 다음을 고려해야 한다.

- **환자의 나이, 행동, 협조 유무**
- **치아의 맹출 정도**
- **환자의 움직임 제어 가능 여부**
- **출혈이나 타액에 의한 오염 조절**
- **시술의 간편성과 시술 시간**
- **환자의 우식 감수성**
- **교합관계**
- **비용**
- **심미성**

01

- **환자의 나이, 행동, 협조 유무:** 환자의 나이와 정상적인 탈락 시기를 고려해서 치료 계획을 세워야 한다. 크라운으로 수복해야 할 적응증에 해당하더라도 머지않아 탈락할 예정인 유치라면, 일반적인 충전물로 수복한 후 경과를 관찰하는 것이 더 좋은 선택일 것이다(그림 1-3). 또한, 나이가 어리고 환자의 협조를 얻기 어려워 정상적인 처치가 어려울 경우에는 크라운 수복을 미룰 수도 있다.

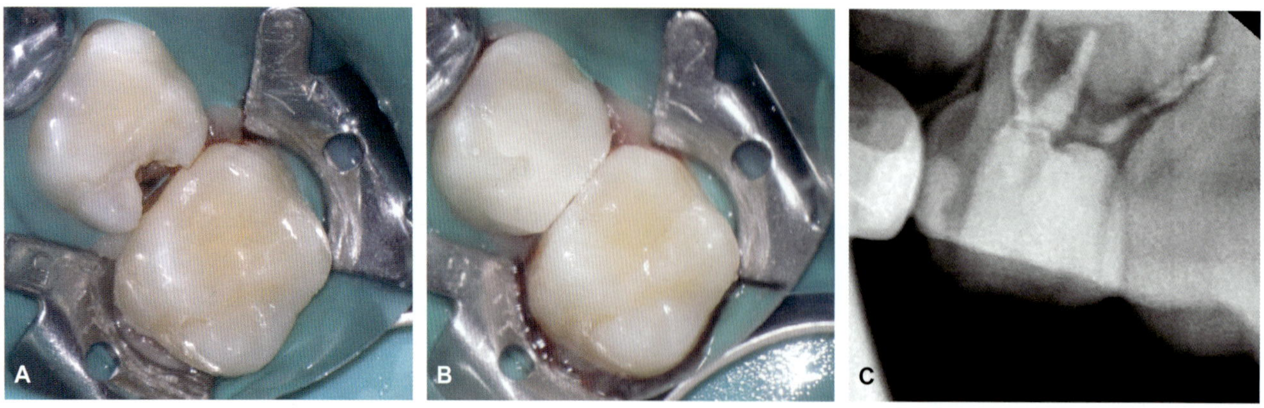

그림 1-3. A, 우식이 깊지만 탈락 시기가 가까워진 유구치. B, 치수 치료 후 glass ionomer로 수복하였다. C, 방사선사진.

- **치아의 맹출 정도:** 치아의 우식이 심해서 크라운 수복을 해야 하는 경우라도 치아의 맹출 정도가 부족하다면 크라운 수복을 연기할 수도 있다. 이런 경우 충전재로 와동을 수복한 후 맹출이 완전히 이루어진 이후로 크라운 수복 시기를 연기하는 것이 좋다(그림 2-9 참조).

- **환자의 움직임 제어 가능 여부:** 치료하고자 하는 환자의 나이가 어려서 정상적인 처치가 힘들 경우 전신마취나 sedation 등을 포함한 행동 유도 방법을 고려해야 한다.

- **출혈이나 타액에 의한 오염 조절:** 유치의 특성상 기공 과정을 거치지 않는 기성관을 사용해야 하는 경우가 대부분이다. 이때는 치아 삭제 직후에 바로 크라운을 cementation해야 하기 때문에, 출혈이나 타액에 의한 치아의 오염을 충분히 조절할 수 있어야 한다. 또한 구강 위생 수준이 현저히 낮고 치은염이 심한 경우에는 치은 하방 삭제로 인해 많은 출혈이 일어날 수 있다. 이 경우 지혈에 많은 시간이 걸려서 치료 시간이 길어지고 치료 결과가 불완전할 수 있다. 철저한 구강 위생 관리를 통해 치은염의 상태를 개선한 이후로 크라운 수복 시기를 미루는 것이 바람직하다(그림 1-4).

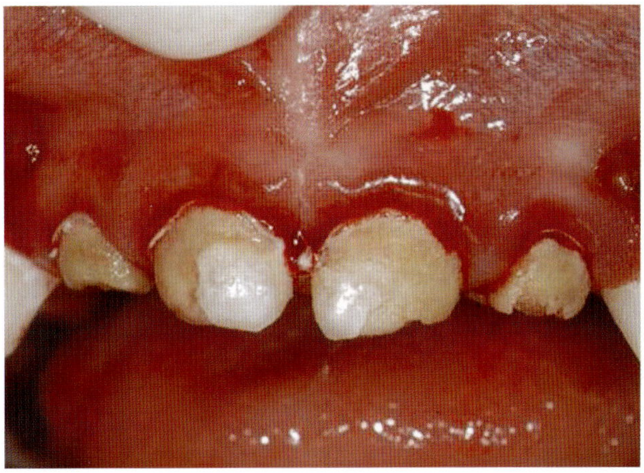

그림 1-4. 구강 위생 관리가 되지 않아서 우식이 심하고 자발적인 출혈이 날 정도로 치은의 상태가 불량하다. 이런 경우 크라운을 위한 치아 삭제를 한다면 많은 출혈을 일으킬 것이다.

- **시술의 간편성과 시술 시간:** 오랜 시간 동안 치료하기 어려운 소아 환자의 특성상 시술이 간편해야 하고 시술 시간도 길지 않아야 한다.

- **환자의 우식 감수성:** 소아 환자의 우식 감수성은 개인별로 크게 차이가 난다. 구강 위생 관리를 적극적으로 하지 않더라도 우식에 잘 이환되지 않는 어린이가 있는 반면에, 어떤 어린이는 열심히 구강 위생 관리를 하고 정기적인 검진을 받는데도 불구하고 쉽게 우식에 이환되는 경우도 있다. 또한, 보호자의 치과적 인식 수준(dental IQ)이 떨어지거나 사회·경제적인 문제로 적극적인 구강 위생 관리가 어려운 경우에도 쉽게 우식에 이환될 수 있다. 비록 현재의 우식 수준이 경미하고 크라운을 할 정도는 아니라고 하더라도, 향후 이차 우식이 쉽게 생기거나 수복물의 예후가 불량할 것으로 명백히 예상되는 경우에는 예방적으로 크라운 수복을 계획할 수도 있다.

04 Dental Ceramics

"생체재료"란 상실된 조직이나 기관의 외형 및 기능회복을 위하여 생체에 직접 적용하는 재료를 말한다. 특히 인체에 사용되는 재료는 생물학적, 기계적 및 화학적 특성을 충족시켜야 하며, 제조상의 문제점도 극복되어야 한다. 생체재료는 크게 금속, 세라믹, 폴리머의 3종으로 분류할 수 있는데, 그 중 금속은 시간에 따른 부식, 산화 등의 문제와 불투명성으로 인한 심미적 단점을 가지고 있다. 고분자 재료(폴리머)는 성형성이 뛰어나고 내화학성이 있지만, 내구성과 강도 면에서 취약하다. 세라믹 재료는 높은 강도와 내마모성, 생체 친화성 및 심미성 등의 많은 장점에도 불구하고, 일반적으로 낮은 인성과 높은 취성 및 높은 용융 온도에 따른 성형 및 가공의 어려움이 있어 이를 극복하기 위한 연구가 계속 되고 있다. 세라믹은 치과적으로 뛰어난 심미성을 가지고 있음과 동시에 표면이 매우 매끄러워 치태가 부착되기 어렵고, 치주조직에 대한 위해 작용도 적으며, 생체 친화성이 높아서 임상에서 폭넓게 응용되고 있다.

01

1) 치과용 세라믹의 종류

치과용 세라믹을 분류하는 기준은 여러 가지이지만, 여기서는 glass(유리성분)의 함유 여부에 따라서 분류하도록 하겠다.

Composition category 1	Glass-based systems (mainly silica)
Composition category 2	Glass-based systems (mainly silica) with fillers, usually crystalline (typically leucite or, more recently, lithium disilicate)
Composition category 3	Crystalline-based systems with glass fillers (mainly alumina) and polycrystalline solids (alumina and zirconia)
Composition category 4	1) Glass ceramics: feldspars
	2) Glass ceramics with fillers: Leucite-reinforced, lithium disilicate 등
	3) Glass-free ceramics, polycrystalline: Alumina, zirconia

여러 세라믹 중에서도 강도와 경도, 내식성이 뛰어난 alumina가 주로 생체용 세라믹으로 많이 사용되어 왔다. 하지만 alumina는 취약성의 한계를 보였으며, 1975년 Garvie 등이 zirconia의 강화 기전을 보고한 이후로는 zirconia에 대한 연구가 활발히 이루어졌다.

2) 지르코니아란?

지르코니아는 물리적 성질이 금속과 유사한 세라믹이며, 색상이 치아와 비슷하여 치과 분야에서의 사용이 증가되고 있는 재료이다. 지르코니아는 zirconium dioxide 결정체로서, 1975년

Garvie가 'ceramic steel'이라고 표현할 정도로 기존의 세라믹과 비교하여 뛰어난 물성을 가지고 있다. 지르코니아는 치과용 재료가 갖춰야 할 높은 내열성, 낮은 열전도도, 화학적 안정성, 낮은 열팽창성, 높은 강도, 경도 및 내마모성을 가지고 있기 때문에 수십 년 전부터 영구치의 보철 재료로 널리 사용되어 왔다. 지르코니아는 상변이를 이용한 toughening 강화법이 제시되어 세라믹의 단점인 취성을 어느 정도 극복할 수 있게 되었고, 이를 계기로 crown과 bridge, inlay와 onlay, implant abutment와 fixture까지 영구치의 심미적인 보철 처치에 있어서 절대적으로 필요한 재료로 자리 잡았다(그림 1-5~1-7).

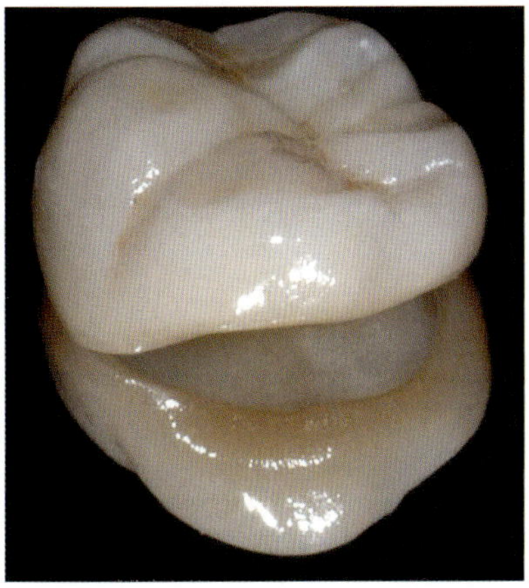
그림 1-5. 영구치용 지르코니아 보철물.

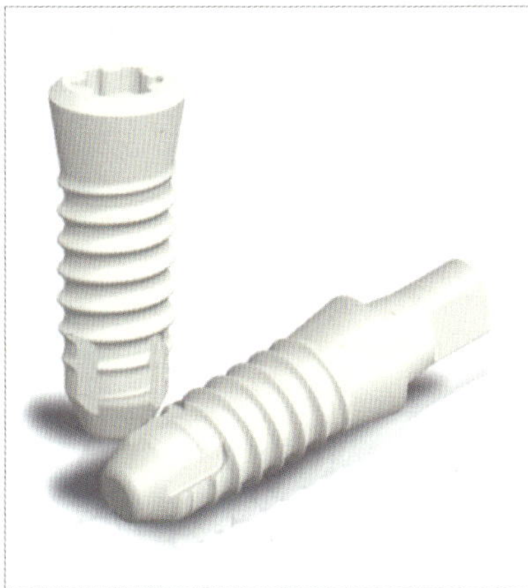
그림 1-6. 지르코니아로 만든 implant fixture.

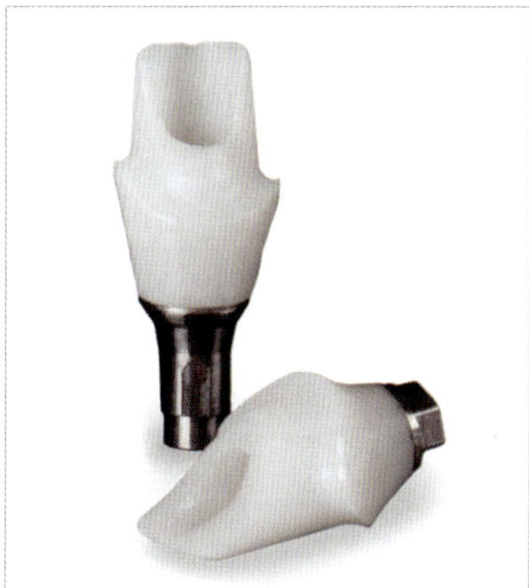
그림 1-7. 지르코니아로 만든 implant abutment.

(1) 지르코니아의 역사

지르코니아의 'zirconium'이란 말은 아라비아어인 'zargon'에서 유래했으며, 그 뜻은 'golden in color'이다. 화학 구조는 $ZrSiO_4$이며, 경도는 7.5 정도로 석영과 유사하다. 투명한 색부터 황색, 적색 등 다양한 색을 가지며, 예로부터 인조 보석으로 널리 사용되어 왔다(그림 1-8).

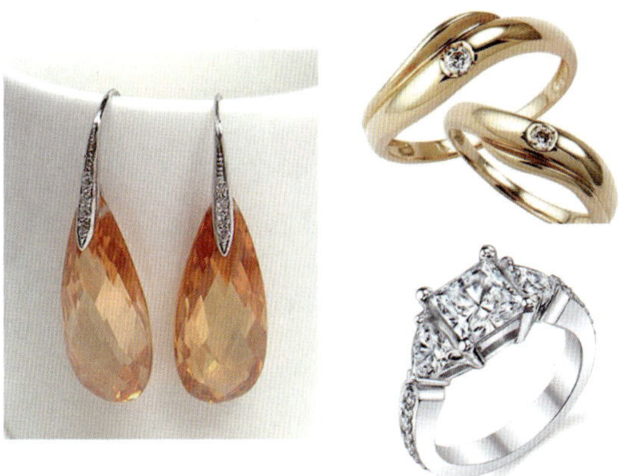
그림 1-8. 지르코니아로 만든 인조 보석.

지르코니아가 생체재료로 처음 사용된 것은 1960년대 후반 고관절치환술(total hip replacement)에서 titanium이나 alumina가 사용되던 femur head의 ball portion을 지르코니아로 대체한 것이다(그림 1-9). 이후 많은 분야에서 지르코니아는 생체재료로 사용되고 있으며, 다른 어떤 재료보다 더욱 생체 친화적인 결과를 보여주고 있다.

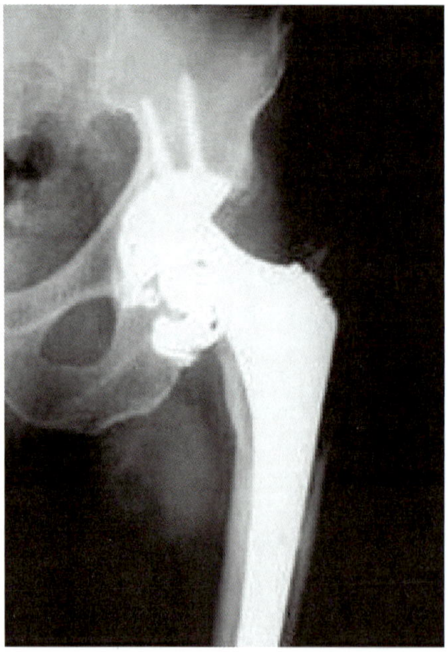

그림 1-9. 고관절치환술에 사용된 지르코니아.

지르코니아는 높은 강도와 경도, 내열성, 낮은 열전도도와 내식성 등의 장점이 있어 보철 재료 외에도 절삭기구, 엔진, 주방용품 등 많은 분야에서 사용되고 있다(그림 1-10).

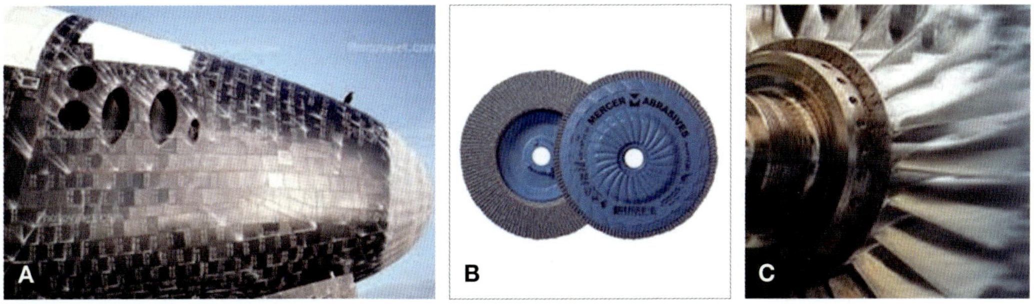

그림 1-10. 산업용으로 사용되는 Y-TZP의 여러 가지 용도들. Space shuttle의 heat shield tile(**A**)이나 cutting tool(**B**), combustion engine(**C**) 등에 사용된다.

치의학 분야에서의 지르코니아 사용은 1999년 endodontic post로 사용된 것이 처음일 정도로 역사가 길지는 않다. 하지만 2003년 CAD/CAM을 이용한 지르코니아 보철물이 처음으로 소개된 이후로 지르코니아는 심미적 치과 재료로서 각광 받기 시작했으며, 현재는 치과 보철학 분야에 있어서 가장 중요한 재료 중 하나로 자리매김했다(그림 1-11).

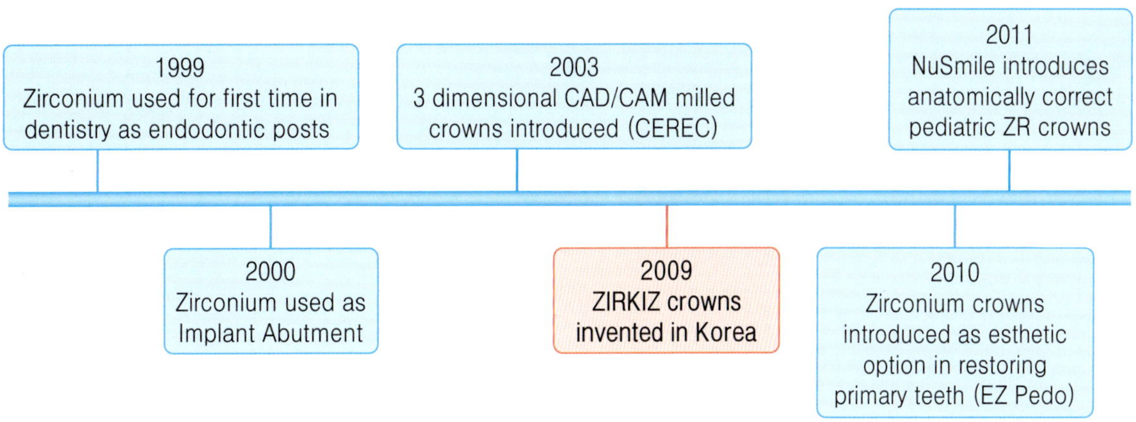

그림 1-11. 치과 분야에서 지르코니아의 사용 역사.

(2) 지르코니아의 기계적 특성

지르코니아의 기계적 물성은 스테인리스 스틸(stainless steel)과 유사하다. 지르코니아의 인장 강도는 900~1,200MPa 정도이며, 압축 강도는 약 2,000MPa에 달한다(그림 1-12). 반복되는 하중에도 충분히 견딜 수 있다. 하지만 지르코니아는 수분에 오랫동안 노출되는 경우 물성이 저하될 수 있으며 이 현상을 'zirconia ageing'이라고 한다. 또한, 표면을 grinding하는 경우 toughness가 감소하게 된다(그림 1-13).

	압축강도(Mpa)	인장강도(Mpa)
Composite resin	70~80	30~50
Amalgam	300~500	45~60
GI	93~226	–
Porcelain	150~600	30~60
ZPC	100~160	3~8
ZOE	2~14	–
Ni–Cr	–	400~1,000
Enamel	270~400	–
Dentin	230~300	40~50
ZIRCONIA	2,000	900~1,200

A

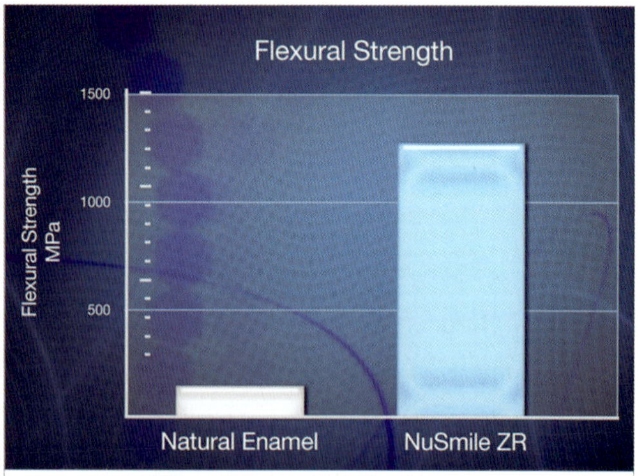

Journal of the Japanese Soc. for Dental Materials and Devices; 16(6), 556, 1997
Ricardo and Paulo, Alternative methodology for flexural strength testing in natural teeth; Braz Dent J (2005) 16(1): 4

B

그림 1-12. A, 각종 치과 재료와 치아의 압축 강도와 인장 강도. B, 지르코니아의 강도.

Property	Unit	ZIRKIZ Value	Requirement for ISO 13356
Bulk density	g/cm^3	6.068~0.090	≥ 6.00
Chemical Composition			
$ZrO_2 + HfO_2 + Y_2O_3$	percent mass fraction	99.60	> 99.0
Y_2O_3		5.35	4.5 to 5.4
HfO_2		3.00	≤ 5
Al_2O_3		0.21	< 0.5
Other oxides*		0.19	< 0.5
Microstructure :			
– Mean linear intercept distance	㎛	0.25 ± 0.05	≤ 0.4
Maximum amount of monoclinic phase :			
– before accelerated aging	%	8.12	≤ 20
– after accelerated aging		15.82	≤ 25
Biaxial flexure Strength :			
– before accelerated aging	MPa	1,200	≥ 500
– after accelerated aging		1,140	≥ 500(Decrease not more than 20%)
Radioactivity	Bq/kg	2.2	≤ 200

그림 1-13. Physical and chemical properties of zirconia. ZIRKIZ® crown에 대한 평가이다.

(3) 지르코니아의 구조적 특성

지르코니아는 온도에 따라 다음과 같이 3가지의 결정상으로 존재한다(그림 1-14).

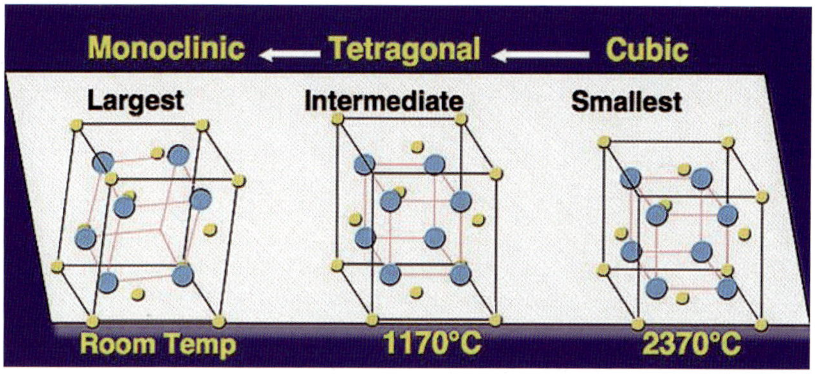

그림 1-14. 온도에 따른 지르코니아의 3가지 결정상.

1. 단사정계(monoclinic phase): 상온~1,170℃
2. 정방정계(tetragonal phase): 1,170~2,370℃
3. 입방정계(cubic phase): 2,370~2,380℃(녹는점)

지르코니아는 온도가 변화되거나 표면에 외력이 가해지면 서로 다른 결정상으로 변환된다. 즉, 1,170℃ 이상에서 안정적인 정방정계로 존재하던 지르코니아는 상온으로 냉각되면서 단사정계로 상변이를 할 때 균열이 발생하면서 파절이 일어나게 된다. 상온에서 이러한 상변이를 안정화시키기 위해서는 Y_2O_3(산화이트륨, yttrium oxide), MgO, CaO 등의 산화 금속을 첨가해야 하는데, 이것을 부분 안정화 지르코니아(partially stabilized zirconia; PSZ)라고 한다. 그리고 이러한 과량의 산화 금속이 함유되어 단일상의 정방정계가 결정 구조로 존재하는 것을 TZP(tetragonal zirconia polycrystals)라고 한다. 여러 안정화 산화 금속 중 Y_2O_3을 사용한 지르코니아(Y-TZP)가 기계적 물성이 뛰어나서 치과용으로 사용되고 있다(그림 1-15).

- High flexural strength
- Fracture toughness
- High hardness
- Excellent chemical resistance
- Biocompatibility – well adapted to living tissues

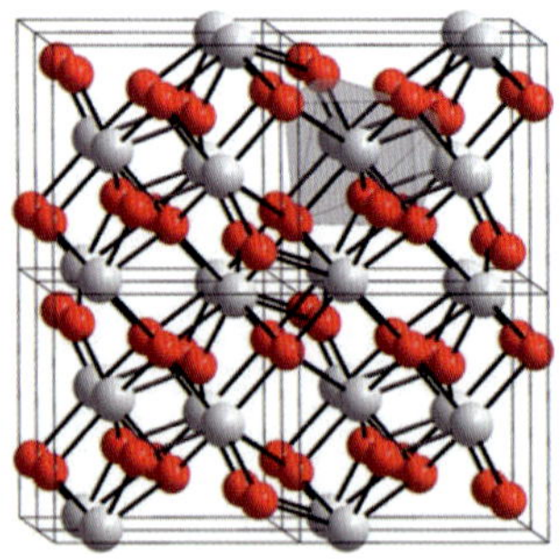

그림 1-15. 지르코니아에 산화물을 첨가하면 물리적으로 뛰어난 성질을 가지게 된다.

이러한 Y-TZP는 치과에서 현재 이용되고 있는 다른 고강도 세라믹(Procera, In-Ceram Alumina, In-Ceram Zirconia 등)에 비해 굴곡 강도가 매우 높아서 길이가 긴 브릿지의 재료로도 사용될 수 있다.

(4) 생체 적합성(그림 1-16)

Property	Standard	ZIRKIZ Value
Cytotoxicity	ISO 10993-5	Noncytotoxic
Acute Systemic Toxicity	ISO 10993-11	Do not show any systemic toxicity potential.
Oral Mucosa Irritation	ISO 10993-10	Do not possess any oral mucosa irritation potential.
Delayed Type Hypersensitivity	ISO 10993-10	Do not possess any delayed hypersensitivity.

그림 1-16. 지르코니아의 생체 적합성과 관련한 여러 가지 성질들. ZIRKIZ® crown에 대한 평가.

지르코니아는 기계적 특성뿐만 아니라 생체 적합성도 우수하고 부식이 없어 어떠한 염증 반응이나 알레르기도 유발하지 않는다고 알려져 있다(Ichikawa 등, 1992; Josset 등, 1999; Covacci 등, 1999; Scarano 등, 2003). 또한 지르코니아는 임플란트에 주로 사용되는 생체 친화적인 재료인 titanium과 비교했을 때 상피조직과 결합조직에서의 백혈구 수치가 더 낮게 나온다고 한다(Welander 등, 2003).

지르코니아는 생체 적합성이 매우 높기 때문에 지르코니아로 만든 크라운의 margin이 치은 하방에 위치하면서 치은조직은 다음과 같은 과정을 거쳐 재형성 된다.

1. **혈관의 재위치**(coronary repositioning)
2. **치간유두의 재건**(papillary reconstruction)
3. **부채꼴 모양의 치은**(scalloped gum)

치은 주변의 상피세포는 지르코니아의 표면을 향하게 되고, 상피세포와 지르코니아 간에 기저판(basal lamina)과 반교소체(hemidesmosome)의 형태로 연결된다. 즉, 지르코니아 주변의 치은은 자연치에서와 유사하게 치은 접합을 이룰 수 있게 된다. 이것은 시술 후 2일째부터 형성되며, 지르코니아를 향해 2mm의 두께로 덮일 때까지 기저판(basal lamina)의 첨극(apical pole)에서 증식을 계속하게 된다.

이렇게 새로 형성된 상피는 기존 구강 환경 내에서 얻을 수 있었던 조직학적 특징을 모두 가지며, creeping attachment의 진정한 유사체인 혈관 이주를 허용하는 역학 구조를 형성하게 된다(Welander 등, 2003).

이렇게 형성된 결합조직에서는 collagen fiber, fibroblast, vascular structure, leukocyte 등이 발견된다. 그리고 이 중에서 collagen fiber의 비율이 fibroblast에 비해 높게 나타난다. Collagen fiber는 지르코니아 주변에서 crawl한 형태로 scaffold를 이루어 fibroblast의 증식을 통해 결합조직의 필수적인 structure를 이룬다. 또한 collagen fiber는 지르코니아에 대해 수직으로 배열되어 점막의 재건, quality 높은 상피 부착에 도움을 준다. 수직적으로 배열되는 collagen fiber의 비율은 다른 어떤 생체재료에 비해 지르코니아 주위의 조직에서 더 높게 나타난다고 보고된다(그림 1-17).

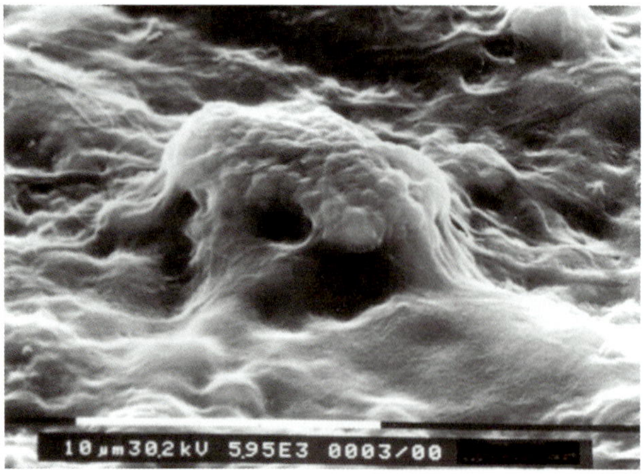

그림 1-17. 지르코니아 표면에 부착된 fibroblast의 SEM 사진.

실제 임상 결과에서도 지르코니아 크라운 주변의 치은은 자연치의 치은과 유사하게 치유되는 것을 관찰할 수 있다(그림 1-18). 이러한 장점을 활용하기 위해서는 지르코니아 크라운의 **margin은 치은 하방으로 충분히 위치**되어야 하며, 지르코니아 크라운의 표면에 치은조직이 직접 접촉할 수 있어야 한다. 이에 대해서는 뒤에서 좀 더 자세히 다룰 것이다.

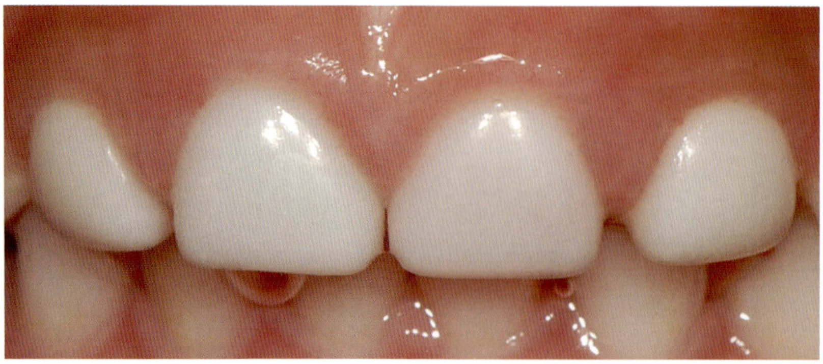

그림 1-18. 지르코니아 기성 크라운으로 수복한 상악 유전치. 주변 치은이 자연치의 치은과 유사하게 치유되었다.

05 Ready-made Crown의 특징

유치의 치료에 주로 사용되는 stainless steel crown(SSC)이나 지르코니아 크라운은 기성 크라운(ready-made crown)이다. 이와 다르게, 영구치의 보철을 위한 크라운은 주로 casting이나 CAD/CAM을 통해 환자 개개인의 치아에 맞게 제작되는 custom crown이다(그림 1-19).

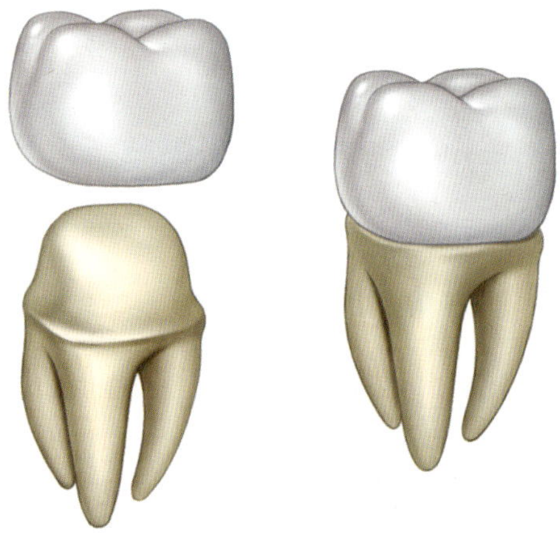

그림 1-19. CAD/CAM system에 의해 제작된 크라운.

기성 크라운은 custom crown에 비해 치질의 삭제량이 적고, 제작과 조정이 간편하며, 기공 과정이 필요하지 않아 한 번의 방문으로 즉시 수복이 가능하다는 장점이 있다. 반면, 치경부 변연의 적합성이 떨어지고 술자의 숙련도에 따라 치료 시간에 차이가 난다는 단점이 있다.

Custom crown과 ready-made crown 사이에는 많은 차이점이 있다. **외형적으로는 똑같은 크라운 형태의 보철 방법이며 치료 과정도 유사할 것 같지만, 실제로 이 두 가지 크라운 사이에는 많은 차이가 있다. 소아 환자를 치료하는 치과의사는 이 차이점을 충분히 이해하고 임상에서 적용할 수 있어야 한다.**

1) Preparation

Custom crown과 ready-made crown의 가장 큰 차이점은 치아 삭제 방법에서 찾아볼 수 있다. 영구치를 위한 보철에서의 크라운은 남아 있는 치질의 양과 교합 상태 등을 고려해서 원칙에 맞게 삭제를 하고, 그 형태를 인기해서 크라운을 제작하게 된다. 이와 다르게 ready-made crown은 치과의사가 이미 **만들어져 있는 크라운의 형태에 맞도록 치아를 삭제**해야 한다. 치료 시간을 최소한으로 해야 하는 소아 환자의 진료 특성상, 치과의사는 최대한 빠른 시간 내에 ready-made crown의 형태에 맞도록 치아를 삭제해야 한다. 이미 만들어져 있는 ready-made crown에 맞게 치아를 삭제하기 위해서는 크라운의 형태(정확하게는 크라운의 내면을 채운 형태)를 잘 파악하고 그 형태와 유사하게 치아를 삭제하는 것이 중요하다.

Ready-made crown을 위해 치아를 삭제하는 과정에서, 크라운을 시적했을 때 장착에 방해가 되는 부분(interference)이 있다면 그 부분을 최대한 빨리 찾아내서 제거해야 한다. 하지만 치과의사가 크라운을 시적하는 과정에서 삭제가 부족한 부분을 정확하게 찾아내지 못한다면 치료 시간이 더 많이 필요하게 될 것이다. 만약 부적절한 부분을 삭제할 경우 치질이 과도하게 삭제되어 크라운의 유지력이 부족해지는 결과를 초래한다.

2) Contamination

Custom crown의 시술을 위해서는 치아를 삭제한 다음 impression 또는 scan의 과정을 거쳐 치아의 모형을 제작하고, 그 이후 기공실 또는 CAD/CAM 작업을 통해 기공물을 제작하게 된다. 이 과정에서 치과의사는 삭제된 치아에 생길 수 있는 출혈과 타액에 의한 오염을 처치할 수 있는 시간적 여유를 가질 수 있다. 즉, 삭제 과정에 생긴 출혈은 충분히 지혈되고, 타액에 의한 오염도 철저히 처치되어 보철물을 setting하기 위한 최적의 상태로 cementation 과정을 준비한다(그림 1-20).

하지만 ready-made crown은 치아 삭제 직후에 바로 cementation을 해야 하기 때문에, **혈액이나 타액에 의한 오염을 술자가 최대한 조절해야 한다**(그림 1-21).

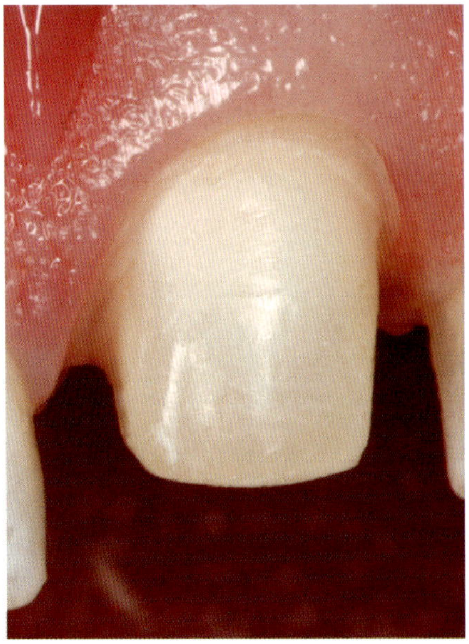

그림 1-20. All ceramic crown의 cementation을 위해 타액과 혈액에 의한 오염을 완전히 차단한 상태.

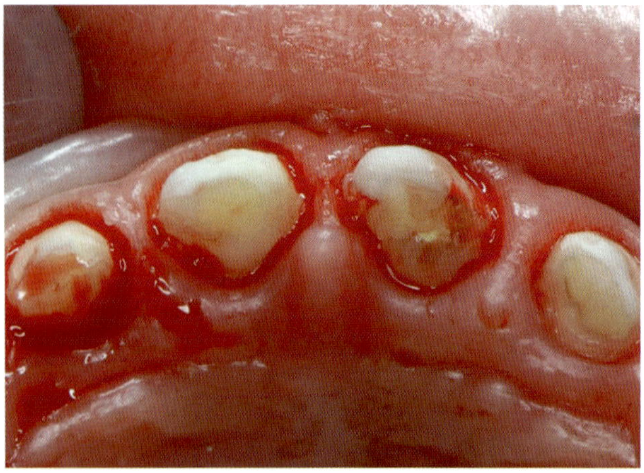

그림 1-21. 유전치부의 지르코니아 기성 크라운을 위해 치아 삭제를 한 직후 모습. 빠른 시간 안에 출혈을 충분히 조절해야 cementation을 시행할 수 있다.

이러한 출혈이나 타액에 의한 오염을 해결하지 못한다면 크라운의 유지력을 높이기 위해 cement의 종류나 치아의 삭제량 등을 논의하는 것은 무의미할 것이다.

3) Cementation

일반적인 custom crown의 cementation에서는 삭제된 치아와 보철물 사이의 간격이 중요하다. 보철물과 치아 사이에는 아주 얇은 두께(film thickness)의 cement가 위치하여 크라운이 접착된다. 하지만 기성 크라운에서는 이미 만들어져 있는 크라운에 맞게 술자가 치아 삭제를 해야 한다. 이 경우 아무리 정교하게 삭제를 하더라도 크라운과 삭제된 치아 사이에는 어느 정도의 gap이 생길 수밖에 없다(그림 1-22).

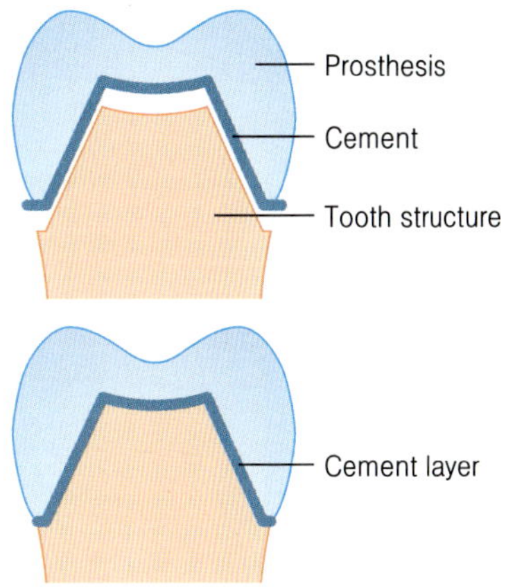

그림 1-22. Custom crown의 단면. 보철물과 cement 사이에는 cement layer가 아주 얇게 존재한다. Ready-made crown에서는 이 cement layer가 넓을 수밖에 없다.

이러한 특성 때문에 기성 크라운의 cementation에서는 일반적인 cement보다는 어느 정도의 강도가 요구된다고 할 수 있다. 또한 cement의 종류나 접착 강도보다는 앞에서 언급했던 출혈이나 타액에 의한 오염을 술자가 조절하는 것이 훨씬 중요하다.

06 유치용 지르코니아 기성 크라운

1) 왜 지르코니아인가?

치과용 세라믹은 자연치의 색상과 광택을 재현할 수 있으며, 구강 내에서 기능하기에 충분한 강도를 제공하기 때문에 널리 사용되고 있다. 수많은 종류의 치과용 세라믹 소재들은 각각의 특성을 가지고 있으며, 수많은 시도를 거쳐 각 용도에 맞는 적절한 종류의 세라믹이 사용되고 있다. 주로 사용되는 세라믹의 종류로는 zirconia와 alumina, leucite glass 등이 있으며, 이 중 zirconia의 강도가 가장 높다(표 1-1).

표 1-1. 각종 치과용 세라믹 제품들의 성분과 특징

제품명	성분	가공 방법	Physical and thermal properties				
			굴곡 강도 (MPa)	탄성계수 (GPa)	경도(Hv)	파절인성 (MPa·m$^{1/2}$)	열팽창계수 (10^{-6}/℃)
Mark II	Feldspar	CAD/CAM	84–86	84–86	708	1.07–1.26	8.8
IPS Empress	Leucite	Press	93–145	67–70	662	1.27–1.74	14.9
IPS e.max Press	Lithium Disilicate	Press	360	95	580	2.74–3.30	10.5 (100–500℃)
In-Ceram Alumina	Alumina + Glass	Build-up, CAD/CAM	500	251–315	1,122	4.7	7.2–7.6
In-Ceram Zirconia	Alumina + Zirconia + Glass	Build-up, CAD/CAM	700	250	1,122	6.8	7.6–7.8
Procera	Alumina	CAD/CAM	472–687	370–420	1,700	3.84–4.48	7
Cercon	Zirconia	CAD/CAM	900–1,200	200–220	1,275	9–10	10.5
Lava	Zirconia	CAD/CAM	1,272	210	1,250	10	10
Katana	Zirconia	CAD/CAM	1,200	210	1,250	–	10.3

영구치를 위한 custom crown은 보철물이 제작된 이후에는 setting 과정에서 큰 힘을 받지 않지만, 유치용 기성 크라운은 제작된 이후에도 술자가 치아를 삭제하고 크라운을 삭제된 치아에 맞추는 과정이 필요하다. 지르코니아 기성 크라운을 seating하는 과정은 절대적으로 passive해야 하지만, margin 부위에 과도한 힘이 가해진다면 아무리 단단한 재질이라고 해도 파절될 수 있다. 또한 어린이는 어른과 달리 외상의 위험이 높으며 비정상적인 교합 양상, 습관 등에 의해 치아에 과도한 힘이 가해질 가능성이 있다. 지르코니아의 파절 저항 강도는 1,200MPa에 달하지만(그림 1-23), margin 부위의 두께는 0.2mm 정도에 불과하다(그림 1-24). 술자가 크라운을 seating 하는 과정에서 margin 부위에 과도하게 힘을 가한다면 파절이 일어날 수도 있다. 이러한 이유로 **유치용 기성 크라운의 강도는 매우 중요하다.**

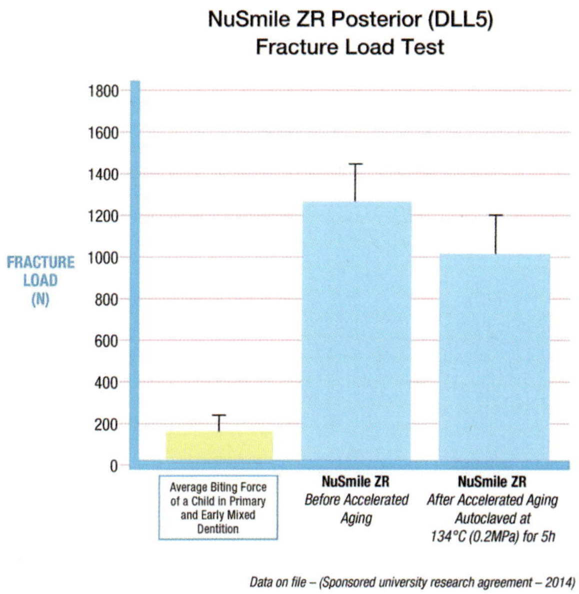

그림 1-23. 지르코니아 기성 크라운의 파절 저항 강도. 유치열기와 초기 혼합치열기 어린이의 평균적인 교합력은 170MPa 정도지만 지르코니아 기성 크라운의 파절 저항 강도는 그보다 훨씬 높다.

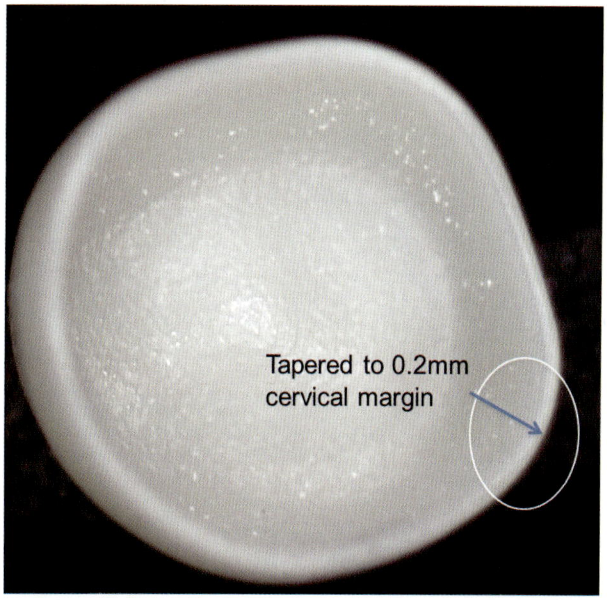

그림 1-24. 유구치 지르코니아 기성 크라운의 확대 사진. 자연스러운 치아 형태를 재현하기 위해서 치경부 부위에서는 margin이 taper되면서 얇아진다.

물성 측면에서 alumina는 강도와 인성, 심미성이 zirconia에 비해 떨어진다. 또한 leucite glass의 경우 심미성은 우수하지만 강도와 인성이 alumina보다 현저히 낮으며, 사출 시 성형성과 소결성에서 문제를 보인다. 이러한 이유로 유치용 기성 크라운을 위한 세라믹으로 zirconia가 가장 적절하다고 할 수 있다.

최근 영구치의 보철에 많이 사용되는 lithium disilicate 재질은 높은 심미성과 투명도를 가지고 있다. 이러한 특성은 성인 보철에서 자연치를 재현하는 데 있어서 적절히 활용될 수 있지만, 유치의 수복에서는 부적절하다. 일단 강도가 400MPa 정도로 지르코니아에 비해 현저히 떨어져 쉽게 파절될 수 있다. 높은 투명도는 크라운 내부의 색깔을 그대로 비쳐 보이게 해서 유전치에서는 오히려 비심미적이다(그림 1-25, 1-26).

유전치부의 수복에 있어서 lithium disilicate 재질은 치아 내부 충전재의 색깔이나 치은의 출혈이 외부로 비쳐 보이기 때문에 좋은 임상 결과를 보여 주지 못한다(그림 1-27).

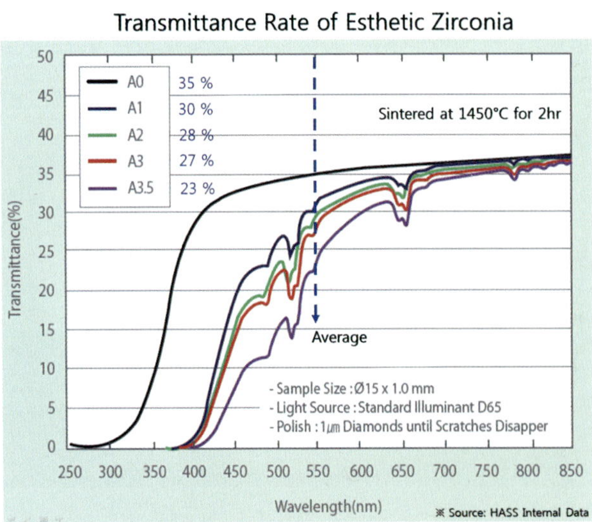

그림 1-25. 치과용 지르코니아 세라믹의 shade별 빛의 투과도.

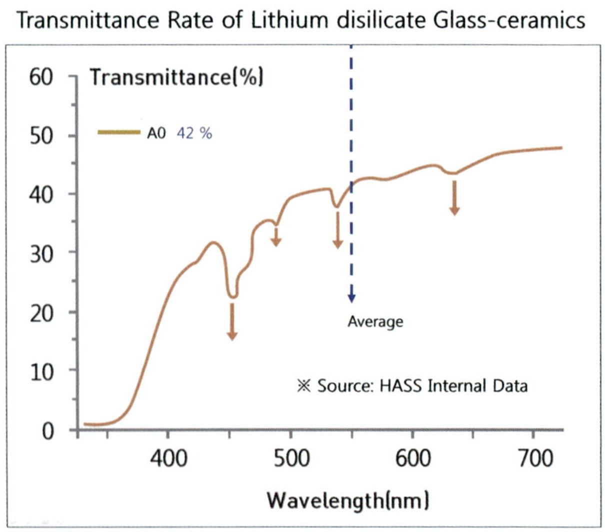

그림 1-26. Lithium disilicate의 투과도. 과도하게 높은 투명도를 가지고 있는 경우 내부 충전물이나 cement의 색상을 고려하지 않는다면 오히려 더 비심미적이다.

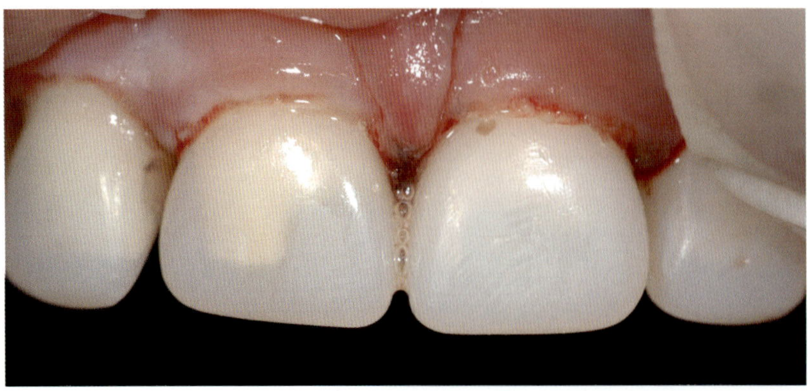

그림 1-27. Celluloid shell로 수복한 유전치부 사진. 내면에 충전한 근관 충전재의 색깔이 비쳐 보인다.

2) 유치용 지르코니아 기성 크라운의 역사

2009년에 지르코니아를 사용한 유치용 크라운이 고안되기 이전에는, 기존의 여러 가지 유전치용 크라운들이 소아치과 임상에서 주로 사용되었다. 우리나라에서는 주로 open-faced crown이나 celluloid crown이 오랫동안 사용되었고, pre-veneered crown(NuSmile® Signature crown이나 Cheng® crown 등)이 소개된 이후로는 많은 치과의사들이 유전치부 치료를 위해 제품들을 사용해 왔다(그림 1-28).

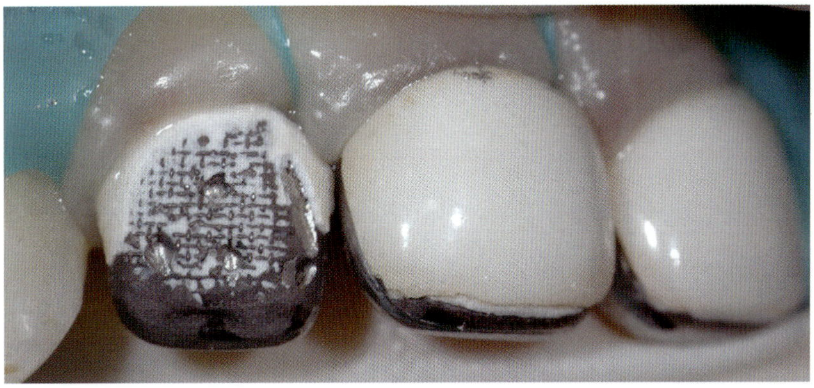

그림 1-28. Pre-veneered crown. Veneer된 부분이 탈락되었다.

Pre-veneered crown은 기존의 술식에 비해서 빠른 시간 내에 비교적 심미적인 결과를 얻을 수 있어서 많은 치과의사들에게 각광받아 왔다. 하지만 정식으로 수입되지 않는 제품이라서 수급에 문제가 있었으며, 불투명(opaque)한 색상으로 인해 심미적으로 부족한 결과를 보였다. 또한 구강 내에 기능하면서 veneer가 자주 탈락되는 한계를 보여 왔다.

지르코니아는 이미 몇 해 전부터 심미성과 강도를 동시에 가진 재료로서 영구치의 보철에서 많이 사용되어 왔지만 유치에서는 이러한 시도가 전무하였다. 그 후 2009년 저자와 (주)HASS가 공동으로 유전치용 지르코니아 크라운을 고안해서 제품을 만들기 시작했고, 2010년부터 의미 있는 임상적 결과를 도출하였다. 그 결과 2010년 우리나라에서 세계 최초의 사출 방식 유치용 지르코니아 크라운인 ZIRKIZ® crown이 출시되었고(그림 1-29), 같은 시기에 미국에서는 EZPEDO® 라는 이름의 milling 방식을 이용한 유치용 지르코니아 기성 크라운이 시장에 나왔다.

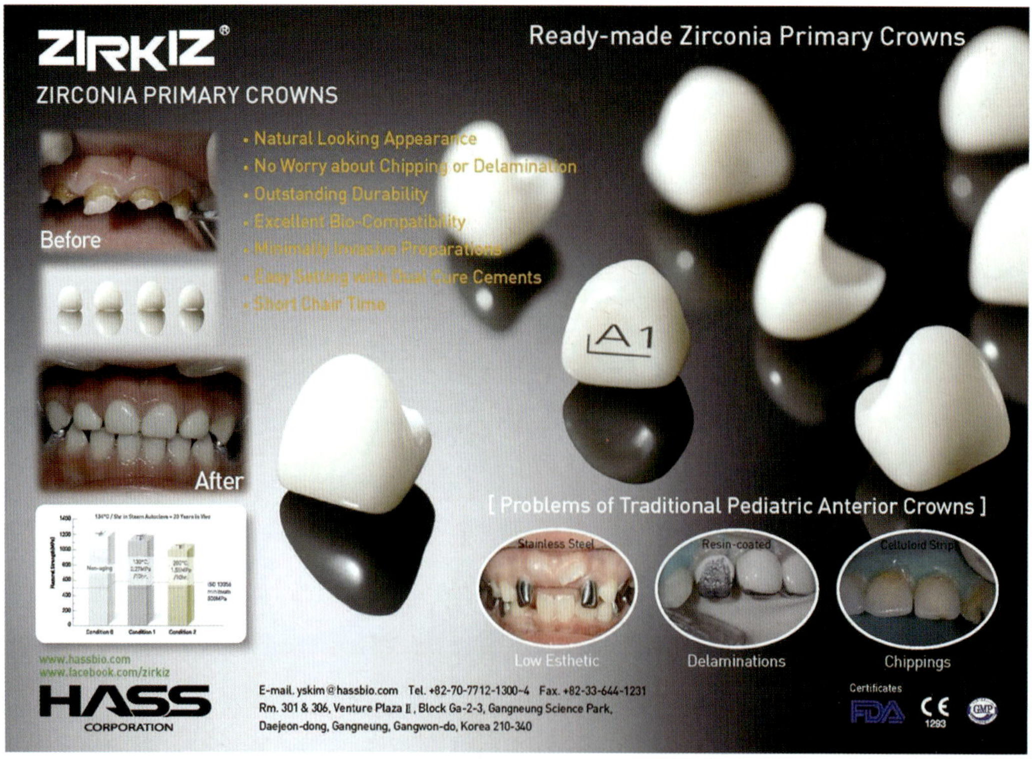

그림 1-29. 우리나라에서 개발된 최초의 유치용 지르코니아 기성 크라운 ZIRKIZ® crown.

심미성과 강도를 겸비한 유전치용 크라운이 출시됨에 따라 소아치과계에서는 새로운 크라운의 사용 빈도가 빠르게 높아져 갔다. 미국의 NuSmile® crown사는 ZIRKIZ® crown의 형태와 물성을 좀 더 보완하여 NuSmile® ZR crown을 출시했으며, 기존의 pre-veneered crown을 만들던 Cheng crown®과 Kinder Krown®에서도 뒤늦게 지르코니아 크라운을 출시하게 되었다. 2013년에는 유구치용 지르코니아 크라운이 출시되었으며, 현재는 전 세계적으로 많은 치과의사들이 유치의 수복을 위해 지르코니아 크라운을 사용하고 있다.

3) 유치용 지르코니아 기성 크라운의 장점

- 심미적인 동시에 강도를 갖추었다.
- 영구치 보철 영역에서 임상적인 결과가 수십 년에 걸쳐 증명되었다.
- 높은 생체 적합성
- 짧은 chair time
- 치아 삭제가 SSC의 치아 삭제와 유사하다.
- 소독 가능

• **심미적인 동시에 강도를 갖추었다.** 유치용 지르코니아 기성 크라운의 가장 눈에 띄는 장점으로는 심미성과 강도를 동시에 갖췄다는 점이다. 기성관으로서 유치의 해부학적인 형태와 유사하게 구현하였으며, 자연치와 가까운 정도의 광택을 재현하여 기공실에서 만든 맞춤형 보철물에 비견될 만한 심미성을 보여 준다. 또한 금속과 유사한 강도를 가졌기 때문에 어린이의 평균적인 교합압은 물론, 외상 등 큰 힘에도 저항할 수 있는 충분한 강도를 보여 준다(그림 1-23 참고).

• **영구치 보철 영역에서의 임상적인 결과가 수십 년에 걸쳐 증명되었다.** 특히 지르코니아는 영구치 보철 분야에서 이미 수십 년간 사용되어 오면서 임상적으로 그 우수성이 증명되었고 수많은 관련 연구 또한 진행되어 왔기 때문에, 유치에서도 마찬가지로 좋은 결과를 기대할 수 있다(그림 1-30).

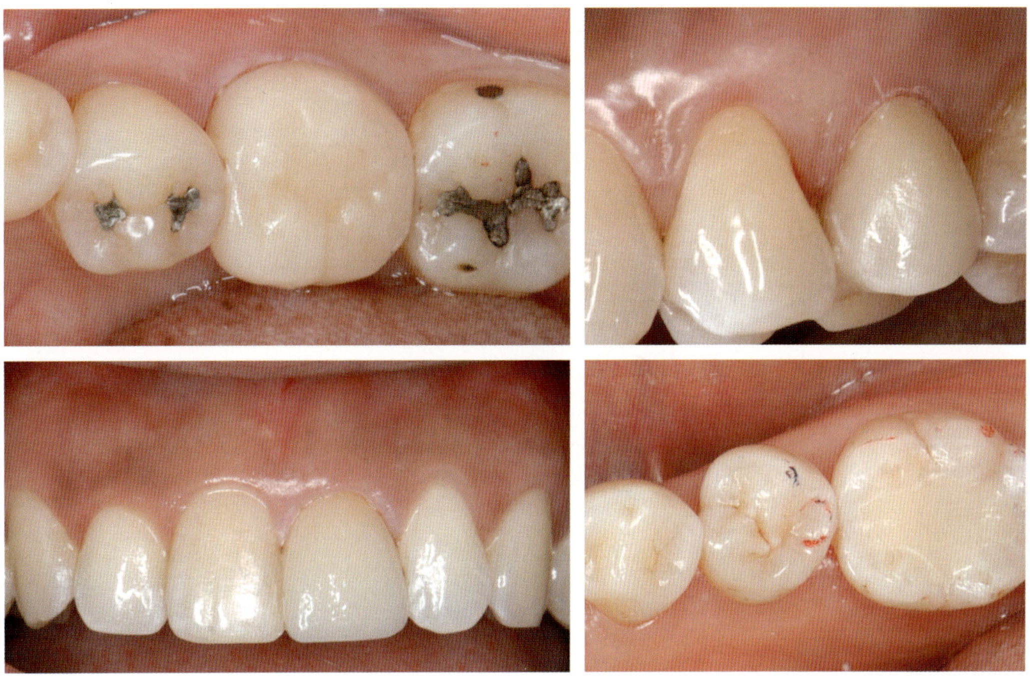

그림 1-30. 지르코니아로 만든 영구치용 보철물.

- **높은 생체 적합성.** 지르코니아 세라믹이 가진 많은 장점들 중 임상적으로 가장 유용한 점은 생체 적합성이라고 할 수 있다. 지르코니아가 생체 재료로 사용되기 시작한 것은 1960년대 후반이다. 고관절치환술(total hip replacement)에서 대퇴골두(femur head)를 지르코니아로 대체한 것이 최초의 시도이다(그림 1-9 참고). 인체의 깊은 부위에 있는 골조직을 지르코니아로 대체했을 정도이니 그 생체 적합성이 얼마나 높은지 충분히 알 수 있다.

  지르코니아는 주변 조직에 어떠한 염증 반응이나 알레르기를 일으키지 않는다(그림 1-31). 지르코니아 수복물의 치은 주변 상피세포는 반교소체(hemidesmosome)의 형태로 지르코니아의 표면에 연결된다. 즉, 지르코니아 주변의 치은 형태는 기존의 어떠한 수복물보다 자연치와 유사하게 치유된다. 이러한 결과로 지르코니아 크라운은 연조직에서의 **유지력**을 부가적으로 얻게 되며, coronal sealing을 긴밀하게 하여 치수 치료의 결과를 안정적으로 유지시켜 줄 수 있다. 또한 자연치와 유사한 치은의 형태는 **심미적**으로 좋은 결과를 보여 준다.

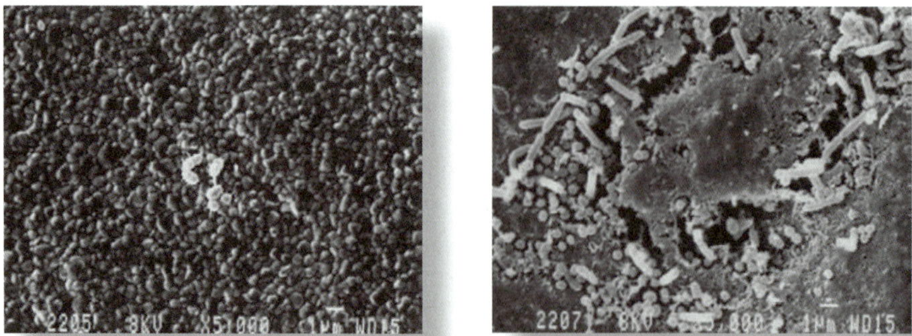

그림 1-31. Titamium과 Y-TZP 표면의 세균 수. 지르코니아의 표면에서 세균이 더 적게 관찰된다.

4) 제품

2011년 그리스 아테네에서 열린 제23회 세계소아치과학회(IAPD)에서 ZIRKIZ® crown을 이용한 유전치 지르코니아 크라운의 임상 증례가 저자에 의해 최초로 발표되었고(그림 1-32), 전 세계의 많은 소아치과의사들이 지르코니아 유치관에 대해 관심을 가지게 되었다. 그 이후로 미국의 pre-veneered crown 제조 회사인 NuSmile® crown사에서는 대한민국의 (주)HASS와 함께 ZIRKIZ® crown을 더욱 향상시킨 NuSmile® ZR crown을 출시하게 되었다. 현재는 NuSmile® ZR crown과 EZPEDO® crown 외에도 Cheng crown®, Kinder Krown®사에서 유사한 지르코니아 기성 크라운을 판매하고 있다. 이 중 현재 우리나라에 정식으로 수입되는 지르코니아 기성 크라운은 NuSmile® ZR crown이 유일하다(이 책에서는 NuSmile® ZR crown을 위주로 설명하겠다)(그림 1-33).

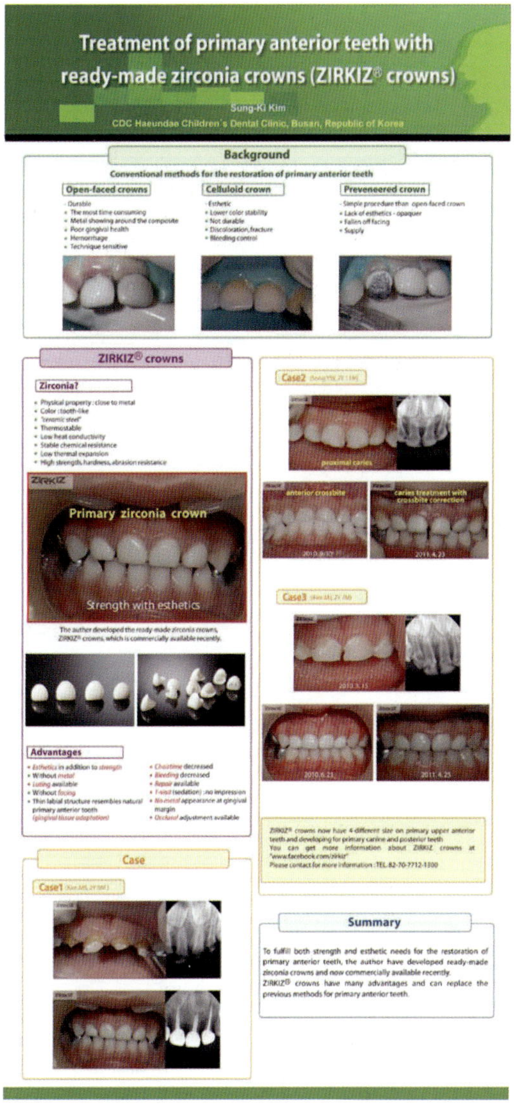

그림 1-32. 2011년 IAPD 학술대회에서 발표된 포스터.

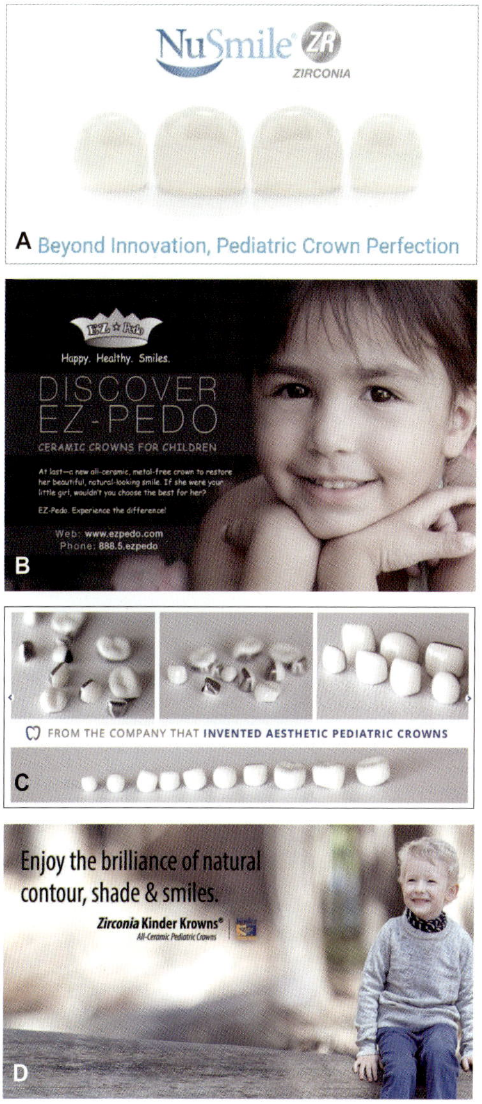

그림 1-33. A, NuSmile® ZR crown. B, EZPEDO crown®. C, Cheng crown®. D, Kinder Krown®.

07 유치용 지르코니아 기성 크라운의 임상적 고려사항

1) 치아 삭제

유치용 지르코니아 기성 크라운(유전치와 유구치 모두)의 삭제와 시적에 있어서 각각의 구체적인 과정을 설명하기에 앞서 특별히 강조해야 할 부분이 있다. 유치용 지르코니아 기성 크라운의 장점 중 하나는 "치아의 삭제가 stainless steel crown(SSC)의 삭제와 **유사하다**"는 점이지만, 절대로 **똑같다는 의미는 아니다.** SSC는 재질의 flexibility가 있어서 삭제된 치아에 undercut이 있어도 쉽게 장착이 될 수 있으며, 오히려 이런 부분에서 크라운의 유지력을 얻을 수 있다. 또한 crimping을 하거나 margin을 잘라서 형태를 조절할 수가 있기 때문에 비교적 손쉽게 치아를 삭제하고 장착할 수 있다. 하지만 유치용 지르코니아 기성 크라운은 형태를 조절하는 것이 거의 불가능하며(형태를 조정할 수는 있지만 권장되지는 않는다), 어느 부위라도 undercut이 있거나 장착에 걸리는 부분이 있다면 크라운은 완전히 seating되지 않는다. 크라운은 절대적으로 passive하게 장착되어야 하며, 과도한 힘이 가해진다면 margin 부위에서 파절이 일어날 수도 있다.

이런 이유로, 유치용 지르코니아 기성 크라운을 시술하는 술자는 **"SSC의 삭제와 유사하지만 삭제 방법이나 삭제량이 다르다"**는 사실을 충분히 인지하고 치아 삭제 방법을 숙달해야 한다(그림 1-34).

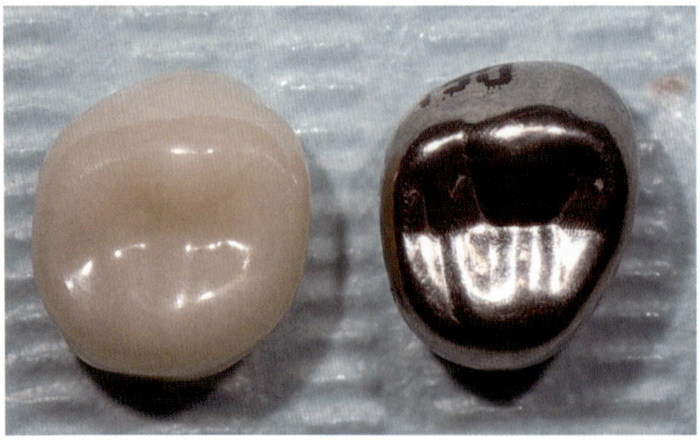

그림 1-34. 상악 제1유구치용 지르코니아 기성 크라운과 SSC의 형태 차이.

이 점에 관해서는 처음 유치용 지르코니아 기성 크라운을 접한 경우에 어느 정도의 시행 착오를 겪을 수도 있지만, 몇 번의 경험으로도 손쉽게 삭제와 장착에 대해 익숙해질 수 있을 것이라고 생각한다.

유치용 지르코니아 기성 크라운의 삭제는 크게 **'치은연상 삭제(supragingival preparation)'**와 **'치은연하 삭제(subgingival preparation)'**로 나눌 수 있다. SSC는 금속이므로 두께가 비교적 얇은 반면에 지르코니아는 어느 정도의 두께를 가지고 있어야 하며, 이런 이유로 지르코니아 크라운을 위한 삭제량은 SSC의 삭제량보다 많은 편이다. 그러므로 유치용 지르코니아 기성 크라운의 삭제를 보다 빠르게 하기 위해서는 굵고 거친 bur(thick and coarse diamond bur)가 추천된다(그림 1-35).

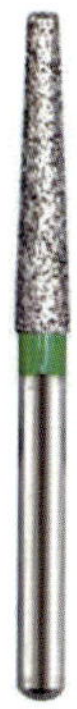

그림 1-35. Thick and coarse diamond bur의 예.

하지만 치은연하 삭제에도 굵고 거친 버를 사용한다면 치은조직에 많은 상처가 생기고 출혈을 야기할 것이다. 그러므로 치은연하 삭제를 위해서는 가늘고 고운 bur(thin and fine diamond bur)(그림 1-36)를 사용해서 치은의 상처를 최소로 해야 한다. 즉, 굵고 거친 bur를 사용해 치은연상의 치질을 빠르게 삭제한 후 가늘고 고운 bur를 사용해 치은연하의 치질을 삭제해서 크라운을 맞추는 것이 추천된다(세부적인 내용은 각 크라운의 시술 과정에서 다시 설명된다).

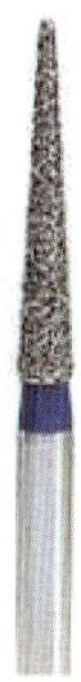

그림 1-36. Thin and fine diamond bur의 예.

(1) Preparation guide

Preparation guide란 유치용 지르코니아 기성 크라운의 내면을 채워 넣은 모델로서, **치아 삭제의 최종적인 목표**가 되는 형태라고 할 수 있다. 즉, preparation guide의 형태와 똑같이 치아 삭제를 할 수 있다면 크라운은 아무런 interference나 과도한 삭제 없이 정확하게 seating될 수 있을 것이다. 하지만 기성 크라운을 위한 삭제에서 이러한 크라운 내면의 형태와 완벽하게 동일하도록 치아 삭제를 하는 것은 거의 불가능할 것이다. 다만 술자는 이런 preparation guide의 형태를 충분히 숙지하고, 치아 삭제 과정에서 그 이미지를 떠올리면서 최대한 유사하게 삭제할 수 있도록 노력해야 한다. Preparation guide의 형태와 유사하게 삭제할수록 시술 시간은 짧아지며 크라운의 유지력은 높아질 것이다(그림 1-37).

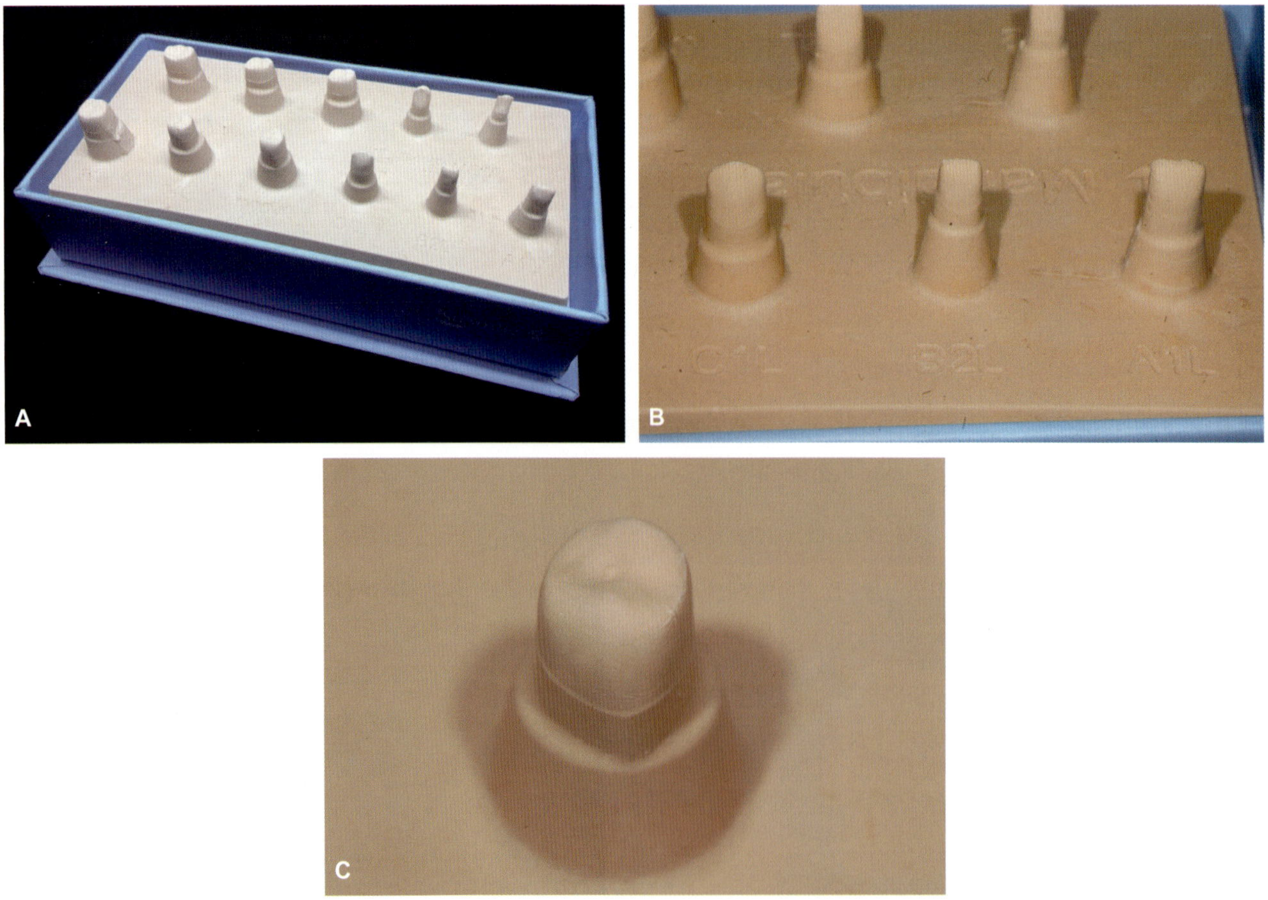

그림 1-37. **A**, Preparation guide. **B**, 유전치부. **C**, 유구치부.

2) Try-in crown(QR 1)

QR 1.

NuSmile®사에서 제공하는 try-in crown에 관한 동영상.

Try-in crown이란 실제 환자에게 사용될 크라운(치아 색깔)과 똑같은 형태로 만들어졌지만 그 색깔만 분홍색(그래서 'pink crown'이라고도 불린다)인 크라운으로서, 시술 과정에서 시적할 때 사용하기 위한 목적으로 만들어졌다(그림 1-38). 즉, 치아 삭제 후 타액이나 혈액에 의해 오염되어 있는 환경에서 크라운을 시적할 때 이 try-in crown을 사용하여 적절한 크기의 크라운을 선정한다(그림 1-39). 이후 cementation 과정에서 실제로 환자에게 사용될 크라운은 같은 사이즈의 오염되지 않은 새 크라운을 사용한다(그림 1-40). 이렇게 하면 크라운 내부의 오염을 완전히 배제할 수 있게 된다. 사용된 try-in crown은 autoclave로 소독하여 재사용할 수 있으며, 반복적인 소독에도 그 강도는 떨어지지 않는다(그림 1-41).

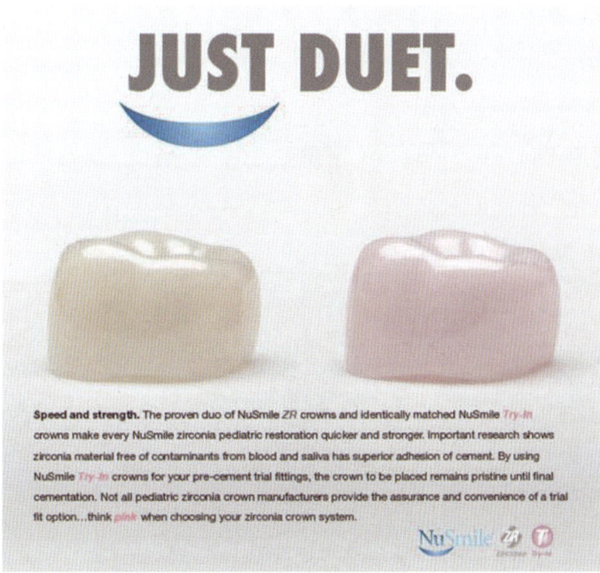

그림 1-38. NuSmile® crown사의 try-in crown.

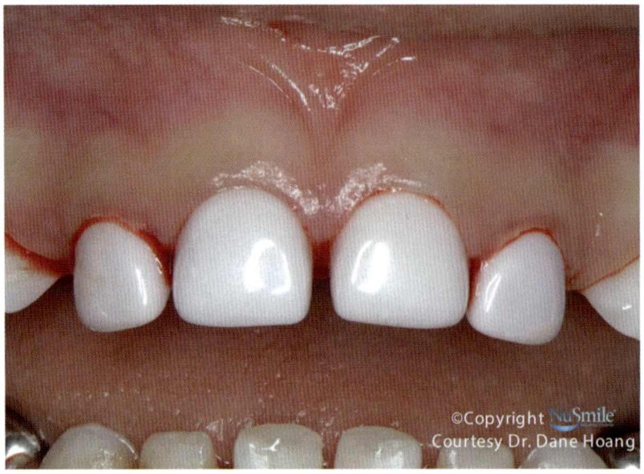

그림 1-39. 치아 삭제를 완료한 후 try-in crown을 시적한 모습.

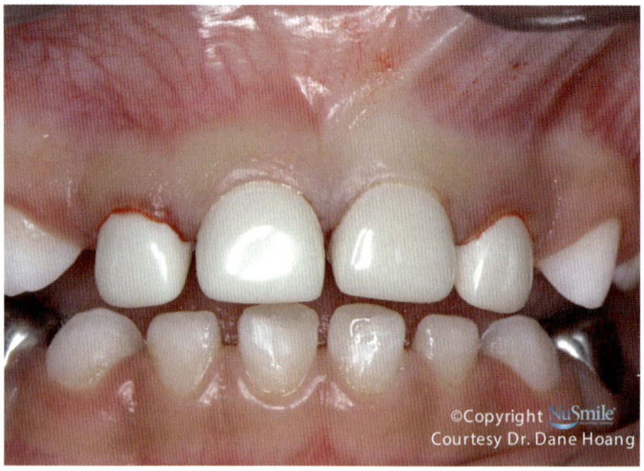

그림 1-40. 오염되지 않은 새 크라운으로 cementation을 완료한 상태.

Fracture load value of ZR Crowns according to the repeated heat sterilization

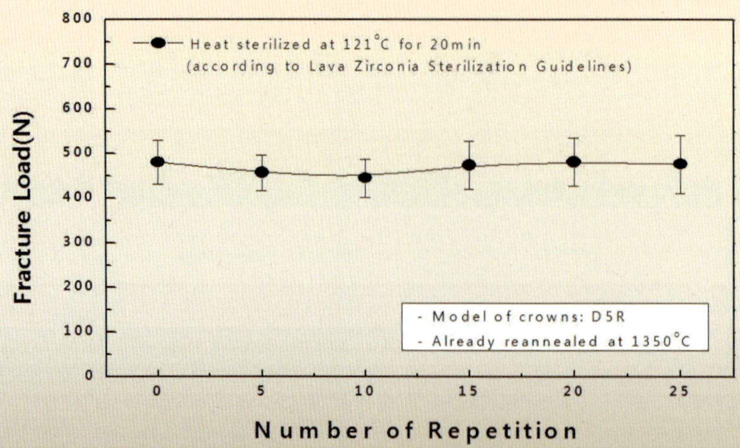

Repetition number increased, it was irregularly deviated from the straight line but it was not affected by the 25-repeated sterilization.

그림 1-41. Try-in crown을 autoclave에서 25회 소독하면서 강도를 측정하였으나 거의 변화가 없었다.

시술 과정에서 크라운의 사이즈를 맞춰 보거나 치아 삭제가 부족한 부분이 없는지 확인하는 과정에서 타액이나 혈액의 오염을 피하기는 어렵다. 만약 실제로 사용될 크라운의 내면이 타액이나 혈액에 오염되었다면, 웬만한 방법으로는 오염물질을 완전히 제거하기 어렵다(그림 1-42). 이렇게 크라운의 내면이 오염되어 있다면 cementation의 성패에도 영향을 미칠 수 있다. 이런 이유로 시적 과정에서는 실제 사용될 크라운보다 **try-in crown을 사용하는 것이 강력하게 추천**된다.

저자의 진료실에서 사용하는 모든 유치용 지르코니아 기성 크라운 박스에는 각 사이즈별로 try-in crown이 같이 보관되어 있다(그림 1-43). 특히, 흔히 사용되는 사이즈의 크라운(상악 유전치나 제1유구치 크라운의 일부 사이즈)은 2~3개의 try-in crown을 가지고 있다.

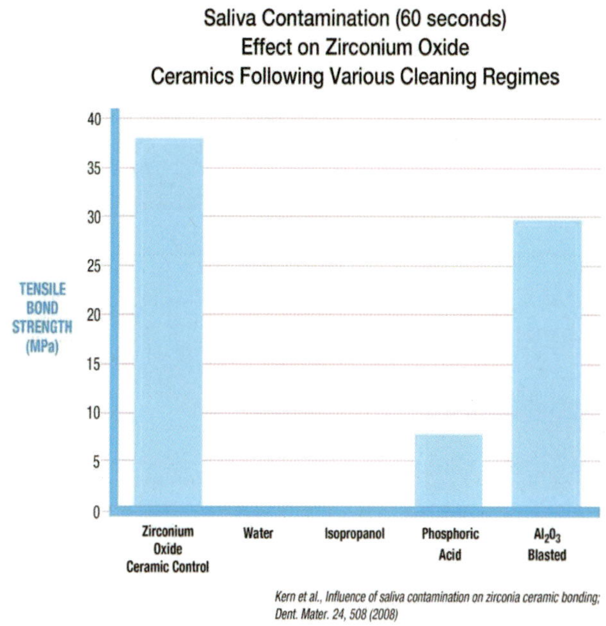

그림 1-42. 지르코니아를 타액에 60초 동안 오염시킨 후 각 세척액에 따른 접착력의 회복 정도를 평가한 실험. 단순히 물로 세척해서는 접착력이 회복되지 않음을 알 수 있다.

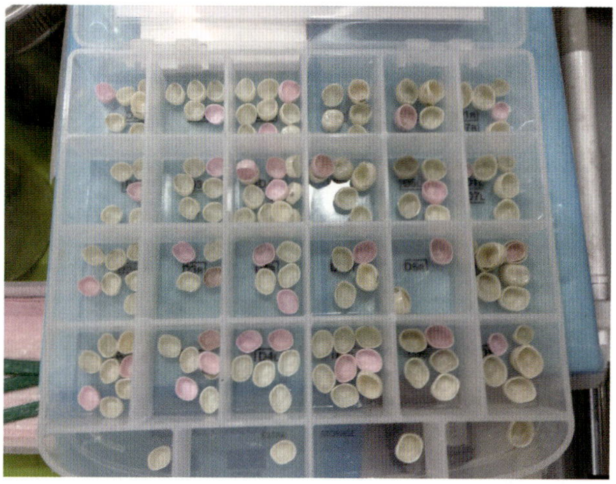

그림 1-43. 진료실에서 사용되는 지르코니아 기성 크라운 박스. 한 번 사용 후 소독되어 다시 채워지기까지는 시간이 다소 걸리므로, 자주 사용되는 size의 크라운에는 여러 개의 try-in crown이 들어 있다.

3) Cementation

유치용 지르코니아 기성 크라운을 처음 접해본 치과의사들이 임상 과정에서 흔히 부딪히는 문제는 **치아 삭제**와 cementation이다. 특히 '지르코니아'라는 재료는 주로 성인들의 심미보철에 사용되어 왔기 때문에 소아치과의사들에게는 비교적 생소한 재료이다. 유치용 지르코니아 기성 크라운을 사용해 보지 않은 많은 치과의사들은 어떤 재료로 크라운을 접착해야 되는지, 크라운과 치면에 전처리가 필요하지는 않은지, 크라운의 유지력은 얼마나 될지에 관해 궁금해한다.

성인의 심미보철에서 지르코니아 등 세라믹 재료의 cementation은 매우 중요하다. Cement의 색깔이 심미적인 결과에 영향을 미칠 수도 있으며, 장기적으로 유지되어야 하는 특성상 전처리를 포함한 몇 단계의 과정을 거치는 것이 추천된다. 물론 유치용 지르코니아 기성 크라운에 있어서도 기본적으로 유지력이 높고 강한 힘에도 탈락되지 않는 cement를 사용해야 하지만, 성인들의 심미보철에서 사용되는 크라운보다는 사용기간이 짧으며, 심미적인 영향을 덜 주는 편이므로 비교적 간단한 과정을 거치게 된다(그림 1-44).

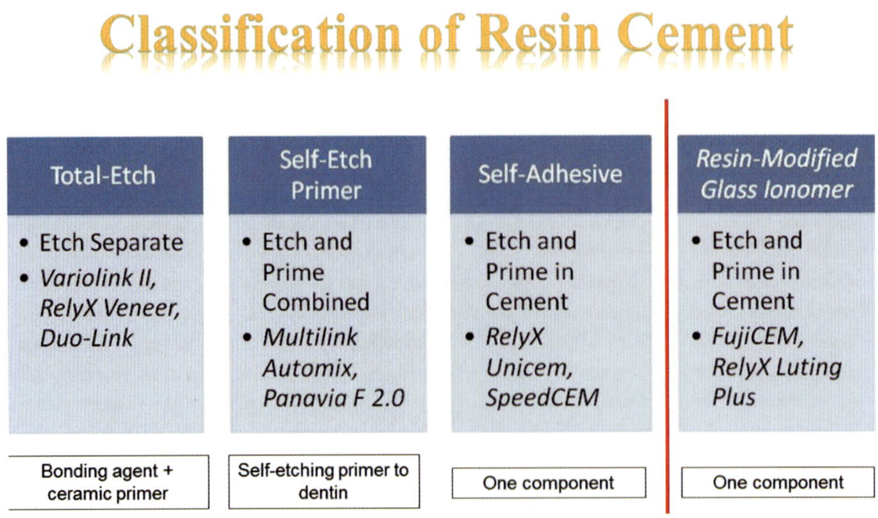

그림 1-44. Resin cement의 분류. 왼쪽으로 갈수록 단계가 복잡해진다. Resin-modified glass ionomer는 resin cement는 아니지만 유치용 지르코니아 기성 크라운의 cementation에 사용될 수 있어서 포함시켰다.

유치용 지르코니아 기성 크라운의 cementation은 일반적으로 흔히 사용되는 gold crown과 유사하다고 생각하면 된다. 치아 삭제 과정에서 undercut이 없어야 되고 passive하게 seating되어야 하는 점은 두 크라운이 동일하다. Casting된 gold crown과 같은 full coverage crown에서는 axial wall의 높이나 삭제된 축벽의 taper 등 기계적인 유지 형태가 중요하다. 이런 경우에는 화학적인 접착이 필수 조건은 아니며, 통상적인 합착(luting)만으로도 충분하게 유지될 수 있다(그림 1-45). 또한, 유치(특히 유전치)의 경우 우식에 의해 치질이 광범위하게 파괴된 경우가 많다. 이런 경우에는 적절한 core를 build-up하거나 치은 하방의 건전한 치질을 이용하는 등 충분한 유지력을 가질 수 있도록 처치를 해야 한다.

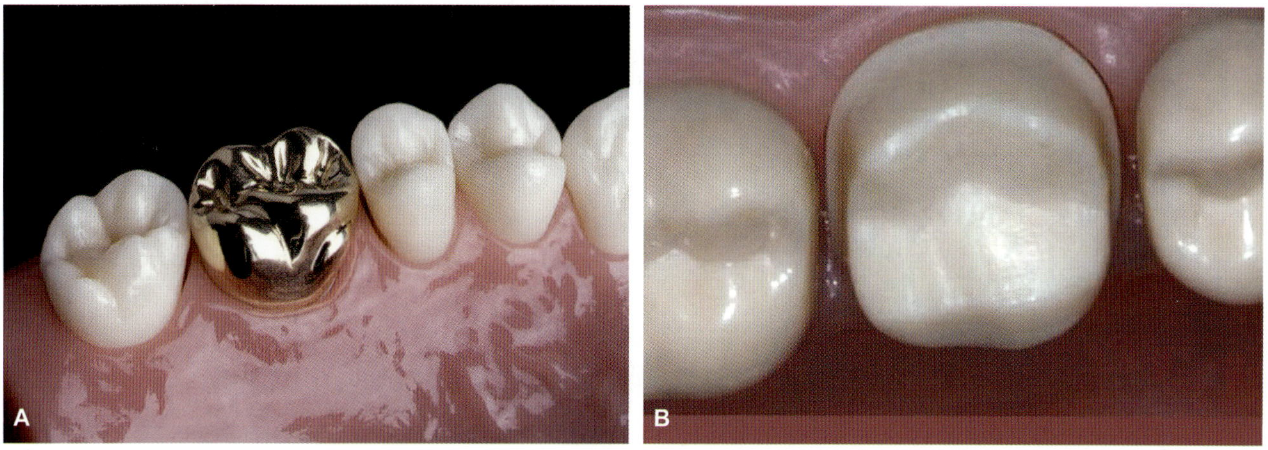

그림 1-45. A, B, Gold crown과 삭제된 치아. Undercut 없이 passive하게 seating되어야 한다.

기공 과정을 거쳐 제작된 gold crown을 cementation하는 경우에는 지대치와 주변 치은을 최상의 상태로 준비할 시간적인 여유가 충분하다. 하지만 유치용 지르코니아 기성 크라운은 앞에서 설명한 것처럼 치아 삭제를 끝낸 후 바로 cementation을 시행해야 하기 때문에, 치아 주위의 타액과 혈액에 의한 오염을 차단하는 것이 매우 중요하다(그림 1-46).

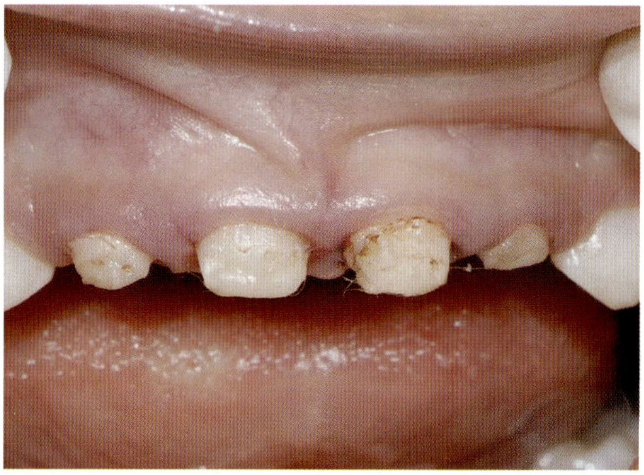

그림 1-46. 상악 유전치부를 지르코니아 기성 크라운으로 치료하기 위해 치아 삭제를 마친 후, 타액과 혈액에 의한 오염을 차단하고 cementation할 준비가 된 상태.

그러므로 유치용 지르코니아 기성 크라운의 cementation에 있어서는 **(1) 충분한 유지력을 가질 수 있도록 치질을 보강하고 적절한 치아 삭제를 해야 하며, (2) 타액이나 혈액에 의한 오염을 최대한 조절하여 cementation을 위한 최적을 환경을 마련**해야 하는 것이 더 중요하다. 아무리 비싸고 접착 강도가 높은 cement를 사용하더라도 부착할 치아의 치질이 얼마 남아 있지 않거나 타액이나 혈액에 오염되어 있다면, 크라운의 유지력은 현저히 떨어질 것이다. 반대로 삭제된 치아의 치질이 충분하고 유지력을 얻을 수 있는 치아 삭제가 시행되었으며, 타액이나 혈액에 의한 오염이 완벽히 처치되었다면, **어떤 종류의 cement를 사용하더라도 크라운은 잘 유지될 것이다**(cement의 종류나 사용 방법에 대해서는 세부적인 치료 과정에서 다시 언급된다). 시중에는 지르코니아의 cementation을 위한 여러 가지 재료들이 나와 있으며, 실제 지르코니아와 직접 접착할 수 있는 acidic adhesive monomer(예: MDP)를 포함한 제품들도 있다(그림 1-47). 또한, 지르코니아의 접착을 위해 크라운의 내면에 sandblasting 처리를 하거나 silane, zirconia primer 등을 사용하는 방법들도 있다. 물론, 이런 제품들을 사용하거나 부가적인 과정을 추가하는 것이 지르코니아 크라운의 접착에 조금 더 도움이 될 수는 있겠지만, 앞서 언급한 **선결 과제들이 적절하게 해결된다면 통상적인 cementation을 하더라도 충분히 좋은 결과**를 얻을 수 있다.

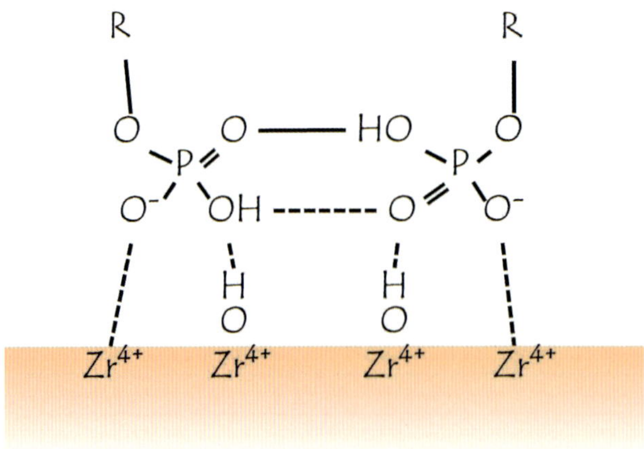

그림 1-47. Phosphoric ester monomer가 지르코니아에 접착되는 기전.

4) 지혈

(1) 혈액과 타액에 의한 오염의 관리

Ready-made crown은 치아 삭제를 마친 직후에 크라운을 cementation하기 때문에 혈액과 타액에 의한 오염을 조절하는 것이 중요하다. 특히 유치용 지르코니아 기성 크라운은 치은 하방으로의 치아 삭제가 필수적이기 때문에 출혈은 불가피하다. 출혈을 조절하고 크라운을 cementation하기에 최적의 상태로 만드는 것은 시술 과정에 있어서 가장 중요한 단계라고 할 수 있다.

이 과정은 때로는 치아 삭제보다 더 많은 시간을 필요로 한다(특히, 구강 위생이 나쁜 어린이의 경우 치아 삭제 과정에서 많은 출혈이 일어날 수도 있음을 예상해야 한다. 이런 경우에는 치료 시간이 길어질 수 있기 때문에, 필요하다면 구강 위생이 개선될 때까지 치료 시기를 늦출 수도 있다)(그림 1-4 참고).

① 지혈 방법

기본적으로 지혈에 있어서 가장 중요한 두 가지는 'time'과 'pressure'이다(그림 1-48). 특별히 혈액 응고 기전에 문제가 없다면, 충분한 시간동안 압력을 가하면 출혈은 멈춘다. 하지만 행동 조절이 쉽지 않은 소아 환자라는 특수성 때문에, 유치용 지르코니아 기성 크라운의 시술 과정에서 출혈은 가능하면 빠른 시간 안에 조절되어야 한다.

만약 지르코니아 크라운을 시술하는 부위(예: 유전치부) 외에 다른 부위(예: 유구치부)에도 치료할 치아가 있다면, 치아 삭제를 마친 후 Bosmin® 같은 에피네프린 제제를 적신 거즈를 출혈 부위에 위치시킨 다음 다른 부위의 치료를 진행하고 나면 출혈은 충분히 멎어 있을 것이다(그림 1-49).

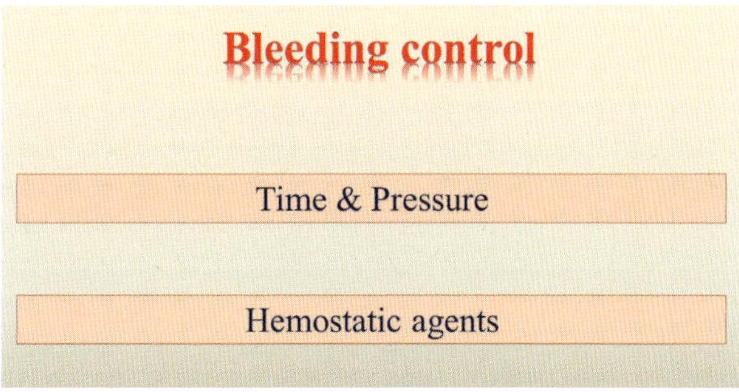

그림 1-48. Bleeding control에서 가장 기본은 '시간'과 '압력'이다.

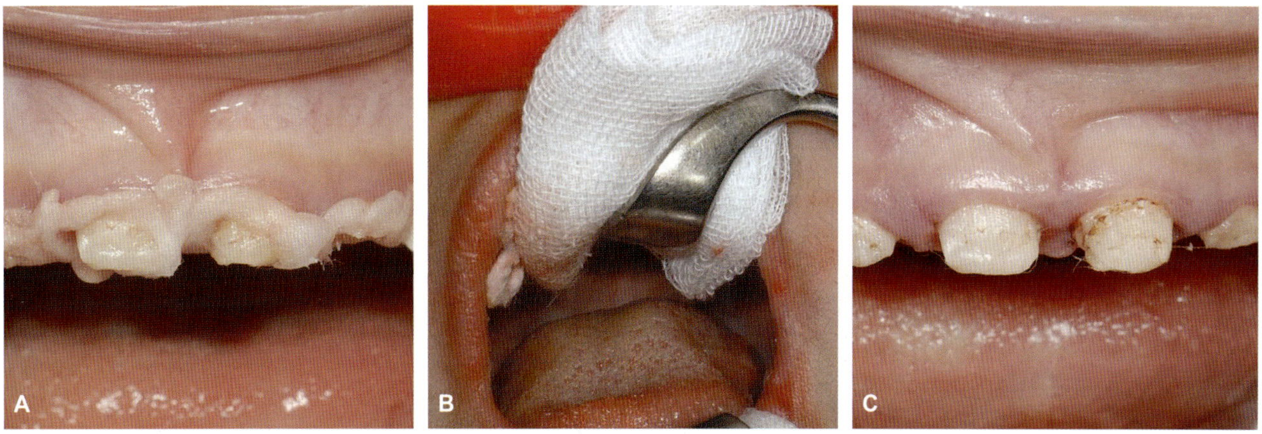

그림 1-49. A, 상악 유전치부의 지르코니아 기성 크라운 치료를 위해 삭제를 마친 후, Bosmin®에 soaking한 cotton pellet을 치아 주위에 위치시켰다. B, 거즈를 덮은 후 유구치부 치료를 진행한다. C, 유구치부 치료를 마치고 나면 완전히 지혈이 되어 있다.

한 가지 유의할 점은, 계속적으로 출혈이 되어 혈액이 고여 있는 상태에서는 어떤 지혈제를 사용해도 쉽게 지혈되지 않는다(지혈제뿐만 아니라 전기 소작기나 레이저를 사용했을 때도 마찬가지이다). 흥건히 고여 있을 정도의 출혈이 된다면 일단 Bosmin®을 soaking한 거즈로 압박 지혈을 시행하고, 어느 정도 출혈이 조절된 상태가 된 후에 적절한 국소적 지혈제를 사용해야 한다(그림 1-50).

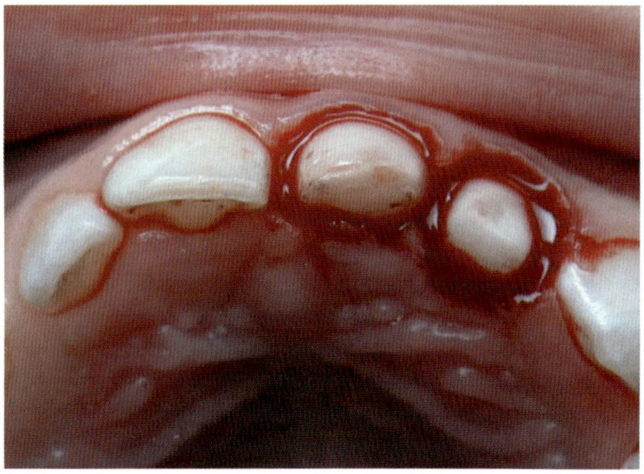

그림 1-50. 혈액이 고여 있는 상태에서는 일단 압력을 가해서 어느 정도 지혈을 시킨 이후에 적절한 지혈제를 사용한다.

② 지혈제

치은의 출혈을 조절하기 위한 지혈제로는 전통적인 ferric sulfate나 aluminium chloride 제제가 유용하게 사용된다. Ferric sulfate 제제로는 15.5%(상품명: AstringeDent®)보다는 20%(상품명: ViscoStat®)(그림 1-51)가 효과적이지만, blood clot이 형성되어 cementation에 지장을

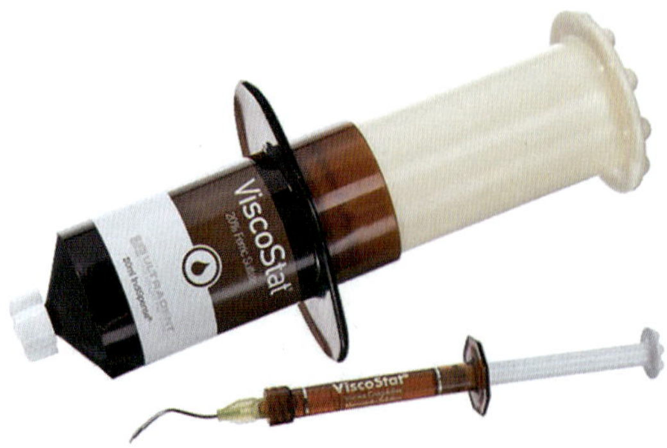

그림 1-51. ViscoStat®(20% ferric sulfate).

줄 수도 있다. Aluminium chloride 제제(상품명: ViscoStat® Clear)는 비교적 깔끔하게 지혈할 수 있다(그림 1-52). 최근에 필자는 aluminium chloride에 천연 성분의 병풀 추출물을 더한 국산 제품(상품명: Gingival Clear Gel®)을 지혈용으로 많이 사용하고 있다(그림 1-53)(QR 2).

이외에도 전통적으로 혈관수축제를 포함한 국소마취제를 주입하는 것이 지혈에 어느 정도 도움이 된다(그림 1-54).

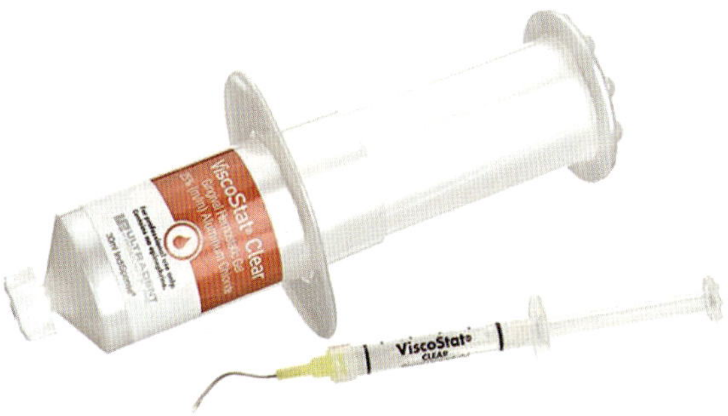

그림 1-52. ViscoStat® Clear(35% aluminium chloride).

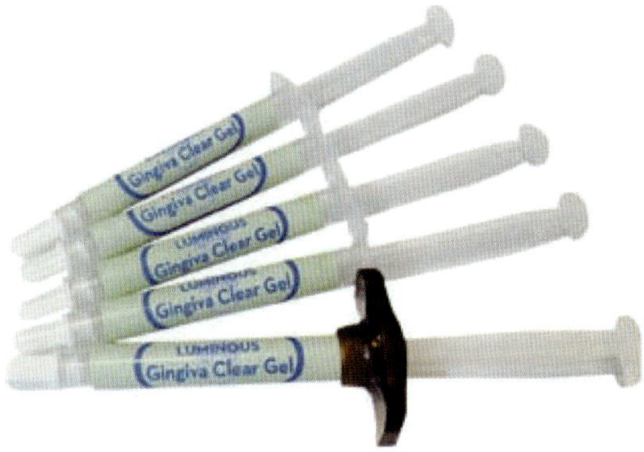

그림 1-53. Gingival Clear Gel®.

QR 2.

하악 제2유구치의 지르코니아 기성 크라운 수복을 위해 치아 삭제를 한 후 Gingival Clear Gel®을 이용해 지혈을 하는 동영상. 출혈이 많이 나지 않는 경우에는 30초 정도 적용한 후에 물로 세척한다.

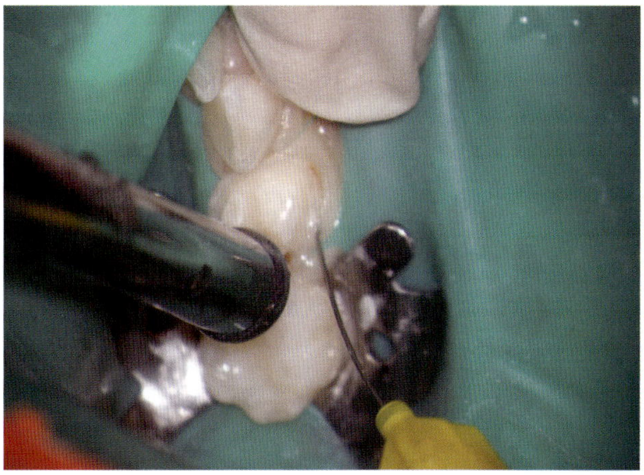

그림 1-54. 치은연상 삭제를 끝낸 후, 치은연하 삭제를 하기 전에 국소마취를 하면 출혈이 어느 정도 줄어든다.

5) 지르코니아 표면에의 조직 부착/활택도 (Tissue attachment to zirconia/effect of gloss)

지르코니아의 여러 가지 장점 중에서 임상적으로 가장 유용한 점은 생체 적합성이다. 지르코니아의 높은 생체 적합성으로 인해, 지르코니아 크라운 주변의 조직들(특히 치은조직)은 지르코니아의 표면에 직접적으로 부착된다(그림 1-17 참고). 또한, 유치용 지르코니아 기성 크라운의 표면은 machined smooth surface로서 높은 표면 활택도(gloss)를 가지고 있다. 이런 지르코니아 크라운 표면의 매끈함은 플라그의 부착을 방지하고, 치은조직에 적합한 표면을 형성한다. Zirconia-based ceramic은 화학적으로 불활성을 가지며, 이로 인해 세포들이 안정적으로 부착되는 동시에 특별한 전신적인 부작용을 일으키지 않는다(그림 1-55~1-58).

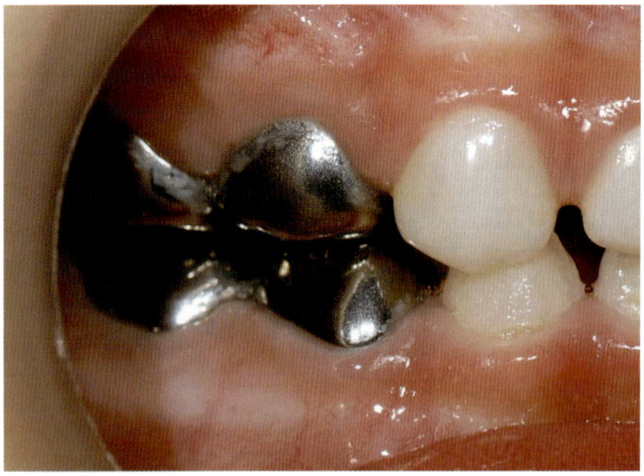

그림 1-55. Stainless steel crown은 물론 자연치의 표면에도 플라그가 부착되어 있을 정도로 구강 위생이 나쁜 환자의 사진. 지르코니아 크라운(상악 유측절치와 유견치)의 표면에는 플라그를 관찰할 수 없다.

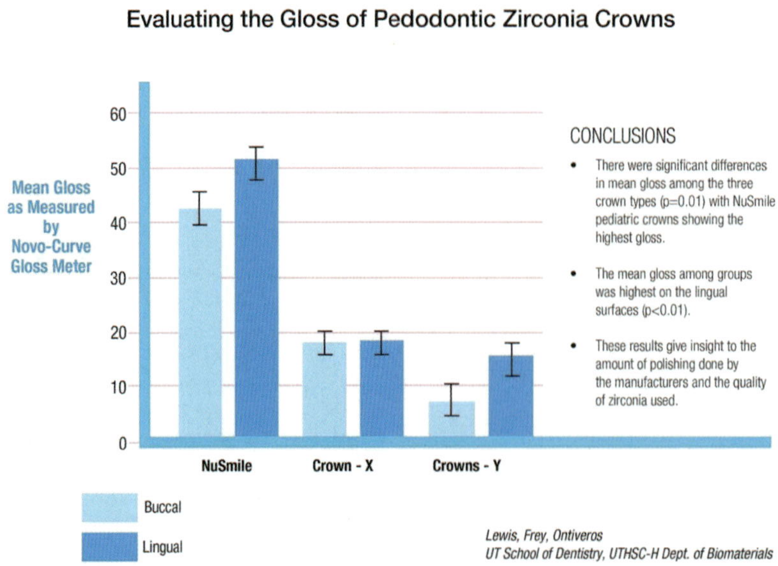

그림 1-56. 시판되는 유치용 지르코니아 기성 크라운 제품들의 gloss 비교. 특별히 설면의 gloss가 순면의 gloss보다 높은 이유는 대합치의 마모와 관련이 있다.

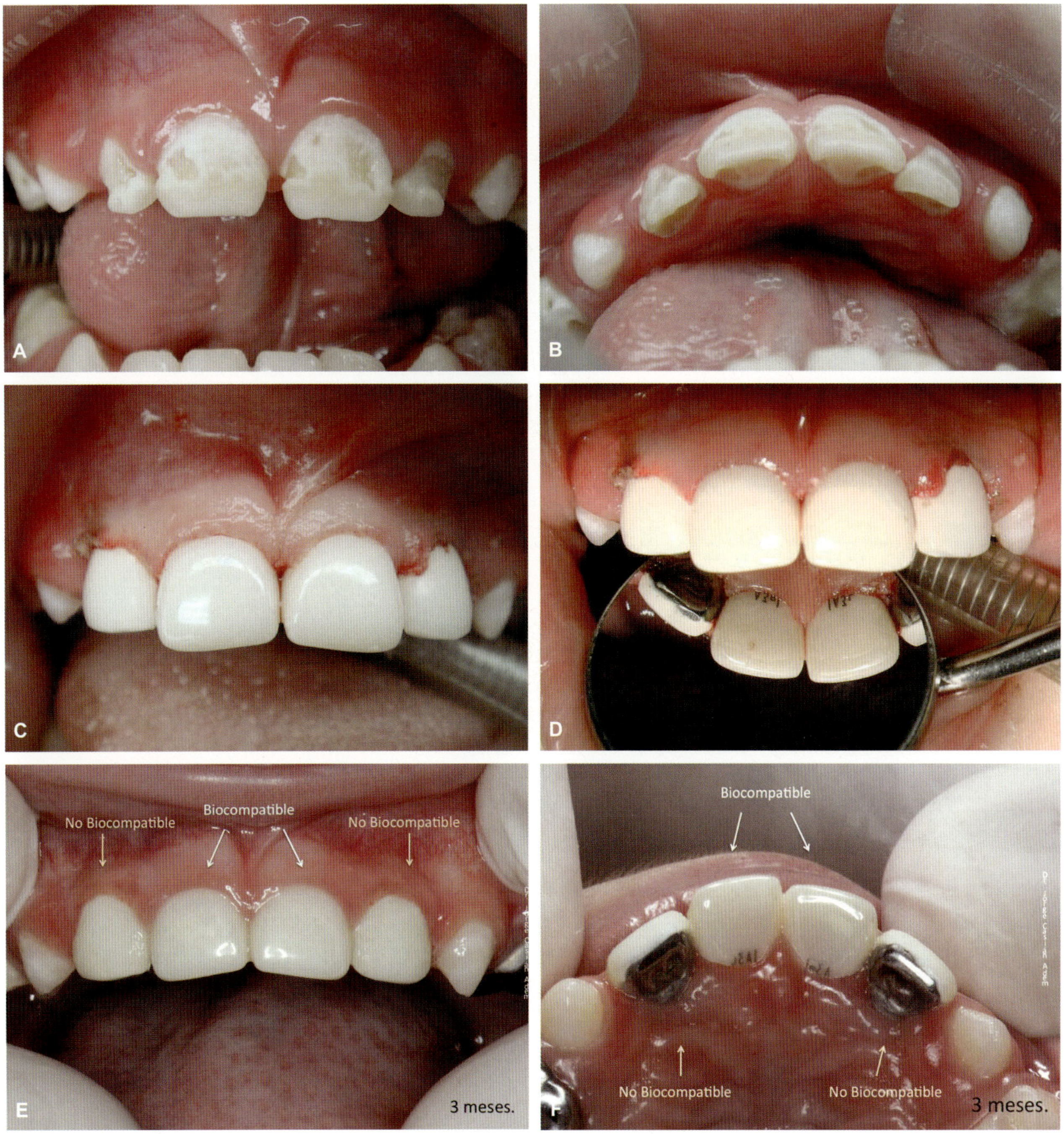

그림 1-57. 지르코니아 기성 크라운과 pre-veneered crown 주변의 치은 치유 양상의 차이 비교. **A,** 전신마취하에서 시술한 상악 유전치의 크라운 치료. 술후 정면 사진. **B,** 술후 구개측 사진. **C,** 상악 좌우측 유중절치는 NuSmile® ZR crown으로 수복하였으나, 양쪽 유측절치는 시간 관계상 Kinder Krown®(pre-veneered crown)으로 수복하였다. **D,** 구개측 사진에서 유측절치 크라운의 구개면 금속 구조가 보인다. **E,** 3주 후 임상사진. 지르코니아 기성 크라운으로 수복한 유중절치 주변의 치은은 자연치와 유사하게 치유되었으나, 양쪽 유측절치 주변의 치은은 염증 양상을 보인다. **F,** 구개측 사진. (Courtesy of Dr. Jorge Casian Adem[Mexico])

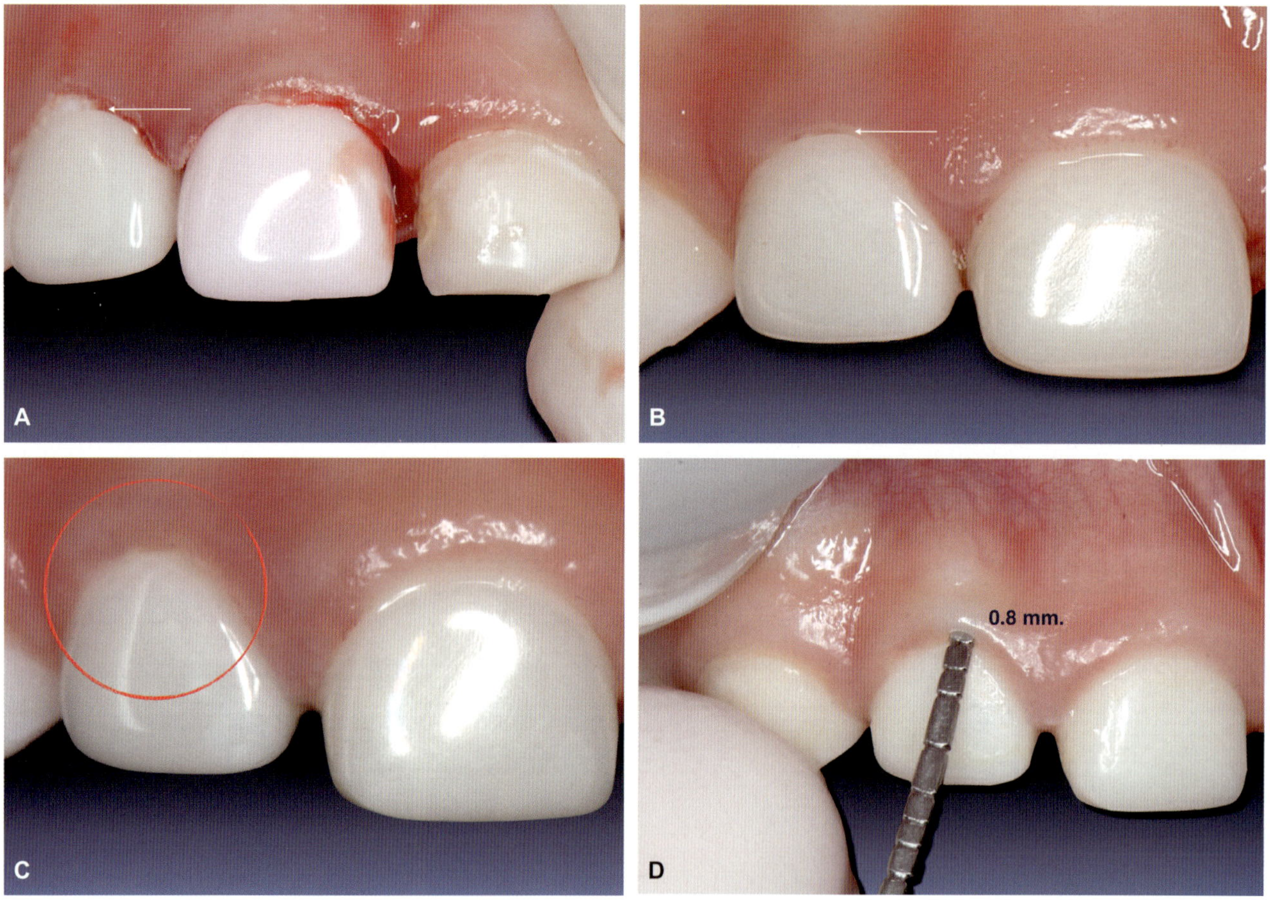

그림 1-58. 노출된 크라운 주변의 치은 치유 양상. A, 상악 우측 유측절치를 지르코니아 기성 크라운으로 수복한 직후. 크라운의 margin은 치은 하방으로 위치되어야 하나, 순면의 일부 margin이 노출되었다. B, 2개월 후. 여전히 margin이 노출된 상태이지만, 치은이 크라운 쪽으로 좀 더 내려온 상태. 어떠한 염증 소견 없이 건강하게 보인다. C, 6개월 후. 크라운의 margin이 특별한 처치 없이 자연스럽게 치은으로 덮였다. 지르코니아의 높은 생체 적합성에 의한 결과라고 추측된다. D, Gingival sulcus의 깊이는 0.8mm 정도로 건강한 상태이다. (Courtesy of Dr. Jorge Casian Adem[Mexico])

크라운이 활택도가 높다(glossy)는 의미는 그 표면이 매끈하다는 뜻이며, 크라운의 매끈한 표면에는 플라그의 침착이 덜하고 세척하기가 용이하다. 또한 크라운의 광택은 심미적으로도 중요한 의미가 있다. 그리고 표면이 매끈할수록 대합치에 마모를 일으키지 않는다.

6) 대합치의 마모 여부

2011년 아테네에서 열린 제23회 세계소아치과학회(IAPD) 학술대회에서 유치용 지르코니아 기성 크라운이 처음 소개되었을 때, 전 세계의 많은 소아치과의사들이 가졌던 가장 큰 의문은 "지르코니아의 강도가 높으니까 대합치를 과도하게 마모시키지 않는가?"였다. 그 당시에는 "너무 높은 강도 때문에 대합치의 과도한 마모를 일으킬 수 있으므로, 장기적으로 지켜봐야 한다"라는 의견이 다수였지만, 수년이 지난 지금 대합치의 과도한 마모를 걱정하는 사람은 거의 없다.

마모(dental wear)는 치아나 수복물이 직접적으로 접촉하여 생기는 치질의 손상을 말하며, 이것은 생리적인 현상이다. 흔히들 강도가 높으면 더 많은 마모를 일으킨다고 믿어져 왔지만, 실제로는 수복물의 강도와 마모 정도에는 명백한 인과 관계가 없다. 실제로 **마모는 수복물의 표면 구조나 거칠기, 미세 구조, 파괴 인성, 환경적인 요인 등과 더 관련**이 있다. 유치용 지르코니아 기성 크라운은 제작 과정에서 충분히 활택하게(mirror-polished) 만들어졌기 때문에, 대합치의 과도한 마모를 일으키지 않는다.

대합치의 마모와 관련된 실험에서, 유치를 acrylic resin에 매몰시킨 후 지르코니아로 만든 stylus tip을 가지고 유치 법랑질에 800,000회(약 4년의 기간에 해당되는 저작 횟수) 힘을 가했을 때 유치 법랑질의 마모 정도를 평가하였다. 이 실험에서 지르코니아 stylus tip에 의한 마모의 정도는 정상 법랑질끼리 대합되었을 때의 마모량의 범위에서 벗어나지 않았다(그림 1-59).

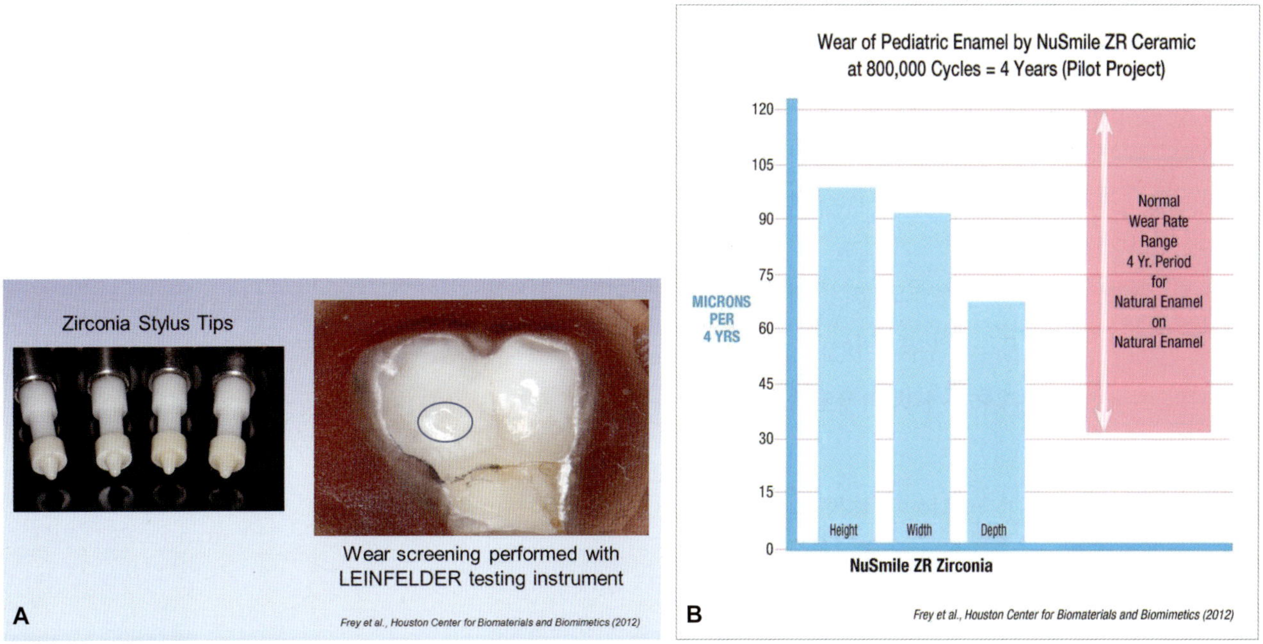

그림 1-59. A, 대합되는 유치에 대한 지르코니아의 마모도 연구. 지르코니아로 stylus tip을 만들어 매몰된 유치 법랑질에 접촉시킨다. B, 800,000회 동안 힘을 가했을 때 대합되는 유치 법랑질의 마모 정도는 정상 법랑질끼리 대합되었을 때의 마모량과 유사했다.

또한 Huh의 연구에 의하면, stainless steel crown, 지르코니아, leucite, lithium disilicate의 유치 법랑질에 대한 마모 정도를 평가했을 때, 대조군인 SSC에 이어서 **지르코니아에서 대합치의 마모가** leucite, lithium disilicate**보다 적다**고 보고하였다. 지르코니아보다 강도가 약한 lecite group에서 대합치의 마모가 더 큰 이유는 굴곡 강도(440MPa)와 파괴 인성(2.25MPa·$m^{1/2}$)이 지르코니아의 굴곡 강도(1,200MPa)와 파괴 인성(5.5 MPa·$m^{1/2}$)보다 낮기 때문이다. 즉, 수복용 ceramic 재료가 파절에 저항할 수 있는 충분한 인성을 가지고 있지 않다면, chipping이 발생할 수 있다. 이러한 chip들이 ceramic의 표면에서 마모제로 작용하여 마모율을 증가시킨다(그림 1-60).

Mean±standard deviations (SDs) of volumeric losses of antagonistic teeth (Vt) and weight losses of restorative materials (Vm) after wear testing

		Mean ± SD	
Group	n	Vt (㎣)	Vm (g)
Steel	10	0.397±0.192[A]	0.002±0.001[a]
Leucite	10	2.670±1.471[B]	0.003±0.002[a,b]
Lithium	10	2.042±0.696[B]	0.006±0.002[b]
Zirconia	10	1.426±0.477[A,B]	0.002±0.001[a]
P		.000	.000

Values followed by the same letter were not significantly different (*P*>.05, Tukey test).
Steel: stainless steel; Leucite: leucite glass-ceramic; Lithium: lithium disilicate glass-ceramic; and Zirconia: monolithic zirconia

A

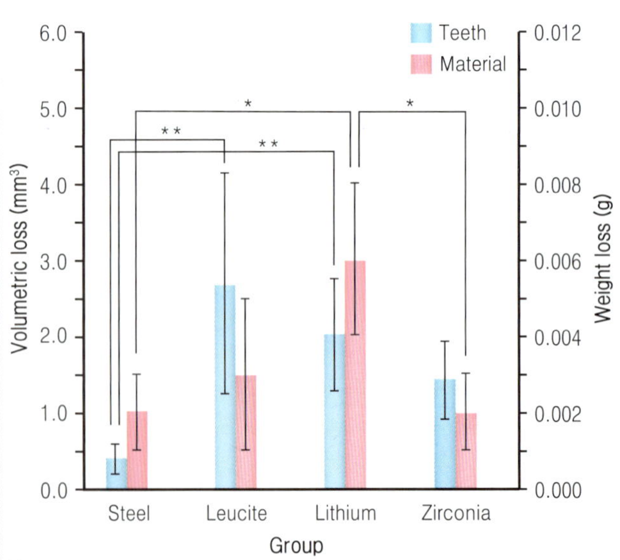

B

그림 1-60. A, B, SSC, leucite, lithium disilicate, zirconia에 의한 대합치의 체적 변화 결과.

7) 지르코니아 입자의 크기와 밀도(Particle size and density)

지르코니아 크라운의 미세 구조에 있어서 그 입자의 크기와 밀도 또한 크라운의 물리적 성질에 영향을 미친다. 일반적으로 입자의 크기가 작을수록 강도는 높아지고 빛의 투과성은 적어진다. 반대로 입자의 크기가 크다면 강도가 약해지는 동시에 빛의 투과도가 높아져, 크라운 내부의 치아 색깔이나 혈액에 의한 오염 또는 근관 충전재의 색깔이 비쳐 보이는 단점이 있다(그림 1-61~1-63).

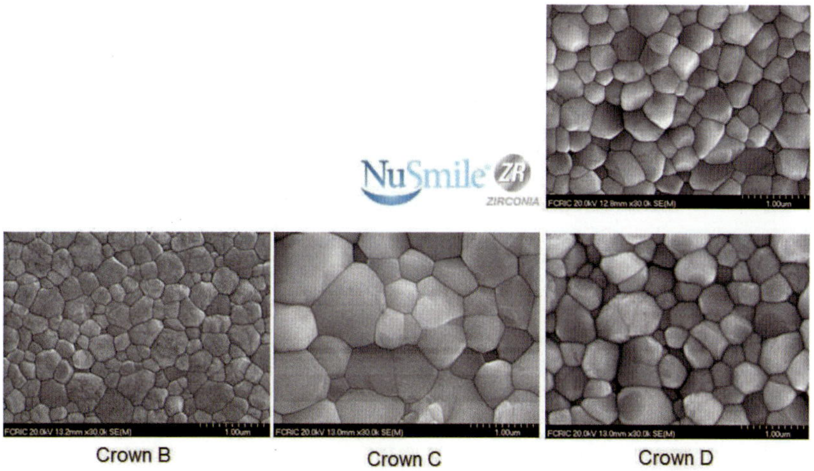

그림 1-61. 각종 유치용 지르코니아 기성 크라운 제품의 미세 구조. Crown C의 입자가 가장 크며 밀도가 떨어진다.

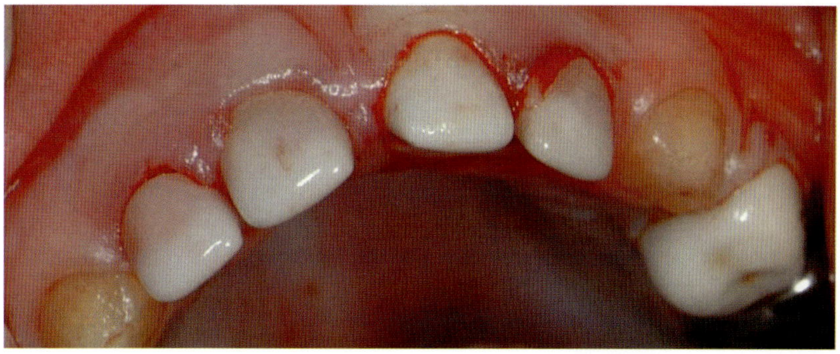

그림 1-62. Crown C로 시술한 유전치부의 치료 직후 사진. 상악 우측 유측절치 치경부 부위에 내면의 출혈이 비쳐 보인다.

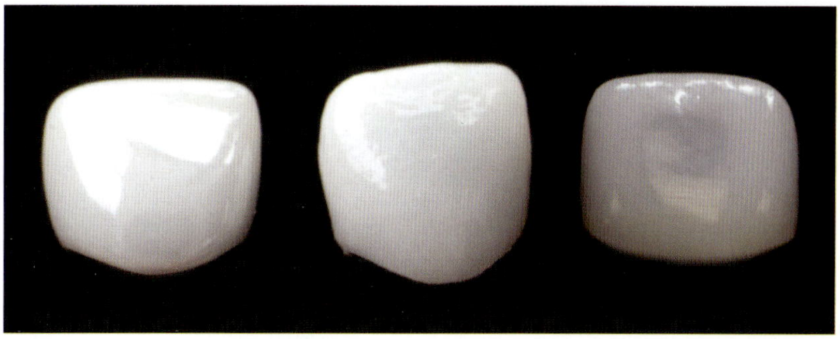

그림 1-63. 검은 색을 배경으로 크라운을 비교했을 때, 입자의 크기가 가장 큰 크라운에서 배경색이 가장 많이 비쳐 보인다.

8) 사출(injection, die-molded) 크라운 vs. Milled crown

지르코니아 기성 크라운을 만드는 방법으로는 사출 방식(금형에 재료를 넣어서 가공하는 방법: die-molded)과 milling 방식(지르코니아 블록을 milling machine을 이용하여 깎아서 만드는 방법)으로 나눌 수 있다. NuSmile® ZR crown은 사출 방식으로 제조되며, 나머지 대부분의 제품들은 milling에 의해 만들어진다.

(1) Marginal adaptation

사출 방식으로 만들어진 크라운의 장점은 아주 얇은 두께(0.2mm)까지 margin을 정교하게 만들 수 있다. 반대로 milling 방식으로 만든 크라운은 파절 위험 때문에 margin을 아무리 얇게 해도 0.5mm까지만 가능하다. 이런 이유로 사출 방식으로 제조된 크라운은 유전치부나 유구치부 모두에서 milling 방식 크라운에 비해 높은 marginal adaptation을 보인다(그림 1-64~1-66).

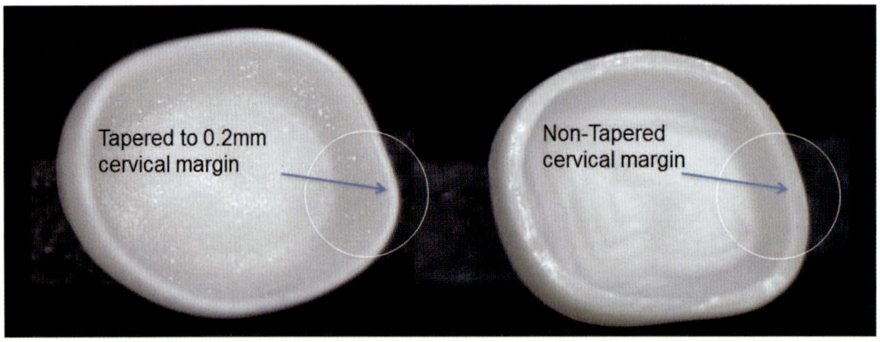

그림 1-64. 사출 방식과 milling 방식 크라운의 구치부 두께 비교. 사출 방식은 치경부로 갈수록 점점 더 얇고 taper한 형태를 보이지만, milling 방식은 두꺼운 margin을 가진다.

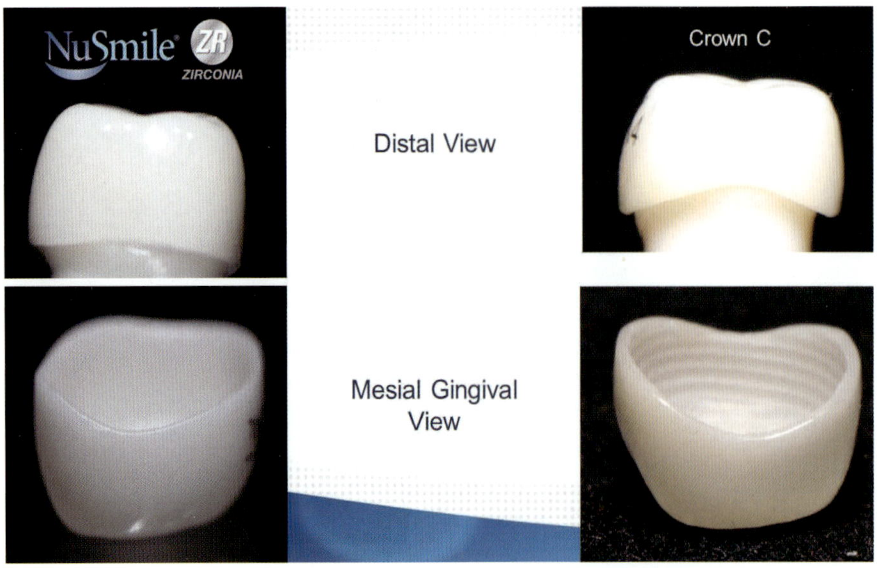

그림 1-65. 이런 결과는 marginal adaptation에서도 차이를 보인다.

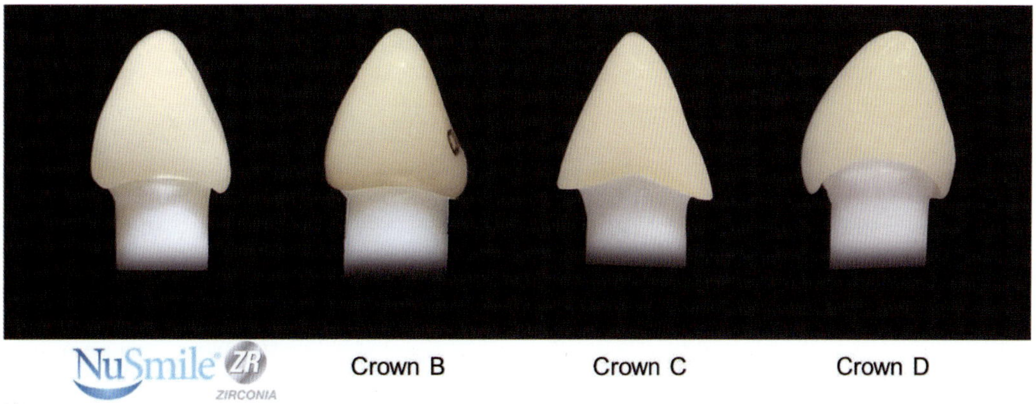

그림 1-66. 유전치부 지르코니아 기성 크라운 각 brand별 marginal adaptation 비교.

(2) Internal retention pattern

Milling 방식 지르코니아 기성 크라운의 장점으로는 크라운의 내면에 물결 모양의 retention pattern을 부여할 수 있다는 점이다(그림 1-64, 1-65 참고). 마찬가지로 사출 방식의 지르코니아 기성 크라운의 내면에는 표면을 rough하게 만들어 retention 증가를 도모하였다(그림 1-67). 하지만, 앞서 언급한 것처럼 지르코니아 기성 크라운의 cementation에 있어서 성패를 좌우하는 것은 충분한 유지력을 가질 수 있도록 치질을 보강하고 적절한 치아 삭제를 하는 것과 타액이나 혈액에 의한 오염을 최대한 조절하여 cementation을 위한 최적을 환경을 마련하는 것 등이다. 즉, **크라운과 cement 사이(zirconia-cement interface)**의 문제보다는 **cement와 치질 사이(cement-tooth interface)**의 문제가 더 중요하다고 할 수 있다. 실제로 지르코니아 기성 크라운이 탈락된 경우, 크라운 내면에 cement가 접착되어 있는 상태인 경우가 대부분이다. 이것은 또한 제거가 쉽게 되지 않을 정도로 크라운 내면에 강하게 접착되어 있어서 high speed bur를 사용해야 제거된다(그림 1-68, 1-69)(QR 3). 그러므로 지르코니아 기성 크라운의 제조 방식에 따른 내

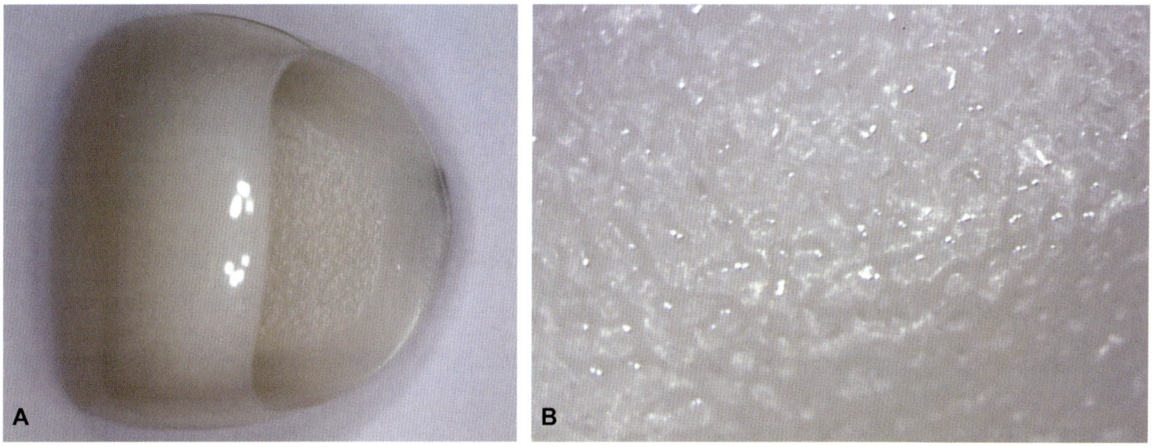

그림 1-67. A, NuSmile ZR® crown 내면의 retention pattern. B, 확대 사진.

면 retention pattern의 우열을 따지기보다는 cement와 치질 사이에 서로 강력하게 접착될 수 있도록 적절하게 처치하는 것이 더 중요하다고 할 수 있다.

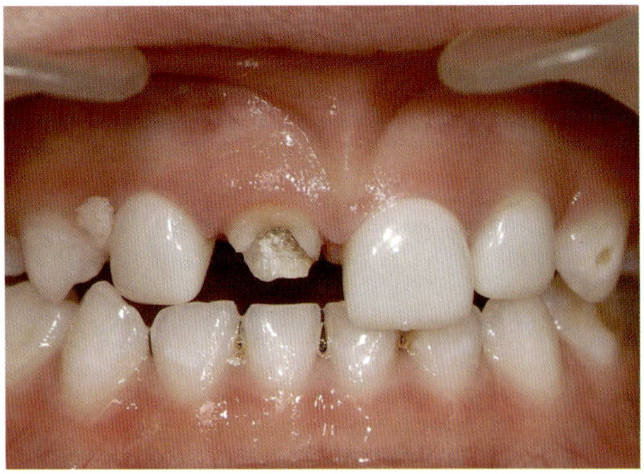

그림 1-68. 상악 우측 유중절치의 지르코니아 기성 크라운이 탈락되어 남아 있는 치질이 많지 않다.

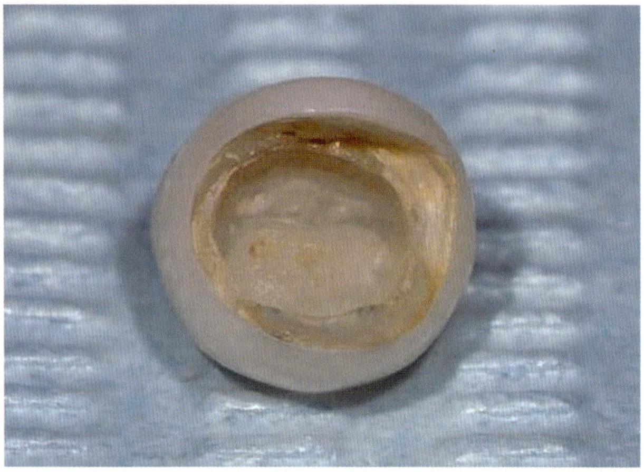

그림 1-69. 탈락된 지르코니아 기성 크라운의 내면에 cement가 남아 있다.

QR 3.

탈락한 유구치부 지르코니아 기성 크라운. 크라운 내면에 남아 있는 cement를 제거하기 위해 explorer를 사용해 보지만, 웬만해선 제거되지 않는다.

9) 교합 관계

시술 전에 상·하악 유전치 간의 교합 관계를 평가해야 한다. 크라운 수복 후에 교합의 변화가 예상된다면, 치아 삭제를 조절하여 크라운이 대합치와 적절한 교합 관계를 이룰 수 있도록 해야 한다. 시술 후에 교합 관계를 평가하여 필요하다면 대합치에 교합 조정을 시행할 수 있다.

제 2 장 유전치용 지르코니아 크라운

01 유전치용 크라운의 Indication

유전치용 지르코니아 기성 크라운에 대해 살펴보기 전에, 먼저 일반적인 유전치용 크라운의 적응증에 대해 알아보겠다.

- 여러 면에 이환된 우식(특히, 인접면)
- 절단연이 이환된 경우
- 치경부의 광범위한 탈회
- 치수 치료를 한 치아
- 치관에 형성부전이나 발육장애가 있는 경우
- 변색되어 심미적으로 불량한 경우
- 우식은 심하지 않으나 구강 위생이 매우 나쁜 경우

앞에서 언급했던 것처럼, 일반적인 직접 충전물로 유지가 어렵거나 탈락이 예상되면 크라운으로 수복해야 한다. 특히 소아 환자의 전치부에는 비정상적인 힘이 많이 가해지기 때문에, 정상적인 탈락 시기까지 수복물이 유지될 수 있을지를 잘 판단해야 한다. 어린이들은 전치부를 사용해서 물어뜯는 행위를 많이 하기도 하고 외상을 입는 경우도 많기 때문에, 일반적인 직접 충전물은 물론 자연치아도 파절되거나 탈락되는 경우가 많다. 우식이나 파절 부위가 1~2 치면에 국한되어 있거나(예: 인접면을 포함하지 않은 순면 또는 구개면) 범위가 작다면, 일반적인 직접 수복물로도 충분히 유지될 수 있다(그림 2-1~2-3).

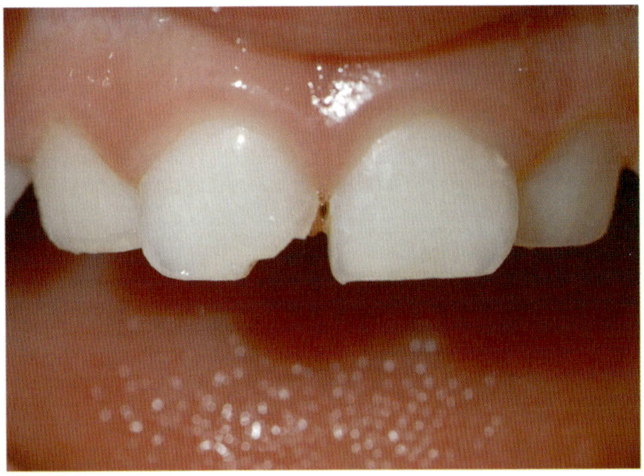

그림 2-1. 외상으로 인해 상악 우측 유중절치가 파절되었다.

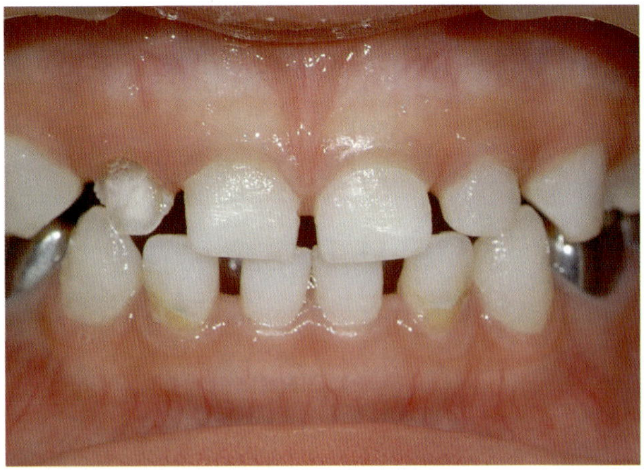

그림 2-2. 상악 우측 유측절치의 광범위한 수복물이 탈락되었다.

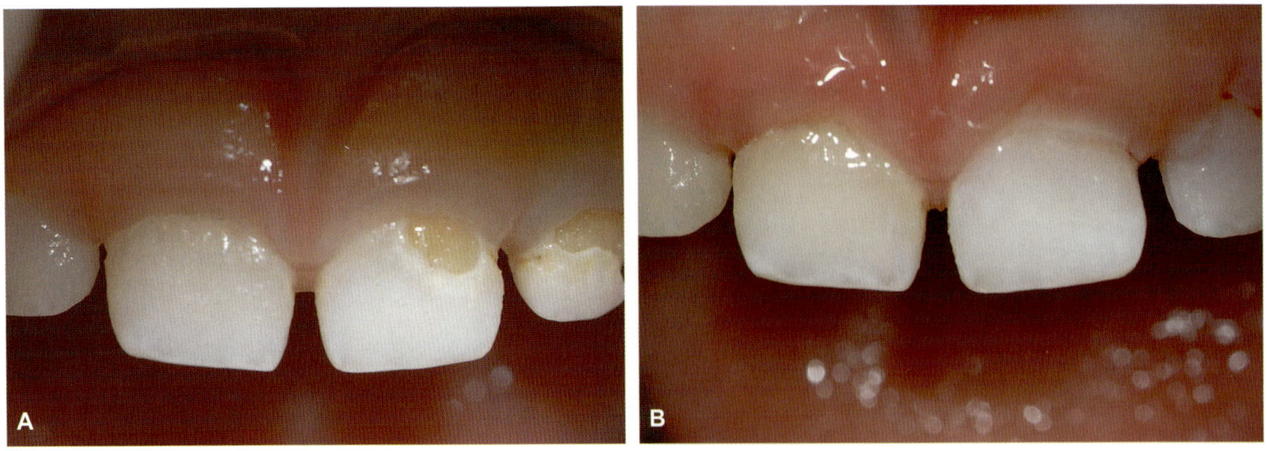

그림 2-3. A, 상악 좌측 유중절치와 유측절치 순면에 와동이 형성되었다. 인접면이나 다른 부위에는 우식이 관찰되지 않는다. B, 직접 수복물로 충분히 유지가 될 것으로 판단되어 composite resin으로 수복하였다.

최근에는 소아 환자들의 악궁이 좁아지면서 인접면 우식증의 발생 빈도가 훨씬 높아지고 있다. 특히 상악 전치부의 경우는 치아 사이 공간이 없고 tight contact을 보이는 경우가 많다. 이런 경우, 상악 유전치가 맹출한 이후로 빠른 시기에 인접면 우식증이 생기게 된다(그림 2-4). 이러한 상악 유전치의 인접면 우식증은 외관상 보이는 것보다 우식의 정도가 더 깊은 것이 일반적이다(그림 2-5). 유전치는 치질이 얇고 치수강이 큰 편이라서 우식이 비교적 빠르게 치수까지 이환된다. 특히 인접면 우식증은 방사선 촬영을 하지 않으면 초기에 발견하기가 어렵다. 육안으로 확인될 정도의 유전치 인접면 우식은 대부분의 경우 이미 치수까지 진행된 경우가 많다. 그러므로 **유전치부의 인접면 우식증을 적극적으로 치료하기로 한다면, 일반적인 직접 수복물로는 유지가 어려운 경우가 대부분**이다. 우식을 제거하는 과정에서 치수가 노출되는 경우가 빈번하고, 치수가 노출되지 않더라도 와동의 구조상 기능을 하면서 탈락될 가능성이 높기 때문이다(그림 2-6). 상악 유전치부에서 인접면 이외에도 다른 치면에 우식이 존재하거나, 우식의 진행이 중단되지 않고 계속 되고 있는 경우에는 적극적인 처치가 우선되어야 한다. 이런 경우는 대부분 치수 치료가 필요하며, 크라운으로 수복하는 것이 필수적이다.

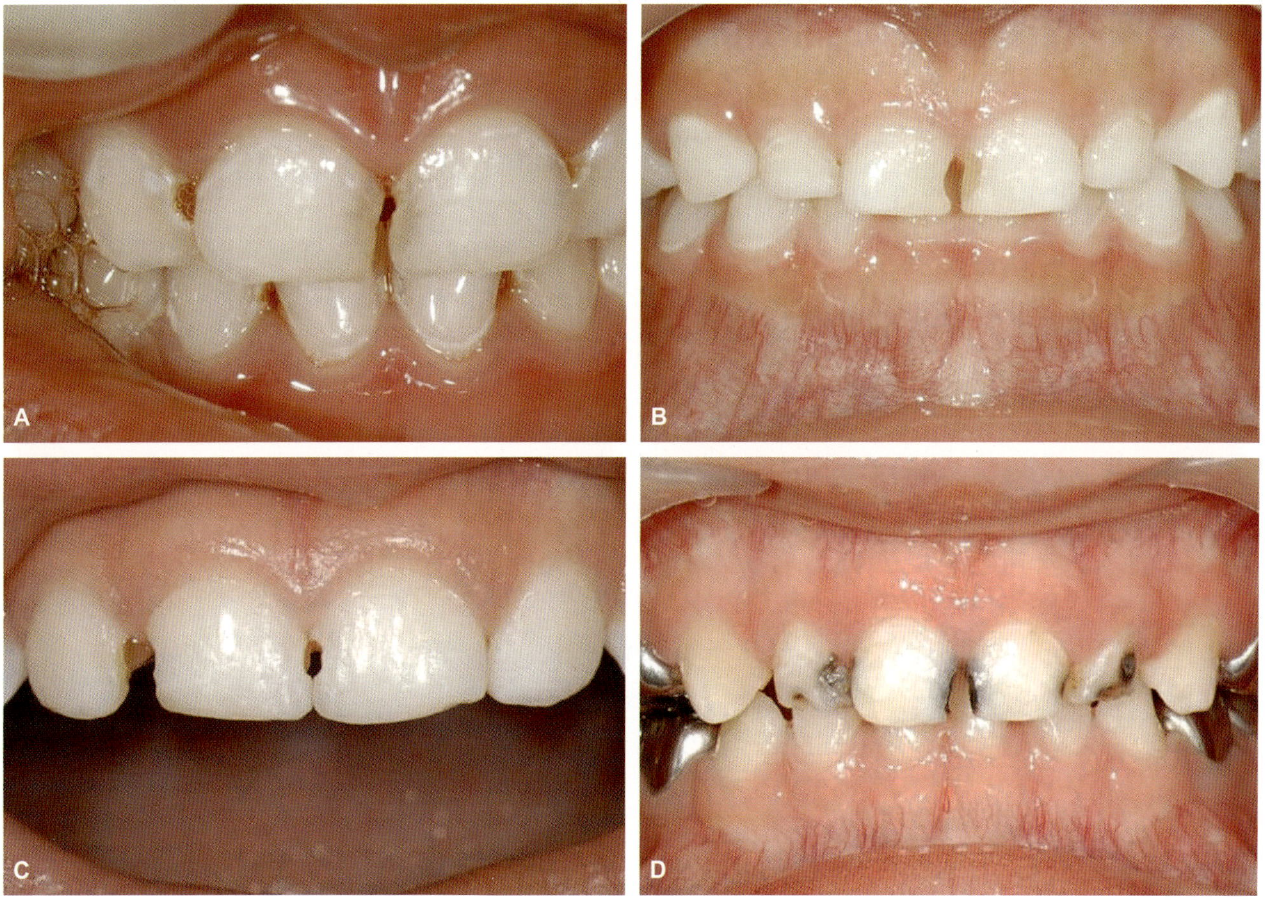

그림 2-4. A~D, 상악 유전치 인접면 우식의 양상.

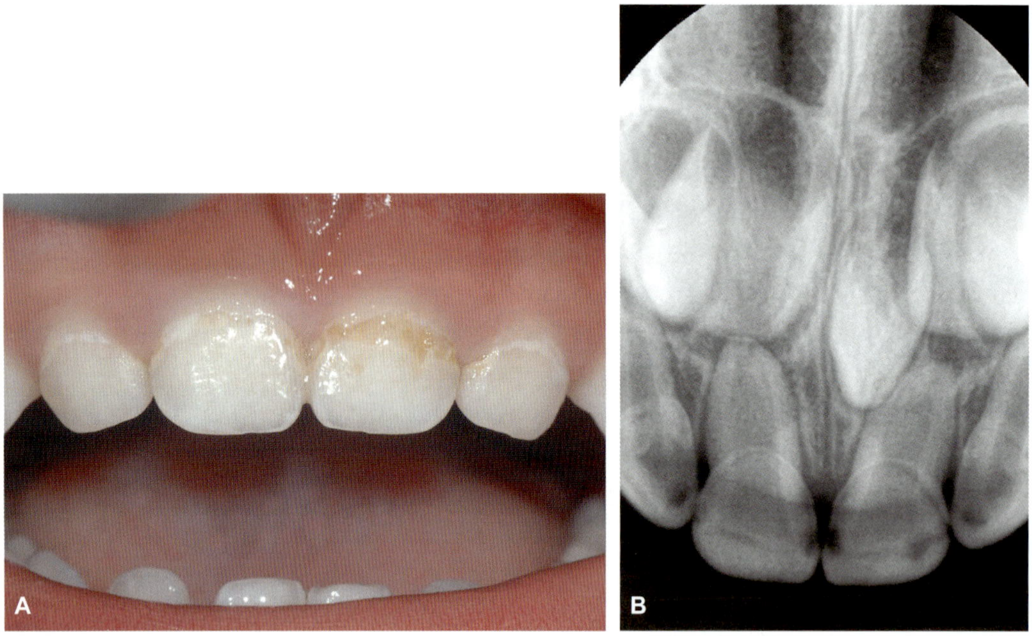

그림 2-5. A, 외관상으로는 인접면 우식이 없어 보인다. B, 하지만 방사선상에서 인접면 우식을 확인할 수 있다.

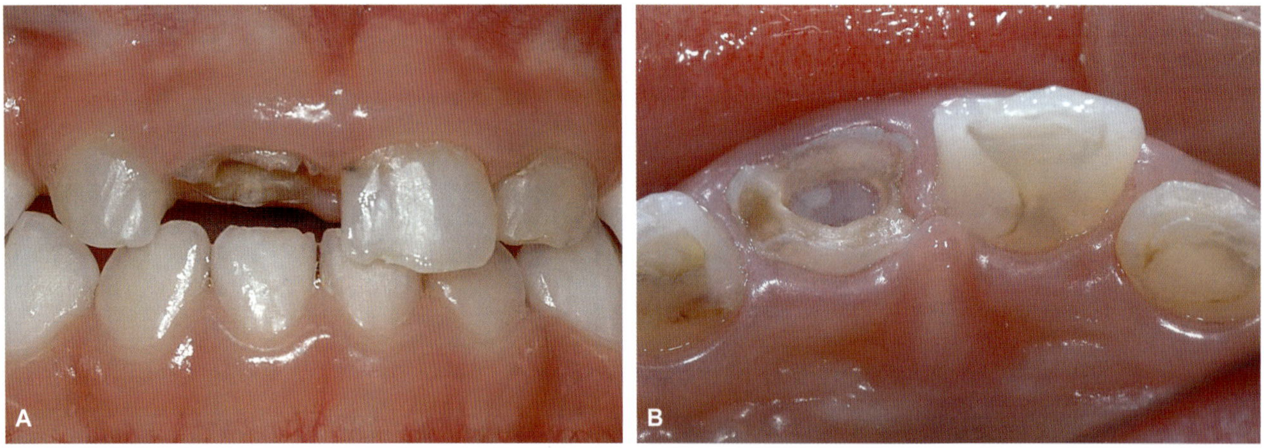

그림 2-6. A, 상악 유전치의 수복물이 탈락되었다. B, 우식이 깊고 남아 있는 치질이 거의 없는 상태에서의 직접 수복물은 유지되기 힘들다.

하지만 상악 유전치부 우식의 치료 원칙에는 여러 가지 **보존적인 방법**들이 있다. 만약 상악 유전치부의 우식이 인접면에만 국한되어 있고 다른 치면은 건전한 경우, 적극적인 수복보다는 치아 사이에 의도적인 공간을 만들고(slicing) 우식의 진행이 중단되도록 유도하는 것은 좋은 선택이다(그림 2-7). 많은 임상 증례에서 이러한 보존적인 접근법이 성공적이었으며, 외과적인 치료가 능사가 아님을 보여준다. 다만 이러한 선택에 있어서는 적극적인 구강 위생 관리와 정기적인 구강검진이 필수적이다. 만약, 보호자가 이러한 치료 계획에 따라오지 못하거나 더욱 심미적인 치료를 원한다면 crown을 비롯한 다른 치료계획을 고려해야 한다.

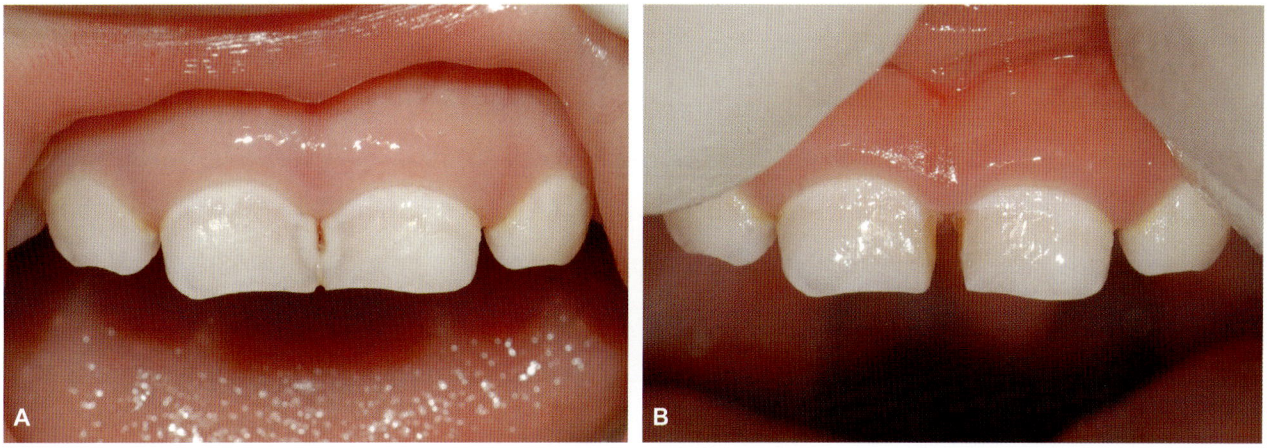

그림 2-7. A, 상악 유중절치 사이에 우식이 관찰된다. B, 두 치아의 근심면을 삭제해서 공간을 만들었다.

외상으로 인해 유전치 중 하나의 치아만 손상을 입었거나, 변색으로 인해 심미적으로 문제가 되는 경우에도 크라운으로 수복하는 것을 고려할 수 있다. 하지만 이렇게 단일 치아를 크라운으로 수복해야 하는 경우 그 대상이 유중절치라면 심미적인 면을 미리 고려해야 한다. 좌우 유중절치 중 한 치아만 크라운으로 수복한다면, 남아 있는 반대쪽 자연치와의 형태와 크기, 색상과 광택에서 차이를 보이게 될 것이다. 이 점은 치료 전 보호자에게 충분히 설명을 하고 동의를 받는 것이 좋다. 또한, 이런 경우에 필요하다면 수복하지 않는 자연치의 형태를 크라운과 유사하게 재형성하는 것이 도움이 된다(P.105의 'Case 8. 단일 치아 수복' 참고).

02 유전치 크라운의 치료 시기

일반적으로 상악 유중절치는 만 7세경, 유측절치는 만 8세경에 탈락된다(우리나라 나이로는 초등학교에 입학할 나이가 되어야 탈락된다고 설명하면 이해가 쉽다). 유구치에서도 마찬가지지만, 유전치의 치료는 어린이의 나이를 고려해서 결정해야 한다. 만약, 상악 유전치부가 가까운 시일 내에 탈락될 예정이라면 수복보다는 보존적인 방법으로 치료계획을 수립하는 것이 적절하다. 하지만 상악 유전치에서 크라운을 해야 할 만큼 치질의 파괴가 큰 어린이들은 대부분 만 2~4세이며, 이 나이는 치아의 정상적인 탈락을 기대하기에는 남아 있는 기간이 너무 길다.

그래서 일반적으로 상악 유전치의 크라운은 만 2세부터 만 4~5세 사이의 어린이들을 대상으로 하는 경우가 많다. 이 나이에 크라운을 해야 할 만큼 우식의 정도가 큰 경우에는 우식이 계속 진행될 가능성이 높으며, 사용해야 할 기간이 많이 남아 있을 것이다. 또한 어린이집이나 유치원 등 나름의 사회활동을 시작하는 시기이므로 심미적인 부분도 문제가 될 수 있는 나이이다. 이러한 만 2~5세경의 어린이들은 일반적으로 치과치료 중에 협조를 기대하기 어려운 나이이므로, 치료 계획을 세울 때에는 sedation을 비롯한 행동유도 방법에 관해서도 고려해야 한다.

최근에는 어린이들의 외상 빈도가 높아지고 있다. 많은 어린이들이 상악 유전치부에 외상을 입는 경우가 많으며, 이런 경우 흔히 보이는 증상 중 하나는 상악 유전치의 치근 흡수이다. 방사선 검사를 통해 상악 유전치부 치근의 상태를 파악하고, 만약 가까운 시기에 탈락(생리적인 탈락이 아니라, 치근 흡수에 의한 조기 탈락)이 될 것이 예상된다면 다른 보존적인 처치를 고려해야 한다(그림 2-8).

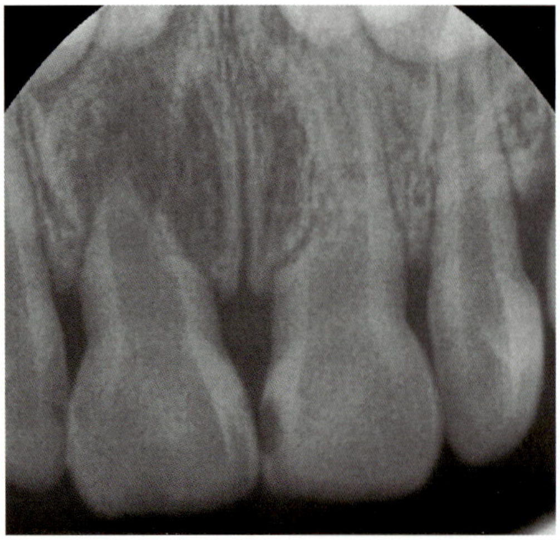

그림 2-8. 외상에 의해 치근이 흡수되고 있는 상태. 이런 경우에는 어린이의 나이와 치근의 흡수 정도를 평가하여 치료 계획을 세워야 한다.

만 2세 이전의 어린이 중에서 우식 감수성이 매우 높고 야간 수유를 늦게까지 하는 경우, 상악 유전치부가 빠르고 광범위하게 우식에 이환되는 경우가 있다. 이런 어린이들은 크라운 수복이 필요할 만큼 우식이 많이 진행되었다고 하더라도 치료가 쉽지 않다. 왜냐하면, 대부분은 상악 유전치의 맹출이 완료되지 않아서 우식이 치은연 가까이까지 진행되어 있으며, 나이가 너무 어리거나 체중이 적게 나가서 일반적인 진정처치를 하기 어렵기 때문이다. 이런 경우에는 일단 보존적인 처치(대략적인 우식의 제거와 임시 수복 처치)를 한 후에 치아가 완전히 맹출되면 적극적인 처치를 해야 한다(그림 2-9).

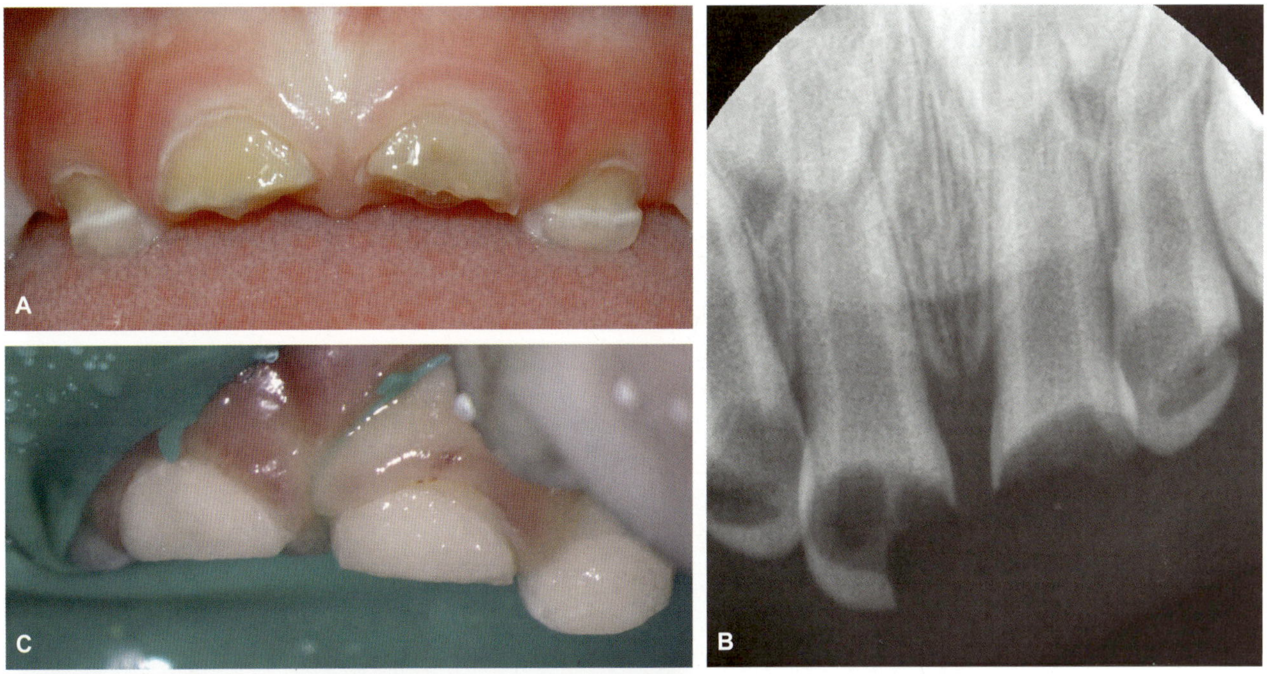

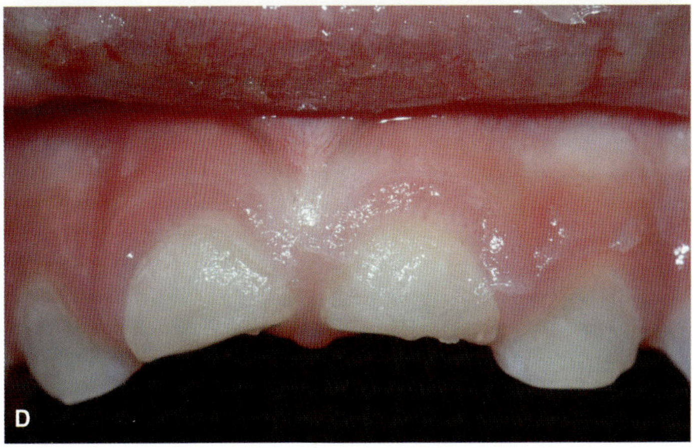

그림 2-9. A, 술전 사진. 어린이의 나이는 만 24개월이며, 높은 우식 감수성으로 인해 상악 유전치부 대부분의 치질이 우식에 이환되었다. 치아의 맹출이 부족하고 나이가 어려서 최대한 우식의 진행을 막고 보존적인 처치를 하기로 결정하였으나, 우식이 매우 빠르게 진행되었으며 새로 맹출된 유구치부에도 우식이 발견되었다. 하지만 보호자가 전치부의 크라운 수복은 미루기를 원해서 일단 임시치료를 하기로 결정하였다. B, 방사선사진. 치은연상 치질은 대부분 우식에 이환되었으며, 아직 맹출되지 않은 치은 하방의 치질을 관찰할 수 있다. C, 우식을 제거한 후 치수 치료를 하고, glass ionomer로 임시 충전하였다. D, 2개월 후. 임시 충전한 치아는 잘 유지되고 있다.

03 유전치용 크라운의 종류

치아우식증이나 외상으로 광범위하게 파괴된 유전치를 수복하기 위해 사용되는 크라운의 종류는 여러 가지가 있지만, 대표적인 종류는 아래와 같다.

- Celluloid form을 이용한 resin crown
- Open-faced stainless steel crown
- Pre-veneered crown
- Zirconia crown

Celluloid form을 이용한 resin crown은 치질을 비교적 보존할 수 있으며, 수복 후 초기에는 심미적으로 우수하다(그림 2-10). 하지만 시간이 경과되면서 파절에 취약한 한계를 드러내어 정상적인 탈락 시기까지 유지되기는 어렵다. 또한 치료 초기에는 치근 충전재(주로 Vitapex®)의 색깔이 비쳐 보이기도 하며 착색이 쉽게 되기도 한다(그림 2-11).

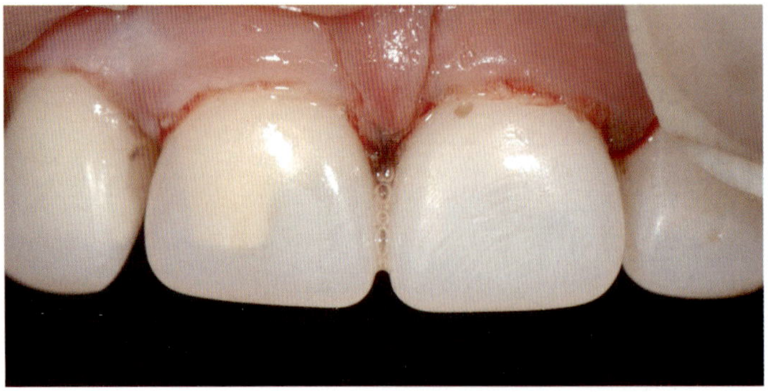

그림 2-10. Celluloid form을 이용한 resin crown의 치료 직후 모습.

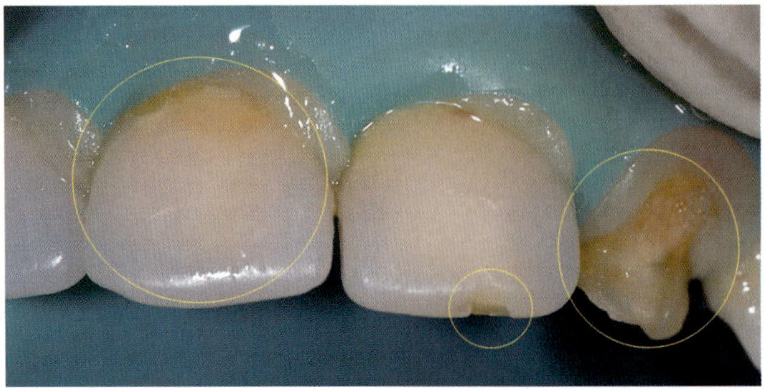

그림 2-11. Celluloid form을 이용한 resin crown의 문제점. 내면의 색깔이 비쳐 보이거나 chipping이 생길 수 있으며, 지속적인 힘이 가해지면 탈락할 수도 있다.

Open-faced stainless steel crown은 금속관 특유의 내구성이 있으나, 금속이 노출되므로 심미적으로 한계를 가지고 있다. 또한, 일단 금속관을 수복한 다음 레진으로 순면을 피복해야 하므로 치료 시간이 길어지고 technique-sensitive한 단점이 있다(그림 2-12, 2-13).

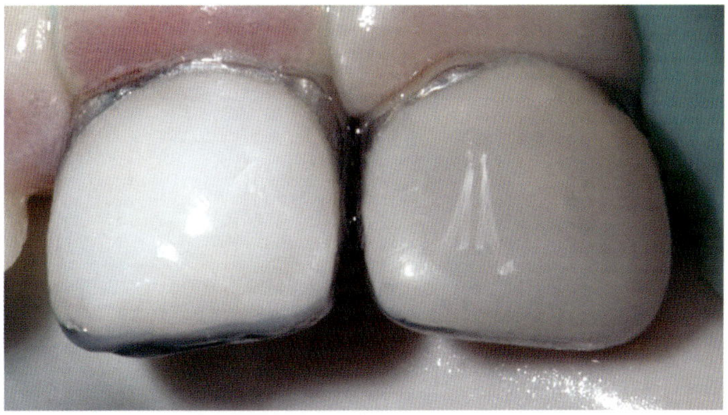

그림 2-12. Open-faced stainless steel crown.

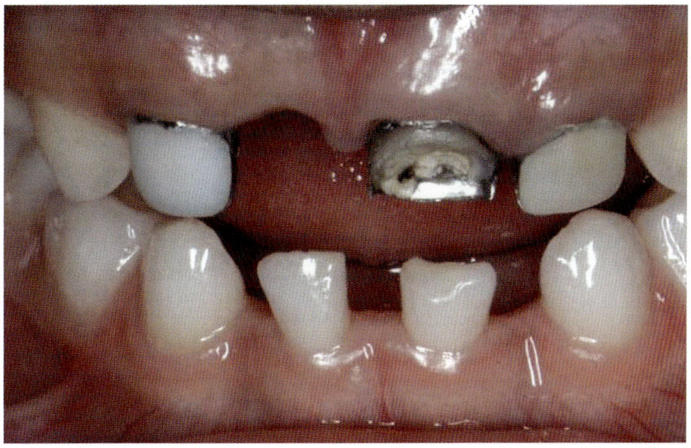

그림 2-13. Open-faced stainless steel crown의 resin facing이 탈락되었다.

Pre-veneered crown(상품명: NuSmile® Signature crown, Cheng crown® 등)은 금속관의 순면에 미리 resin 등으로 피복이 되어 있는 것으로, open-faced stainless steel crown에 비해 치료 시간이 줄어들고 심미적인 만족도가 비교적 높아서 널리 사용되어 왔다(그림 2-14). 하지만 장기간 사용했을 때 순면에 피복된 부분이 쉽게 벗겨지며, 수리가 어려운 단점이 있다. 또한, 순면의 resin 피복 부위는 내부의 금속색을 완전히 차단하기 위해 매우 불투명하기 때문에 심미적으로 만족도가 떨어졌다(그림 2-15, 2-16).

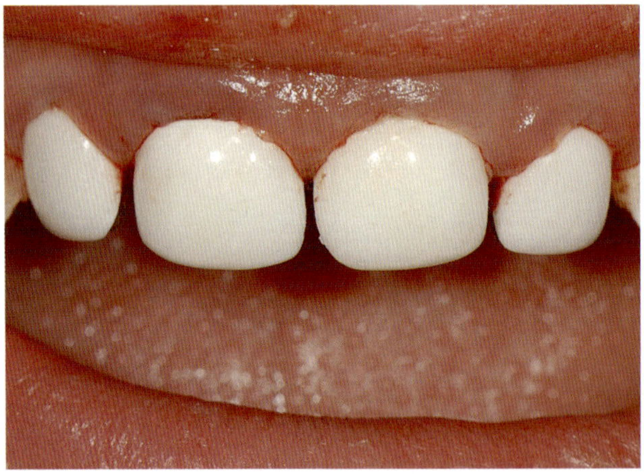

그림 2-14. Pre-veneered crown의 치료 직후 상태.

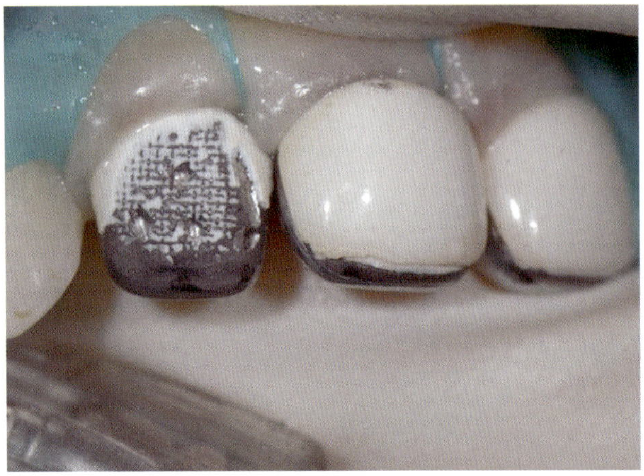

그림 2-15. Pre-veneered crown의 facing이 탈락한 상태.

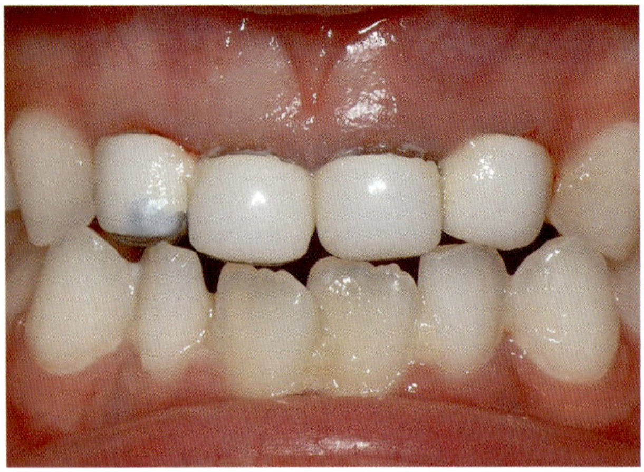

그림 2-16. Pre-veneered crown의 margin이 노출된 상태. Facing이 탈락된 부위는 repair를 시도하였으나 좋은 결과를 얻지 못했다.

유전치용 크라운에 있어서 가장 중요한 두 가지 요소는 강도와 심미성이라고 할 수 있다. 강도를 높이기 위해서는 비심미적인 금속을 사용할 수밖에 없기 때문에, 기존에 소개된 유전치용 크라운들 중 이 두 가지를 동시에 만족시키는 것은 없었다. 하지만 지르코니아 기성 크라운은 치아 색깔을 가지고 있으면서 동시에 금속에 비견될 정도의 높은 강도를 가지고 있어서 유전치용 크라운의 좋은 대안이 되고 있다. 특히 지르코니아는 높은 생체 적합성을 가지고 있어서, 술후 크라운 주위의 치은이 자연치와 유사하게 치유되어 안정적인 치료 결과를 보여준다.

유전치에 사용되는 치아 색깔 크라운 3종류(resin composite strip crown, pre-veneered stainless steel crown, pre-fabricated primary zirconia crown)에 대한 Walia T 등의 보호자 만족도 연구에서, 지르코니아 기성 크라운이 가장 높은 평가를 받았다. 또한 향후 다시 치료를 받게 될 경우 각 재료의 재선택 여부에 대해서도 지르코니아 기성 크라운(100%)이 strip crown(77%), pre-veneered crown(83%)에 비해 더 높게 나타났다(그림 2-17, 2-18).

Group No of parents	Strip Crown (N=13)			PVSSC (N=12)			Zirconia Crown (N=13)		
Response	Dissatisfied n (%)	Neutral n (%)	Satisfied n (%)	Dissatisfied n (%)	Neutral n (%)	Satisfied n (%)	Dissatisfied n (%)	Neutral n (%)	Satisfied n (%)
Size	0 (0)	1 (8)	12 (92)	0 (0)	1 (8)	11 (92)	0 (0)	2 (15)	11 (85)
Color	0 (0)	0 (0)	13 (100)	4 (33)	1 (8)	7 (59)	1 (8)	1 (8)	11 (84)
Shape	0 (0)	1 (8)	12 (92)	1 (8)	1 (8)	10 (84)	0 (0)	1 (8)	12 (92)
Durability	3 (23)	3 (23)	7 (54)	2 (17)	0 (0)	10 (83)	0 (0)	0 (0)	13 (100)
Overall Satisfaction	1 (8)	1 (8)	11 (84)	3 (25)	0 (0)	9 (75)	0 (0)	0 (0)	13 (100)

*Neutral responses are mentioned, however, were discarded for statistical purposes

그림 2-17. 유전치부 크라운에 대한 보호자의 만족도 평가.

	Strip Crown (N=13)		PVSSC (N=12)		Zirconia Crown (N=13)	
Category	Yes n (%)	No n (%)	Yes n (%)	No n (%)	Yes n (%)	No n (%)
	10 (77)	3 (23)	10 (83)	2 (17)	13 (100)	0 (0)

그림 2-18. 향후 치료 시 재선택 여부.

04 유전치용 지르코니아 크라운의 임상

1) 시술 과정(QR 4, 5)

QR 4.

유전치부 지르코니아 기성 크라운 술식의 전체적인 과정.
동영상 1.

QR 5.

유전치부 지르코니아 기성 크라운 술식의 전체적인 과정.
동영상 2.

(1) Case selection

앞에서 언급한 유전치용 크라운의 indication에 해당되는 증례를 선택한다. 기존의 유전치용 크라운이 사용되는 모든 증례에서 지르코니아 기성 크라운이 사용될 수 있다. 특히 ECC(early childhood caries)에 이환되어 광범위한 우식으로 인해 잔존 치질이 거의 없는 경우에도 유전치용 지르코니아 기성 크라운은 기존의 크라운들보다 높은 유지력을 보여준다(P.88 'Case 1. 치질이 거의 남지 않은 증례 ①' 참고).

치아 사이의 공간이 부족하고 치아의 배열이 나쁜 경우는 특별히 조심해야 한다. 유전치에서 치아 사이의 공간이 충분하지 못하면, 개별 치아를 크라운에 맞게 삭제하더라도 장착 시에 크라운끼리 부딪혀서 seating이 어려운 경우가 많다(그림 2-19). 이런 경우에는 치아를 조금 더 삭제해서 한 size 작은 크라운을 사용해야 하지만, 익숙하지 않은 치과의사라면 의사 결정이 어렵고 시술 시간이 길어지게 된다.

불량한 구강 위생으로 인해 치은염이 심한 경우, 치아 삭제 이후에 출혈 조절이 어려워질 가능성이 많다. 이런 경우라면 치은염의 증상을 어느 정도 경감시킨 이후로 치료 시기를 늦추는 것이 좋다(그림 1-4 참고).

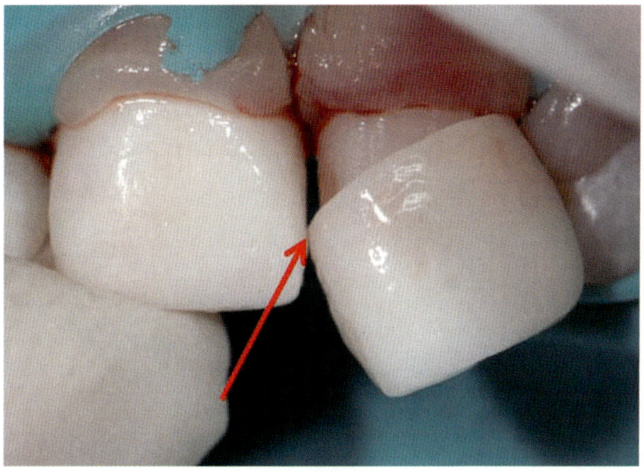

그림 2-19. 각각의 크라운은 seating이 되지만, 동시에 시적했을 때는 서로 부딪혀서 seating이 되지 않는다. 두 치아 사이의 공간이 부족한 상태이다.

(2) Size의 결정

Try-in crown(P.31에서 설명)을 사용해서 원래의 치아 크기와 유사한 size의 크라운을 결정한다(그림 2-20). 만약 상악 유전치부에 crowding이 존재한다면, 위의 설명처럼 한 size 작은 크라운을 선택하는 것이 추천된다(일반적으로 한 size 작은 크라운을 선택하고 치아 삭제를 조금 더 하면 crowding이 어느 정도 해소된다). 마찬가지로 상악 유전치의 위치가 악궁에서 벗어나서 과도하게 순측(또는 구개측)에 위치해 있는 경우에는 정상적인 위치에 배열될 수 있도록 치축을 변경할 수 있다. 이런 경우에는 원래 치아의 크기보다 다소 작은 size의 크라운이 들어갈 수 있음을 고려해야 한다(P.103 'Case 7. 전방으로 돌출된 상악 유중절치의 치료' 참고).

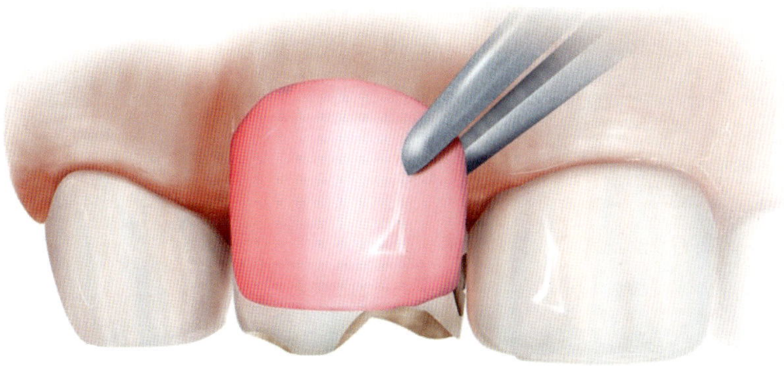

그림 2-20. Size를 결정하기 위해 try-in crown을 사용한다.

(3) Preparation

① 절단연과 치은연상 삭제(Incisal & supragingival preparation)

절단연과 치은연상의 삭제는 주로 coarse한 tapered diamond bur를 사용한다(절단연의 삭제는 술자의 취향에 따라 다른 형태의 diamond bur를 사용할 수도 있다. 저자의 경우는 굵고 둥근 형태의 diamond bur를 선호하는 편이다)(그림 2-21). 절단연을 1.5~2.0mm 정도 삭제하고, 인접면을 삭제해서 치간 접촉을 제거한다. 치은조직에 상처가 생기지 않도록 조심하면서 치은연상 삭제를 한다. 앞에서 설명한 preparation guide와 유사한 형태가 되도록 치아를 삭제한다(그림 2-22, 2-23).

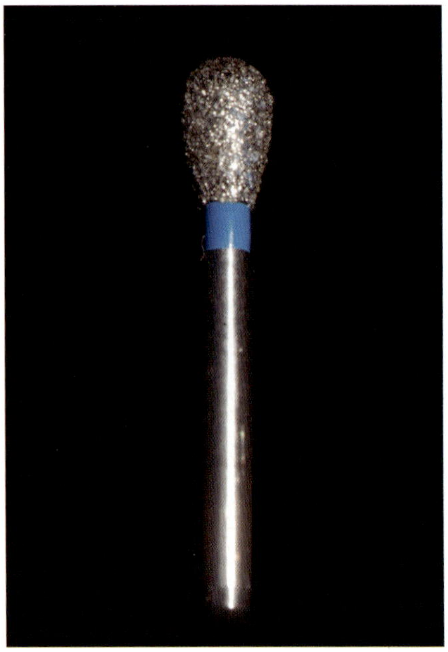

그림 2-21. 저자가 유전치부 절단연 삭제에 사용하는 bur. 절단연 삭제 후 순측과 구개측의 치질도 이 bur를 사용해 대략적으로 삭제한다.

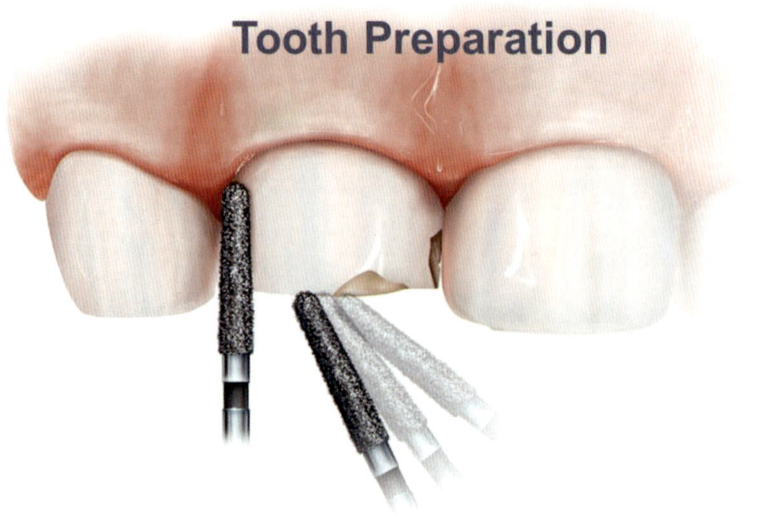

그림 2-22. Coarse tapered diamond bur를 사용하여(절단연을 1.5~2mm 정도 삭제하고,) 치간 접촉을 제거한다.

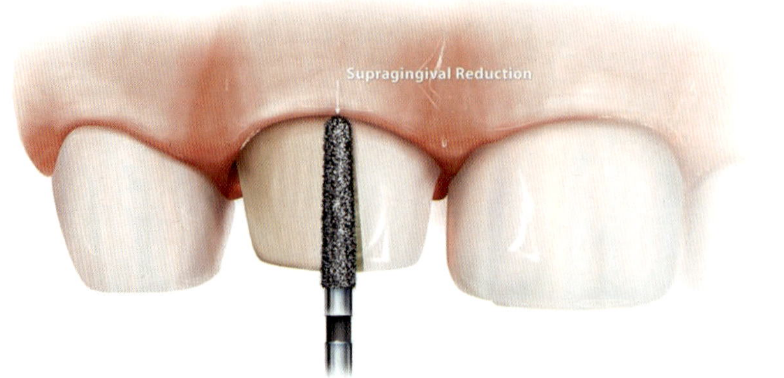

그림 2-23. 조직의 손상을 최소로 하면서 치은연상 삭제를 시행한다.

② Subgingival preparation

치은연상의 치질을 크라운의 내면 형태와 유사하게 삭제했다면, 그 다음 과정으로 치은연하 삭제를 시행한다. 굵고 거친 bur를 계속 사용한다면 치은에 상처를 주게 되고 향후 출혈을 조절하기가 어려워진다. 치은연하 삭제는 얇고 비교적 fine한 tapered diamond bur를 사용한다(과도하게 fine한 bur를 사용하면 치은에 대한 자극은 적지만, 삭제 효율이 떨어져서 시간이 많이 필요하게 된다). 치은 하방 1~2mm에서 자연스러운 feather-edge가 형성되도록 하고, shoulder margin이나 ledge가 생기지 않도록 주의한다. 향후 치아의 계속되는 맹출과 치은조직의 지르코니아 표면에 대한 접합을 생각하면, **치은연하** 2mm 정도까지 치아를 삭제하는 것이 추천된다(그림 2-24).

상악 유전치부 지르코니아 기성 크라운의 치아 삭제와 시적 시에 주로 문제가 되는 부위는 구개측 치은 하방이다. 다른 부위가 어느 정도 삭제가 되었다면 구개측 치은 하방 삭제를 조금씩 진행하면서 크라운을 시적하면 가장 적절한 정도의 치아 삭제를 할 수 있다.

치은연하 삭제가 마무리되면 남아 있는 line angle과 point angel을 다듬는다. 삭제가 완료됐다면 전체적인 치아 삭제량은 약 20~30% 정도가 될 것이다(그림 2-25). 크라운의 유지력을 높이기 위해 retentive groove(striation)를 부여할 수 있다(그림 2-26).

Writer's comment

원칙적으로는 치은연상 삭제와 치은연하 삭제를 분리하는 것이 맞지만, 치아 삭제가 어느 정도 익숙해지면 삭제 시간을 줄이기 위해 구분을 하지 않을 수도 있다. 즉, 한 가지 bur를 사용해서 치은연상 삭제와 치은연하 삭제를 동시에 시행할 수도 있다.

저자의 경우, 굵고 둥근 형태의 diamond bur를 사용해 절단연과 순면, 구개면의 삭제를 대략적으로 한 후, tapered diamond bur를 사용해 축면 삭제를 한 번에(치은연상 삭제와 치은연하 삭제를 동시에) 시행한다(QR 6).

QR 6.
상악 좌측 유측절치 단일 치아의 치료 과정. 치아 삭제부터 지혈과 cementation까지 과정의 동영상.

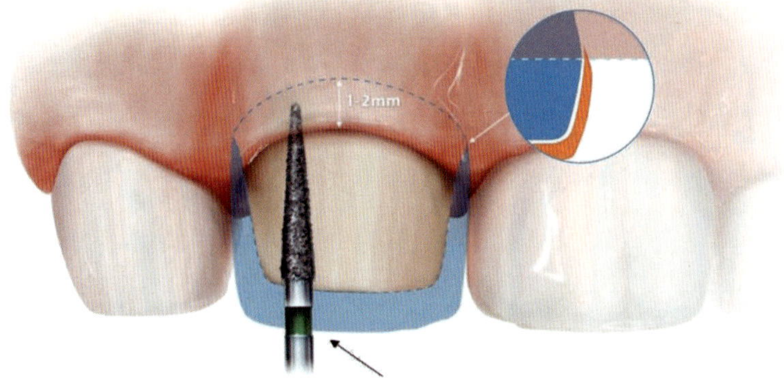

그림 2-24. 얇고 fine한 diamond bur를 사용하여 치은 하방 1~2mm에 feather margin을 형성한다.

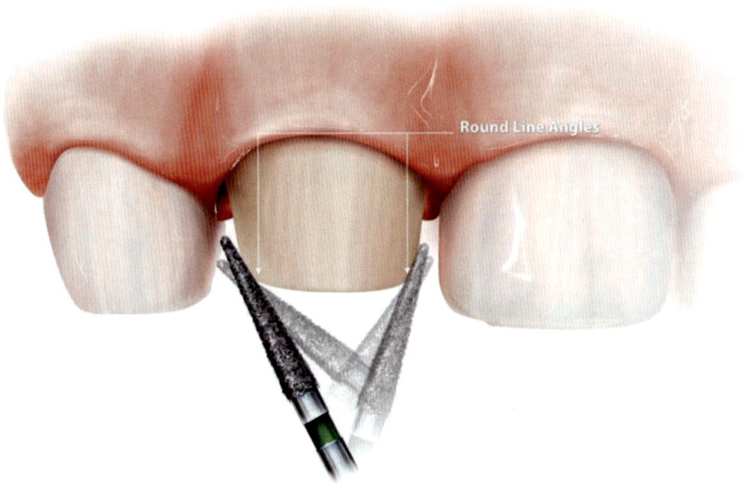

그림 2-25. 모든 line angle은 각이 지지 않도록 한다. 전체적인 치아 삭제량은 20~30% 정도가 될 것이다.

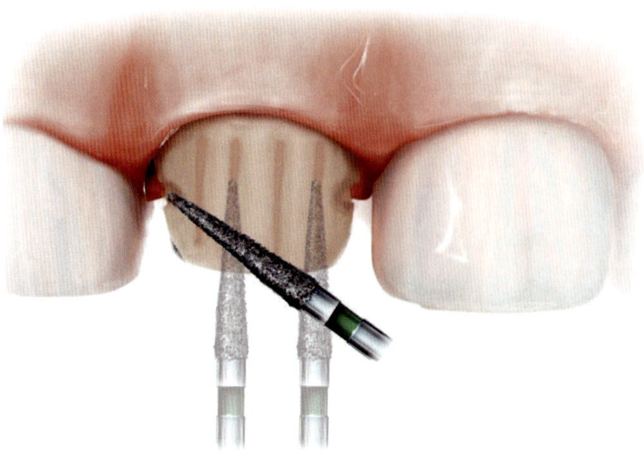

그림 2-26. 유지력을 위해 부가적인 striation을 줄 수 있다.

유전치부 지르코니아 기성 크라운을 위한 치아 삭제의 모식도 (Courtesy of Dr. Jorge Casian Adem[Mexico]) (그림 2-27)

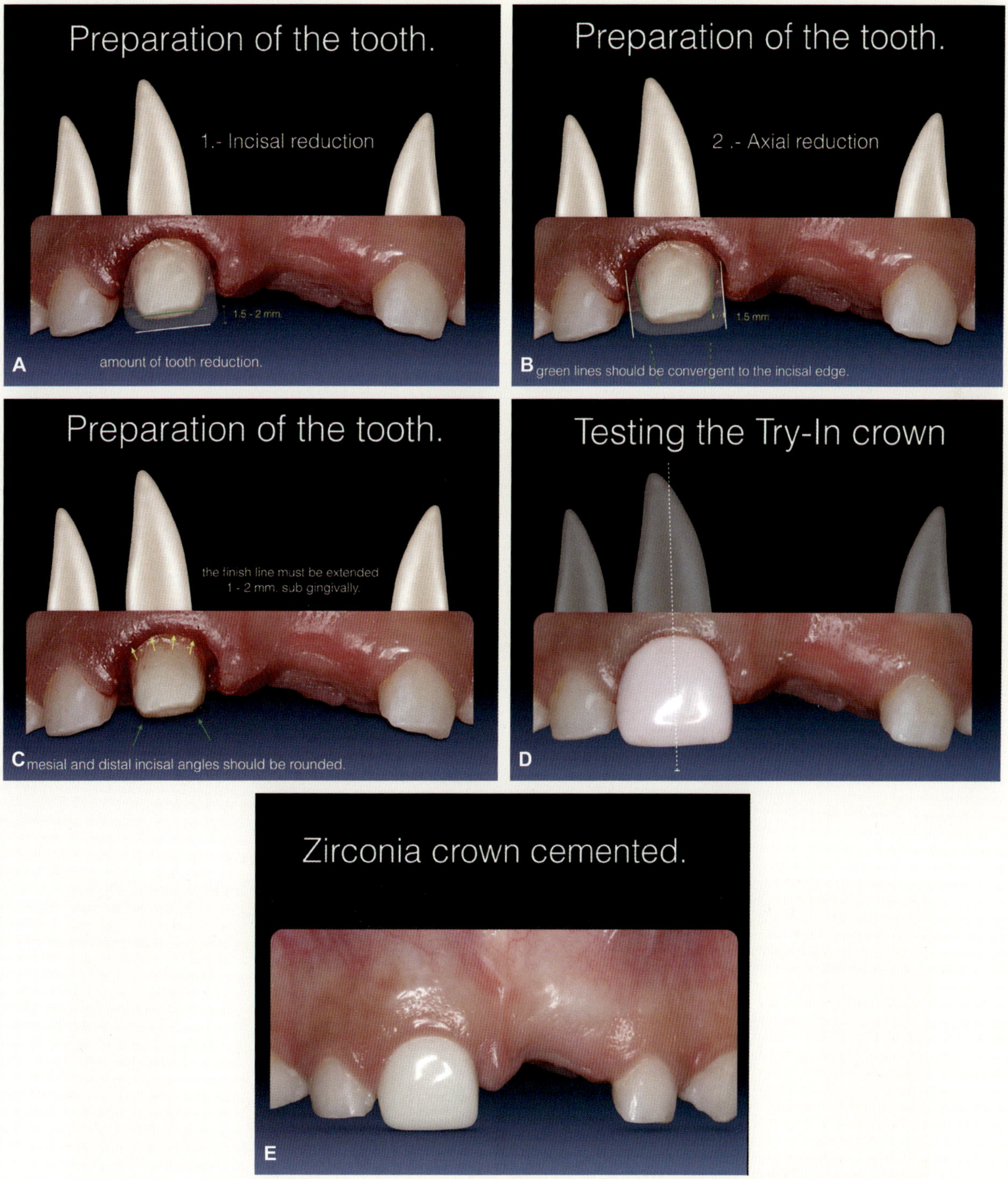

그림 2-27.

(4) Try-in

삭제가 어느 정도 완료됐다면 분홍색의 try-in crown을 사용하여 시적해 본다(그림 2-28). 각각 크라운의 적합도를 확인하여 크라운이 충분히 seating되지 않는다면, 걸리는 부분을 찾아서 추가적인 삭제를 해야 한다. 앞에서 언급한 것처럼, ready-made zirconia crown은 크라운의 내면에서 어느 한 부분이라도 장착에 방해되는 부분이 있다면 그 부분의 치질을 찾아내어 삭제해야 한다. Try-in crown은 시적 시에 절대적으로 passive해야 하며, margin 부위에서 저항이 느껴져서는 안 된다. SSC와 같이 flexibility가 있는 크라운을 시적할 때처럼 과도한 힘을 가한다면, 지르코니아 크라운의 margin이 아주 드물게 파절될 수도 있다(그림 2-29). 이런 경우 시적 시에 파절되지 않았다 하더라도 내부의 응력을 가지면 차후 구강 내에서 기능을 하게 되면서 파절될 가능성도 있다(그림 2-30).

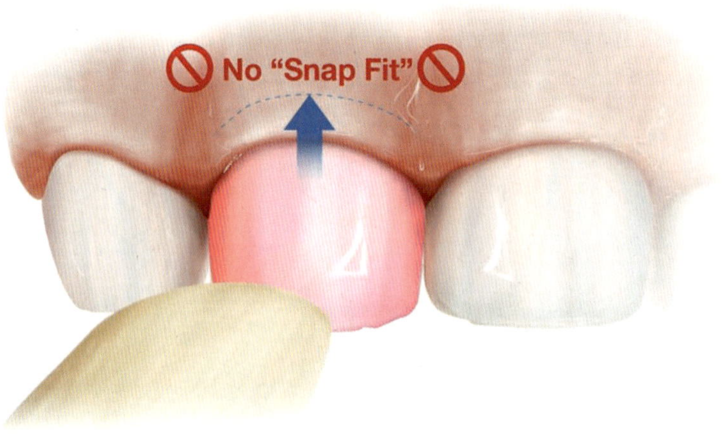

그림 2-28. Try-in crown을 이용하여 시적해 본다.

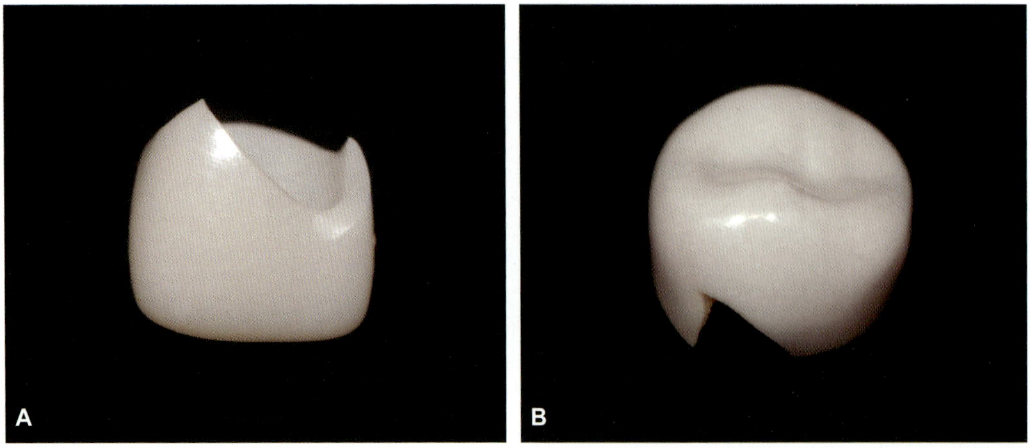

그림 2-29. A, 지르코니아 기성 크라운에 과한 힘이 가해지면 margin 부위에서 특징적인 형태로 파절될 수 있다. 파절된 유전치부 크라운. B, 파절된 유구치부 try-in crown.

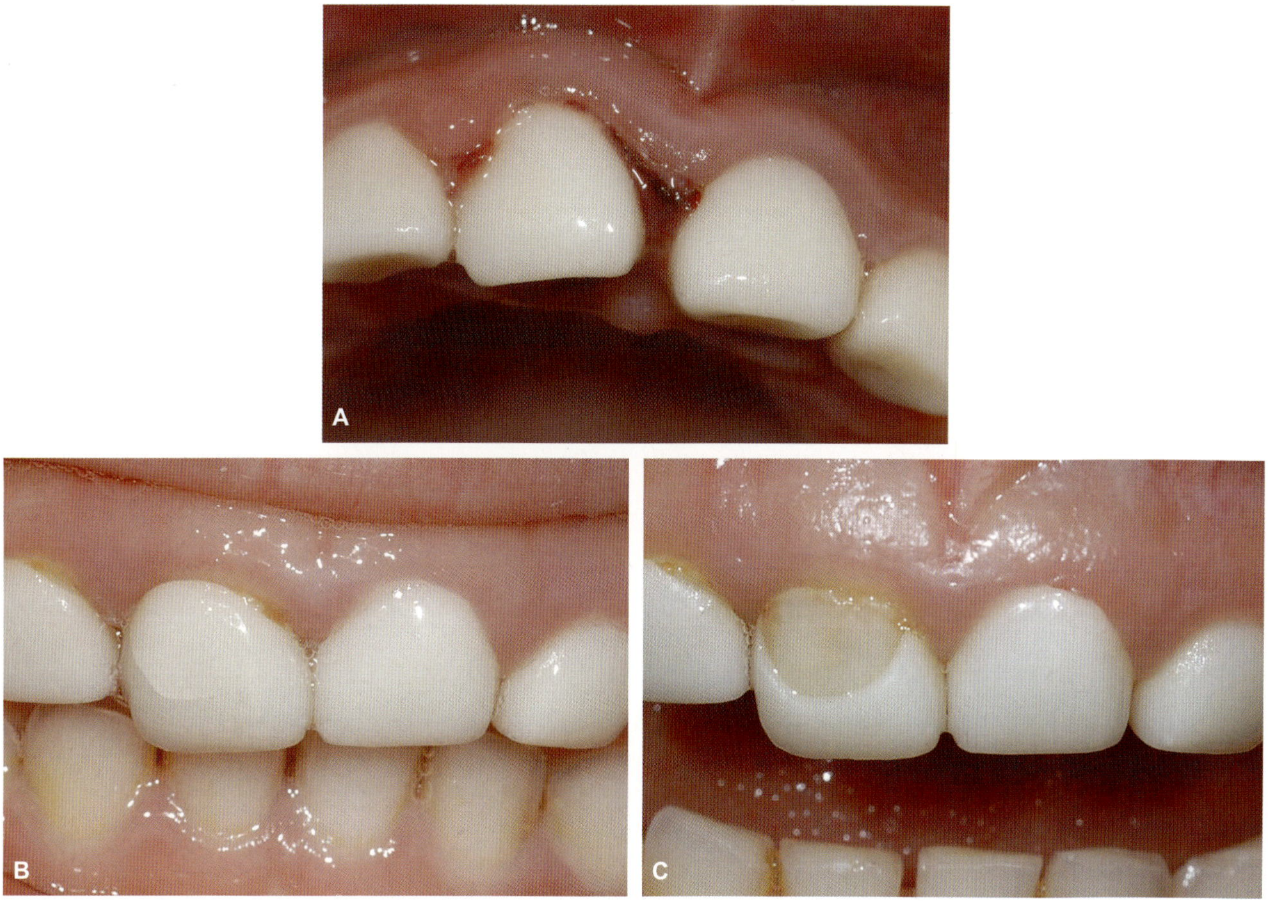

그림 2-30. A, 상악 우측 유중절치의 지르코니아 기성 크라운이 외상을 입어 sub-luxation되었다. B, 외상 1년 6개월 후. 상악 우측 유중절치 크라운의 crack line이 관찰된다. C, 외상 1년 10개월 후. 크라운이 파절되었다.

유전치부 크라운을 위한 치아 삭제의 목표는 단순히 크라운이 seating되도록 하는 것만이 아니다. 유전치부는 유구치부에 비해 심미적으로 중요한 부위이므로, try-in crown을 시적해서 크라운의 위치나 길이, 치축의 대칭성 등을 평가하고 심미적으로 적절한지 판단해야 한다. 좌우 크라운의 길이가 다르거나 비대칭적인 부분이 있다면, 필요한 부위의 삭제를 추가적으로 시행해서 try-in crown이 심미적으로 위치될 수 있도록 해야 한다. 또한 실제 crown(try-in crown이 아닌 치아 색깔의 크라운)이 cementation될 때, 시적 과정에서 술자가 의도한 대로 원하는 위치에 정확하게 재현될 수 있을지도 평가해야 한다. 시적 시 삭제가 부족한 상황에서 크라운을 억지로 위치시킨 경우라면, cementation 시에는 상황이 바뀌어(예: 환자의 협조 부족 또는 치은의 재출혈 등) 술자가 원하는 위치에 크라운을 부착시킬 수 없을 수도 있기 때문이다.

여러 개의 크라운을 동시에 시술하는 경우에는 각 크라운의 접합도뿐만 아니라 **크라운들 간의 배열이나 위치**를 정확하게 평가해야 한다. 크라운들이 서로 부딪히지는 않는지, 크라운 각각의 치축은 평행한지, 크라운의 길이가 좌우로 대칭적인지를 확인해야 심미적인 결과를 얻을 수 있다.

만약 크라운의 치축이 평행하지 않다면, 크라운의 삽입 경로가 대칭이 되도록 추가적인 삭제(주로 치은 하방)가 필요하다(P.75 '(3) 비심미적으로 위치된 크라운' 참고).

(5) 우식의 제거와 치수 치료, core build-up

크라운 장착을 위한 치아 삭제와 우식의 제거 과정은 술자의 선호에 따라서 순서를 바꿀 수 있다. 일반적으로는 치아 삭제를 완료한 다음 남아 있는 우식을 제거하는 것이 치료 시간을 좀 더 줄일 수 있다.

치아 삭제가 끝나고 남아 있는 우식을 모두 제거한 후에도 치수가 노출되지 않았다면, 치수를 보존한 상태로 크라운을 cementation할 수 있다. 하지만 유전치는 치수강이 넓고 치질이 얇아서 치수가 노출되는 경우가 더 많다. 치수가 노출되었을 경우 통상적인 방법으로 치수 치료를 시행한다.

치수 치료 후 부족한 치질은 core를 형성해서 보강해야 하는데, glass ionomer(광중합형 resin modified glass ionomer 또는 conventional glass ionomer)나 composite resin이 사용된다. Core의 중합이 완료된 이후, try-in crown을 시적하여 크라운이 완전히 seating되는지를 다시 확인하고, 필요하다면 추가적인 치아 삭제를 시행한다.

(6) 혈액과 타액에 의한 오염의 관리(Hemorrhage and saliva control)

치아 삭제가 마무리되었다면 크라운을 cementation할 준비를 해야 한다. 그 과정에서 가장 중요한 것은 출혈의 조절이라고 할 수 있다. 지혈이 충분히 되지 않는다면 아무리 치아 삭제를 잘 해도 치료가 실패할 수 있기 때문이다. 완전한 지혈을 위해서는 시간을 필요로 하며, 어떤 경우에는 치아 삭제보다 더 많은 시간이 걸리기도 한다.

소아 환자의 경우, 일반적으로 상악 유전치부에 치은염을 가지고 있는 경우가 많다. 특히 치경부에는 플라그가 많이 침착되고, 그 주변 치은은 염증으로 인해 경미한 자극에도 쉽게 출혈이 일어난다(이런 이유로 유구치부보다는 유전치부에서 출혈이 더 많이 되는 것을 볼 수 있다). 이런 환자의 경우 치은연하 삭제를 아무리 조심스럽게 하더라도 과도한 치은 출혈이 발생할 수 있다. 과도한 출혈이 예상된다면 사전에 구강 위생을 개선시키고 시술 중에도 적절한 조치를 취해서 최대한 빠르게 출혈을 조절해야 한다. 치료 시간이 길어질수록 환자의 행동 조절은 점점 더 어려워지고, 출혈 조절이 안 된 상태에서의 cementation은 크라운의 탈락을 야기할 수도 있다.

앞에서 언급된(P.36 참고) 방법을 사용해서 충분히 지혈을 한 후 cementation을 진행해야 한다. 겉으로 지혈이 된 것처럼 보이더라도 크라운이 치은 하방으로 위치되면서 다시 출혈이 일어날 수 있기 때문에, 가능하면 충분히 지혈을 시키는 것이 중요하다.

(7) Cementation(QR 7)

QR 7.

유전치부 지르코니아 기성 크라운의 cementation 과정 동영상. 지혈이 충분히 된 상태에서 좌우 크라운의 위치와 길이 등 대칭을 확인한 후 광중합을 한다. 치아 사이에는 치실을 미리 넣어 놓는 것이 excess 제거에 도움이 된다.

모든 과정이 마무리되면 크라운을 cementation한다. 기본적으로 유치용 지르코니아 기성 크라운은 적절한 조건만 만족된다면 어떤 cement를 사용해도 잘 유지된다. 하지만 유전치부는 (1) 심미적으로 중요한 부위이므로 술자가 원하고 계획하는 위치에 정확하게 cementation해야 하고, (2) 크라운이 치은 하방에 위치해야 하기 때문에 지혈이 됐다고 하더라도 다시 재출혈이 일어날 수 있으며, (3) cement가 setting될 때까지 크라운이 정확한 위치에 유지되어야 한다. 이런 이유로 유전치부 지르코니아 기성 크라운의 cementation을 위해서는 **광중합(tack-cure)이 가능한 cement**(resin cement 또는 RMGI cement)를 사용하여 빠른 시간 안에 초기 setting이 되도록 하는 것이 추천된다(그림 2-31). 만약 초기 중합까지 시간이 필요한 자가중합 cement를 사용한다면 중합되는 동안 크라운의 위치가 미세하게 변위될 수 있어서 술자가 의도한 위치에 크라운을 정확하게 위치시키기가 어렵다. 또한 치은 하방에서 다시 출혈이 되는 경우 접착력이 떨어지게 된다. 중합이 되는 과정에서 크라운의 위치가 바뀌거나 환자가 움직인 경우, 크라운이 정확한 위치에 자리 잡지 못하거나 탈락될 수 있다.

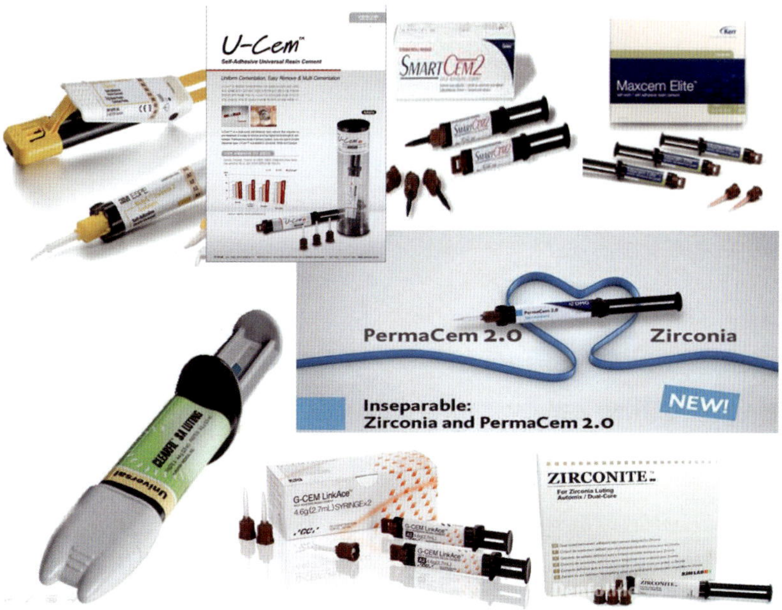

그림 2-31. 시판되는 각종 resin cement들.

2) 임상적 고려사항

(1) 유전치부 지르코니아 기성 크라운의 형태

우리나라에서 사용이 가능한 유치용 지르코니아 기성 크라운인 NuSmile® ZR crown은 크라운의 형태를 결정하기 위해 CBCT(cone beam computed tomography)와 digital scan을 사용했다. 자연치의 형태와 최대한 유사하도록 만들어서 심미적인 점은 물론 기능적으로 자연치를 재현할 수 있도록 했으며, 변연부 접합성을 높이도록 디자인 되었다(그림 2-32~2-35).

앞의 preparation guide에서 언급(P.30 참고)한 것처럼, 술자는 기성 크라운의 내면 형태를 충분히 인지하고 그 형태와 유사하도록 치아를 삭제해야 한다. 술자가 크라운 내면의 형태에 익숙해질 때까지는 시술 전에 preparation guide를 참고해서 치아 삭제를 준비하는 것이 추천된다(그림 2-36).

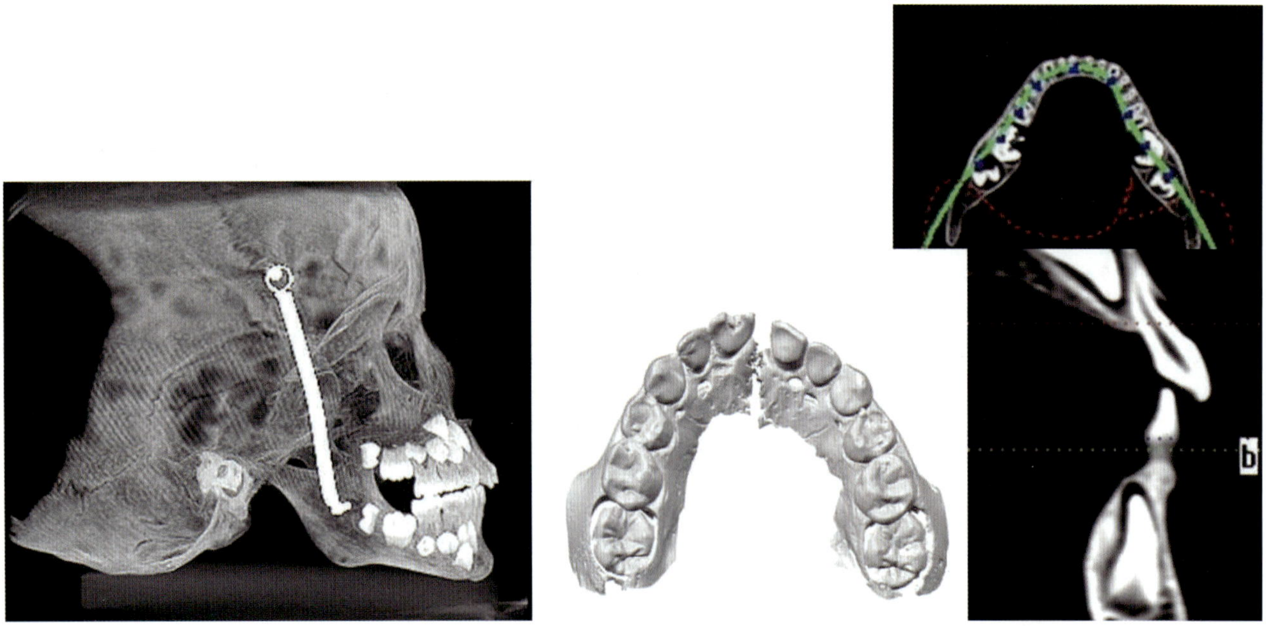

그림 2-32. NuSmile® ZR crown은 크라운의 형태를 결정하기 위해 CBCT와 digital scan을 사용했다.

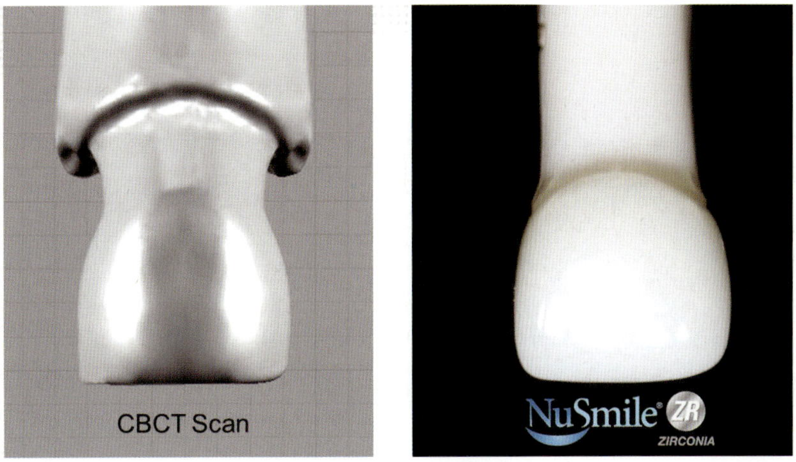

그림 2-33. 상악 유중절치 크라운의 labial view.

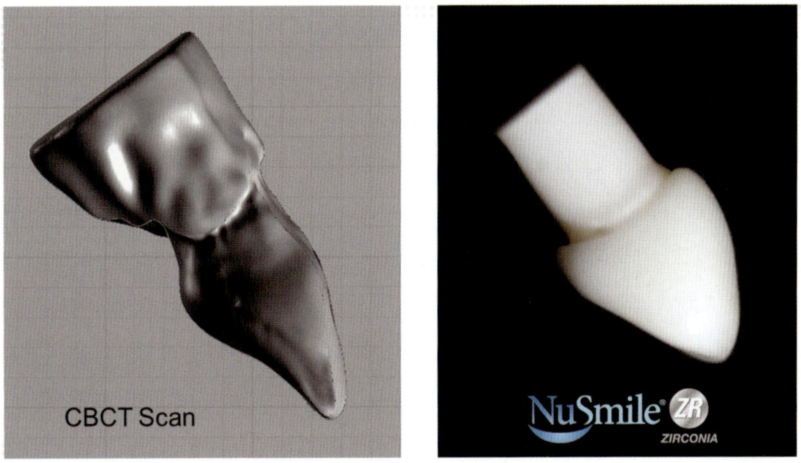

그림 2-34. 상악 유중절치 크라운의 mesial view.

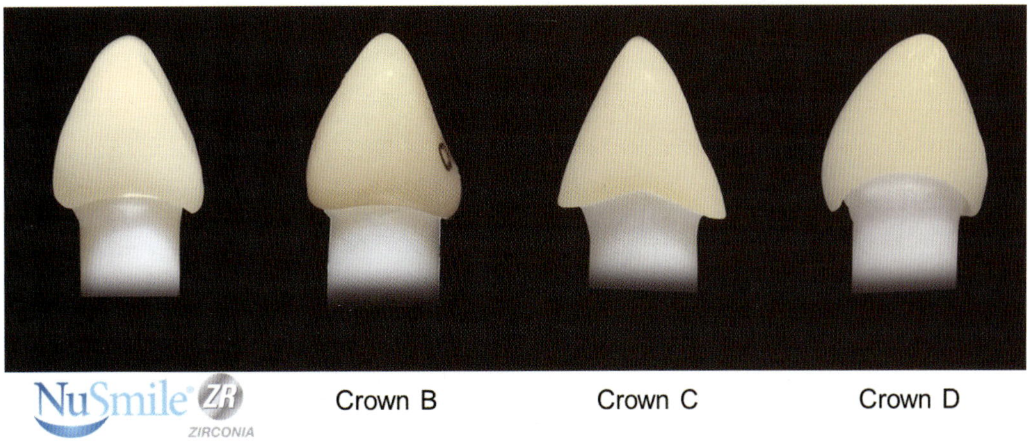

그림 2-35. 시판되는 각종 유전치용 지르코니아 기성 크라운의 marginal adaptation 비교.

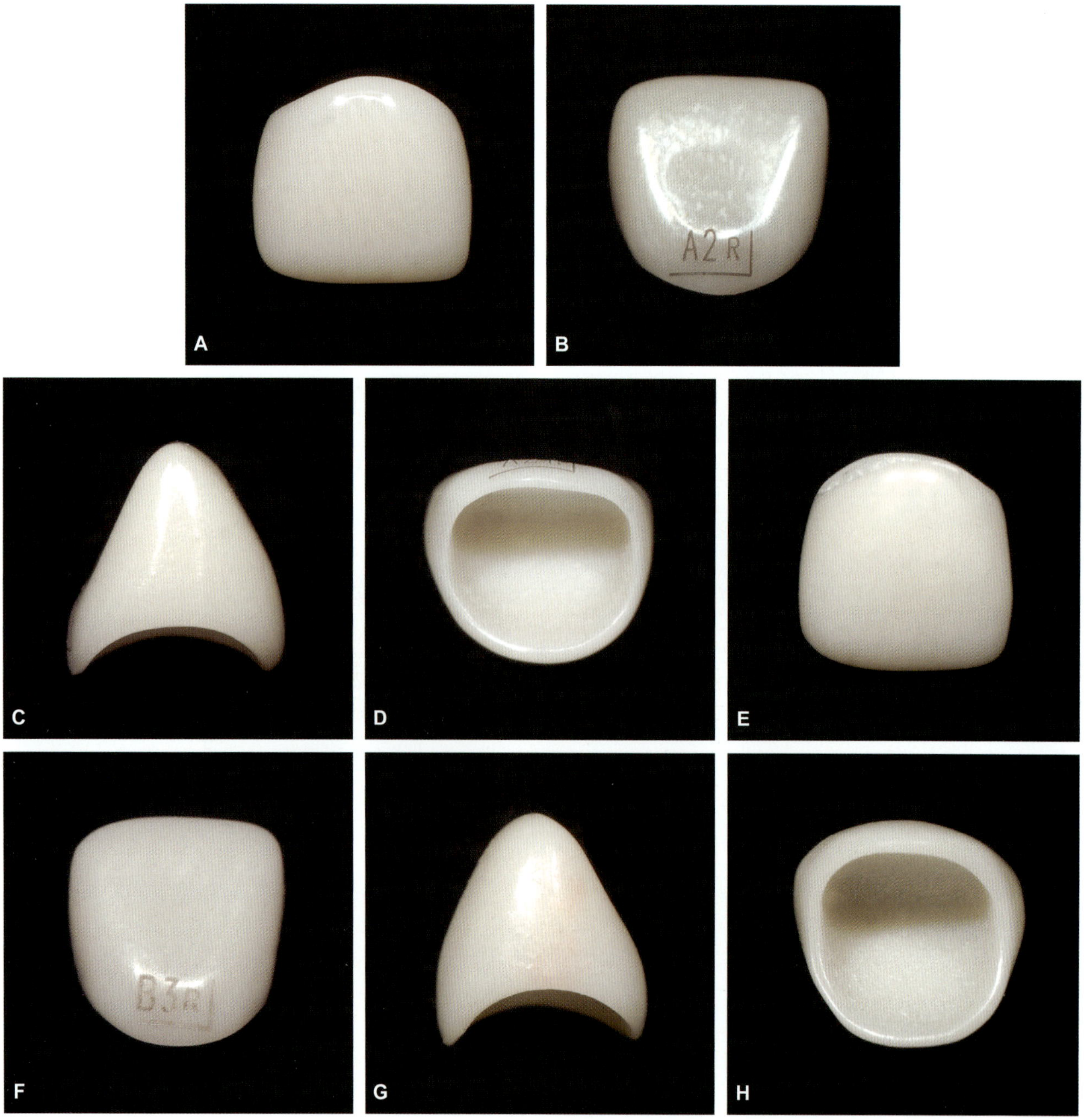

그림 2-36. A~D, 상악 유중절치 크라운. A, 순측. B, 구개측. C, 근심측. D, 치경부 margin 부위의 형태. E~H, 상악 유측절치 크라운. E, 순측. F, 구개측. G, 근심측. H, 치경부 margin 부위의 형태.

(2) 주로 사용되는 size

국내에 공급되는 유전치용 NuSmile® ZR crown은 size 0에서 6까지(유구치용은 size 1에서 7까지) 각 7가지 크기의 크라운을 제공한다. 치아의 크기에 따라 모든 size의 크라운이 사용될 수 있지만, 상악 유중절치(A|A)의 경우 **#2 size**가 비교적 많이 사용된다. 치아의 근원심 크기가 다소 큰 경우는 **#3 size**를, 치아의 크기가 작거나 치아 사이 공간이 부족한 경우는 **#1 size**를 사용할 수도 있다. 이것은 평균적인 경우이며, 치아가 특별히 크거나 작은 경우 또는 외국인 환자의 경우는 다른 size의 크라운이 필요할 수도 있다. 상악 유측절치(B|B)는 **#3 size**가 비교적 많이 사용되며, 그 다음으로 **#2**나 **#4 size**가 사용된다(그림 2-37).

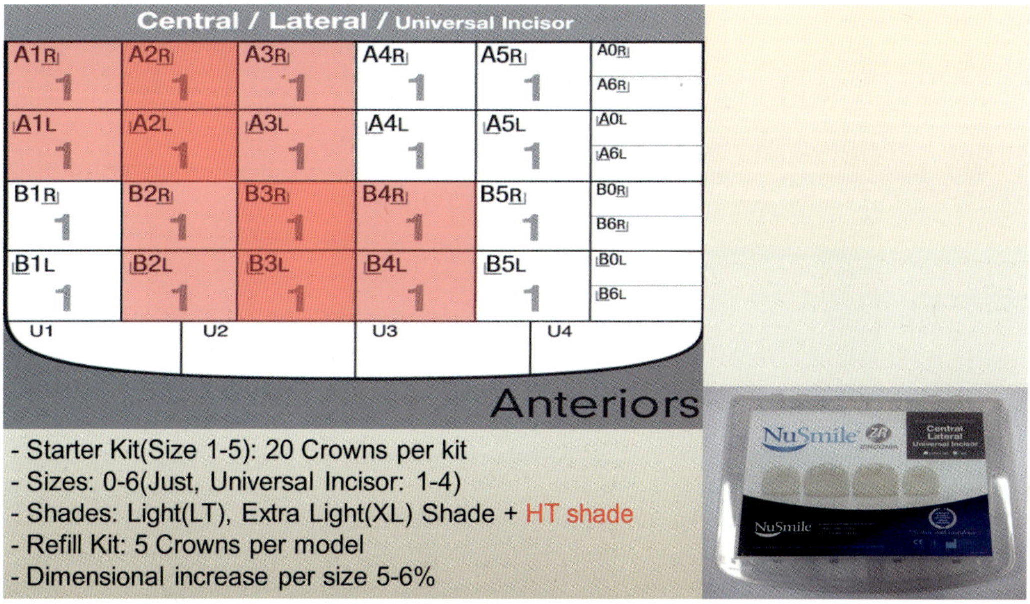

그림 2-37. 우리나라에서 판매되는 NuSmile® ZR crown의 유전치부 크라운.

(3) 비심미적으로 위치된 크라운

앞서 cementation 항목에서도 설명했듯이, 유전치 지르코니아 기성 크라운은 유구치용 크라운에 비해서 심미적인 면이 무척 중요하다. 술자는 치아 사이의 공간이나 좌우 크라운의 대칭, 정중선의 위치, 크라운의 길이 등을 면밀히 살펴서 심미적이고 조화로운 위치에 크라운을 cementation해야 한다.

유전치 지르코니아 기성 크라운이 비심미적으로 위치되는 경우 가장 큰 이유는 **(1) 치아 삭제 단계에서 문제가 있는 경우, (2) cementation 과정에서 술자가 의도한 위치에 정확하게 크라운을 위치시키지 못한 경우**라고 할 수 있다. 치아 삭제 단계의 문제로는, 특히 술자가 눈으로 확인하기 어려운 치은 하방 삭제에서 크라운의 삽입 경로(path of insertion)가 서로 달라져서 크라운들이 비대칭적으로 위치할 수 있다. 또한 대칭적으로 위치한 치아(특히 유중절치(A|A)의 경우

심미적으로 더 중요하다)의 삭제에 있어서 어느 한쪽 치아의 삭제가 과도하다면, 삭제가 많은 쪽의 크라운이 너무 치은쪽으로 위치되어 두 크라운의 길이가 달라보이게 된다.

그림 2-38A의 경우, 상악 우측 유측절치는 근심쪽 치은 하방의 삭제가 부족하여 크라운이 너무 근심쪽으로 기울어져 있다. 또한 왼쪽 유중절치가 오른쪽 유중절치보다 좀 더 치은쪽으로 위치되어 길이가 짧아 보인다. 왼쪽 유측절치도 마찬가지이다. 이에 반해, 그림 2-38B는 상악의 4 전치 크라운의 치축이 모두 대칭적이고 크라운의 길이 역시 대칭적으로 위치되어 있다.

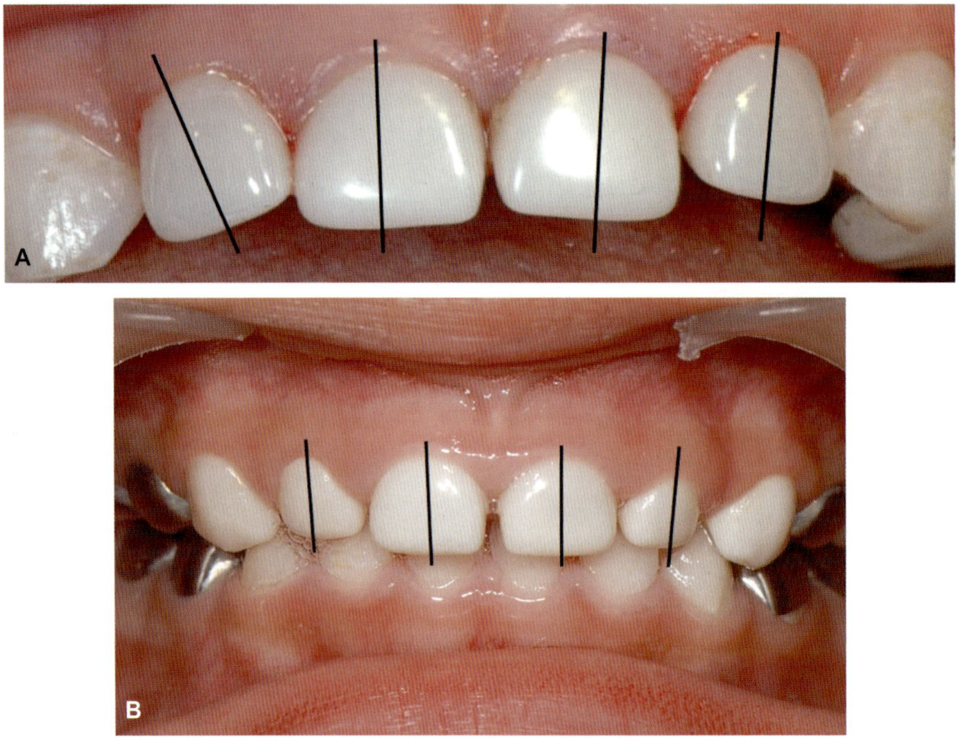

그림 2-38. A, B, 여러 크라운을 동시에 시술하는 경우, 치아들 간의 대칭성이 매우 중요하다.

02

(4) Fiber post를 이용한 치질 보강

일반적으로 유치의 근관에 post를 사용하는 것은 금기시되어 왔다. 왜냐하면 post를 사용해야 할 정도로 치질이 적게 남아 있는 경우에는 발치를 하는 것이 선호되며, 적절한 시기에 post가 제거되지 않으면 영구치의 맹출에 지장을 줄 수 있기 때문이다. 하지만 심미적으로 중요한 유전치부의 경우 필요에 따라서는 post(심미적인 목적이므로 fiber post가 선호된다)를 사용해서 치질을 보강하고 core를 형성하여 크라운으로 수복할 수 있다.

Post를 이용하여 수복하는 경우, 치질이 얇은 유전치의 특성상 파절되지 않도록 조심스럽게 post를 위치시켜야 한다. 또한 영구치의 맹출 상태를 파악하여 적절한 시기에 제거(또는 발치)할 수 있어야 한다(그림 2-39).

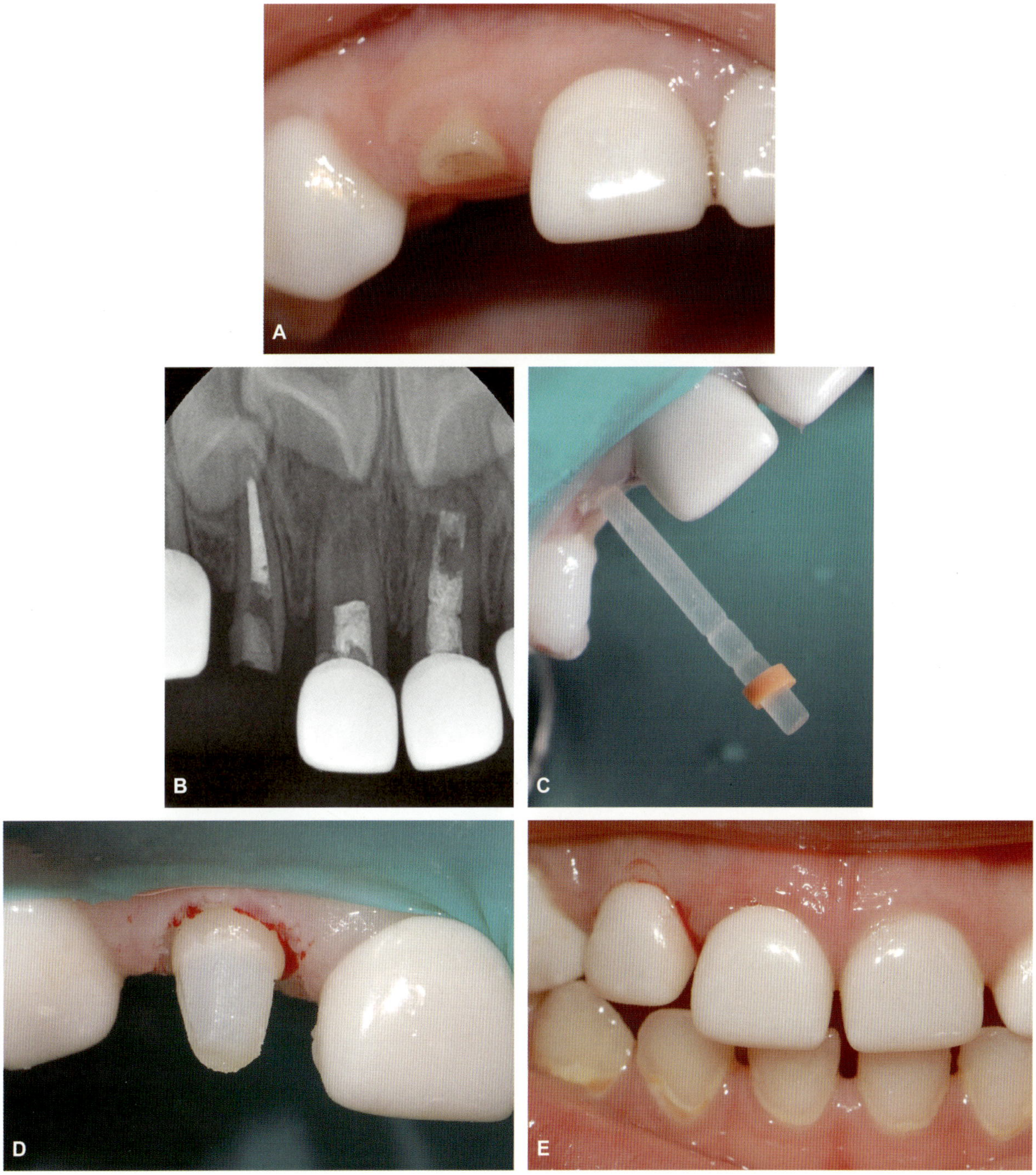

그림 2-39. A, 상악 우측 유측절치의 지르코니아 기성 크라운이 탈락되었다. 남아 있는 치질이 거의 없는 상태로 일반적인 방법으로는 재수복이 불가능하다고 판단되어 fiber post를 사용하기로 결정하였다. B, 술전 방사선사진. C, Fiber post를 시적한 상태. D, Post를 근관에 위치시킨 후 core를 build-up한 상태. E, 치료 후. (Courtesy of Dr. 김종수)

하지만 뒤에 설명할 임상 증례(P.88 'Case 1. 치질이 거의 남지 않은 증례 ①')처럼 어린이의 나이가 어리고 유전치부의 맹출이 많이 진행되지 않은 경우 치은 하방에 존재하는(우식에 이환되지 않은) 정상 치질에서 지르코니아 기성 크라운의 유지력을 얻을 수 있으므로, post가 항상 추천되는 것은 아니다.

(5) 지르코니아 기성 크라운의 형태 수정

기본적으로 지르코니아는 매우 단단한 재질로서, 형태를 변형시키거나 자를 수는 없다. 하지만, 제한된 경우에서 지르코니아 크라운의 표면을 삭제할 수는 있다.

지르코니아 크라운의 외형을 수정하고자 할 때는 (1) carbide bur가 아닌 diamond bur로, (2) high speed handpiece를 사용해서 주수(water-cooling)하에 삭제를 해야 한다. 지르코니아는 강도가 높기 때문에 diamond bur가 아니면 삭제가 되지 않으며, 충분히 cooling을 하지 않으면 내부에 균열이 생겨서 파절될 위험이 증가된다(그림 2-40).

하지만 대합치의 마모(P.43)에서도 설명했듯이 제조 과정에서 충분히 활택하게 만들어진 지르코니아 기성 크라운의 표면에 bur를 사용한다면, 대합치의 마모를 일으킬 가능성이 증가된다. 또한, 지르코니아 크라운 표면을 bur를 이용해서 변형시켰다면 전용 polishing kit를 사용해 그 표면을 다시 충분히 활택하게 만들어야 하므로(그림 2-41, 2-42), 시술 시간이 길어지는 문제가 생기게 된다. 이런 이유로 지르코니아 기성 크라운의 형태를 수정하는 것은 추천되지 않는다.

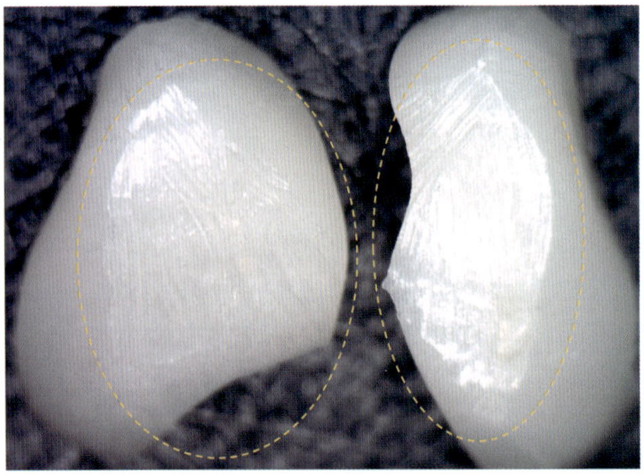

그림 2-40. 유전치용 지르코니아 기성 크라운(ZIRKIZ® crown)의 인접면 부위를 과도하게 삭제해서 margin 부위가 파절되었다.

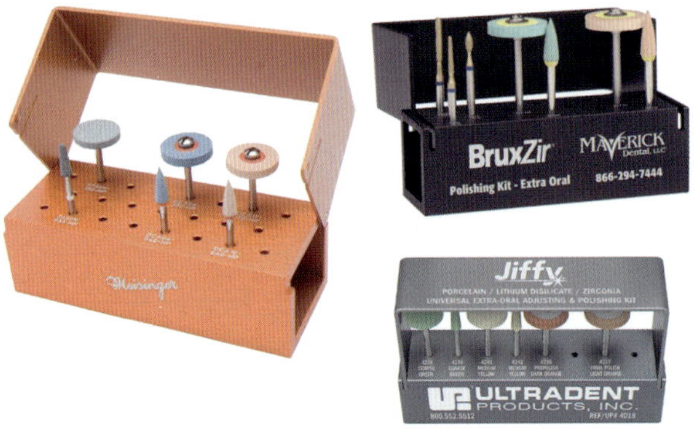

그림 2-41. 시판되는 지르코니아 전용 polishing kit. 꼭 이러한 전용 제품을 사용하지 않더라도 일반적인 ceramic polishing kit를 정해진 순서에 맞게 사용하면 된다. (image from Google)

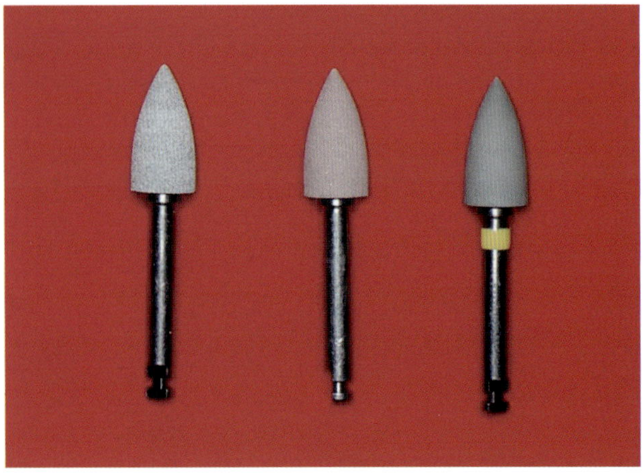

그림 2-42. 흔히 사용되는 ceramic polishing kit의 구성 bur.

그럼에도 불구하고 유전치 지르코니아 기성 크라운의 형태를 수정하는 경우는 다음과 같다.

1. 유전치부에서 치아 사이 공간이 부족해 인접한 지르코니아 기성 크라운이 서로 부딪혀서 seating이 되기 어려운 경우(그림 2-43)
2. 크라운의 길이가 과도하게 긴 경우(그림 2-44)
3. 이미 크라운이 cementation된 상황에서 크라운의 각도나 길이가 비심미적인 것을 발견한 경우

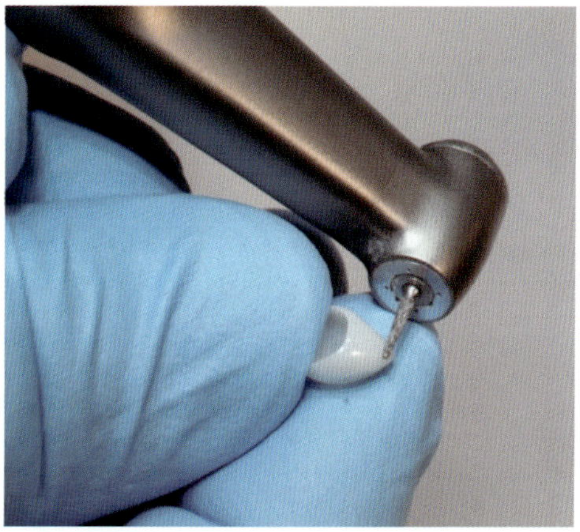

그림 2-43. 유전치부 지르코니아 기성 크라운의 형태 수정(인접면).

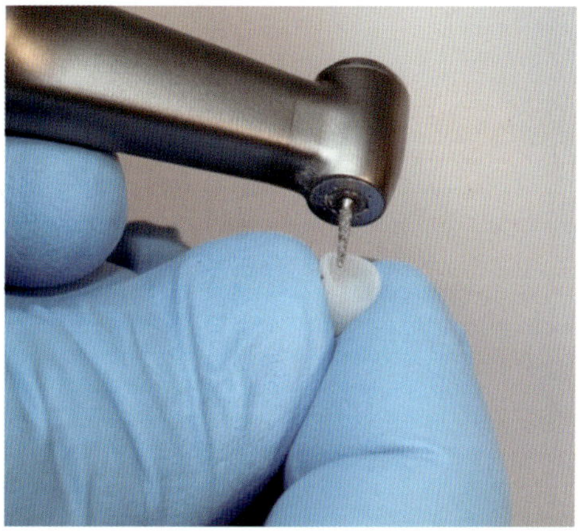

그림 2-44. 유전치부 지르코니아 기성 크라운의 길이 수정(치은연).

1의 경우 서로 과도하게 접촉되는 근원심면을 선별적으로 삭제할 수 있다. 하지만 이런 이유라면 **크라운의 외형을 수정하는 것보다는 치아를 조금 더 삭제해서 한 size 작은 크라운을 사용하는 것이 시술 시간을 줄이고 심미적으로도 더 좋은 결과를 얻을 수 있다.**

2의 경우 크라운의 치경부를 삭제해서 짧게 만들 수 있다. 하지만 이 경우는 크라운의 길이가 긴 것보다는 치은 하방 치아 삭제가 과도하여 크라운이 너무 치은 하방으로 위치된 경우일 것이다. 과도하게 치아 삭제가 되지 않도록 시술 과정에서 자주 시적을 해보면서 적절한 삭제를 해야 한다.

3의 경우 크라운을 다시 제거하고 시술하기는 어려울 것이다. 이 경우에는 구강 내에서 지르코니아 크라운의 절단연을 선택적으로 삭제하여 좌우 크라운이 어느 정도 대칭적으로 보이게 할 수 있다(그림 2-45). 만약 크라운을 삭제한 부위가 대합치와 대합된다면, 충분히 polishing을 하여 대합치의 과도한 마모를 방지해야 한다.

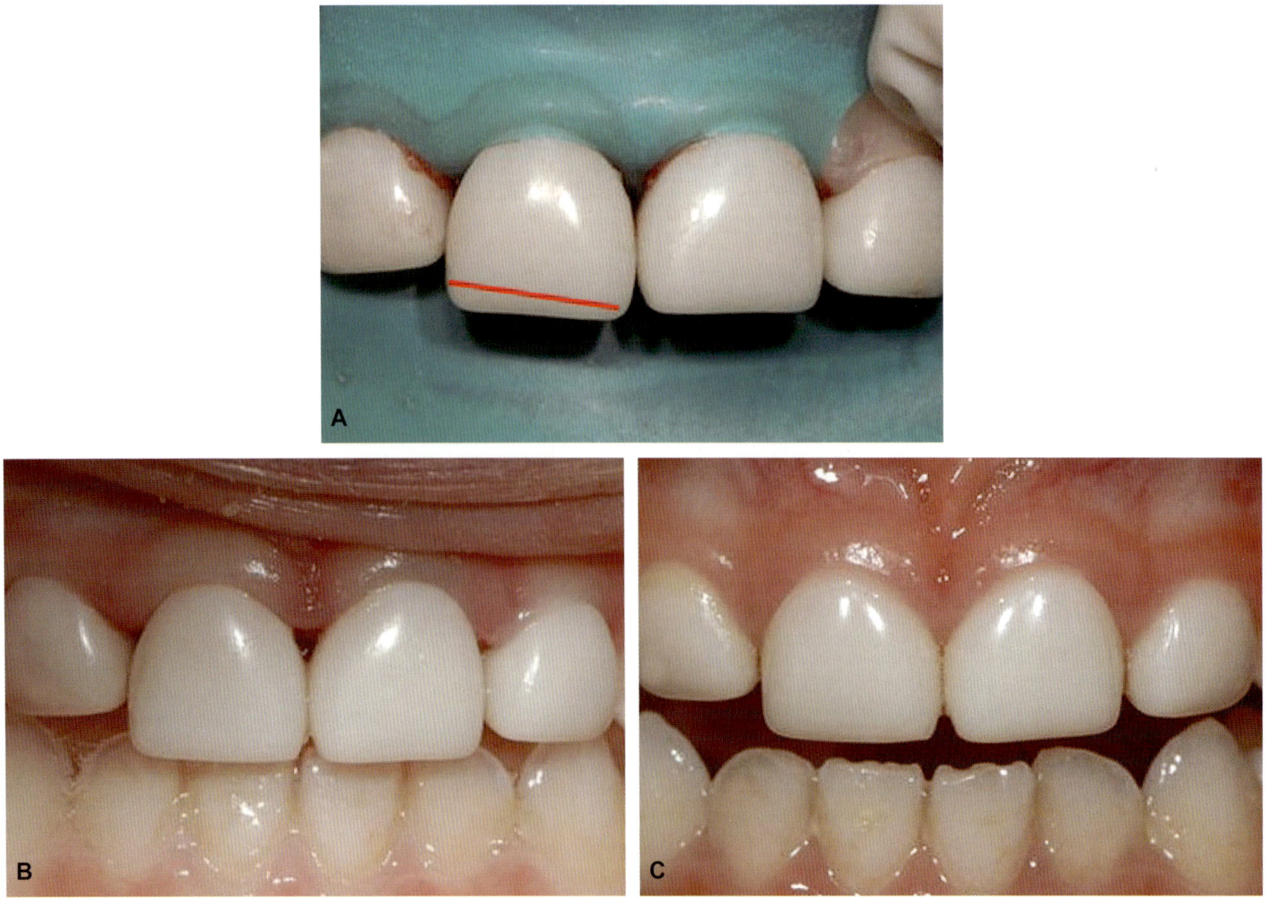

그림 2-45. A, Cementation 직후. 우측 유중절치가 다소 길게 보이며, 약간 기울어져 있다. B, 절단연을 삭제하여 좌우 유중절치가 대칭이 되도록 하였다. C, 3개월 후. 대합되는 하악 유중절치에는 어떠한 마모의 흔적도 보이지 않는다.

(6) 유전치부 크라운의 shade

지르코니아의 기본적인 투명도는 불투명하기 때문에, 심미적인 부위에서 사용하기에는 다소 탁한 편이다. 하지만 치과용으로 사용되는 지르코니아는 이런 점을 개선하여 자연치의 색상과 투명도가 유사하도록 만들었다. 현재 시판되는 유전치용 지르코니아 기성 크라운은 XL(eXtraLight), LT(LighT), HT(Highly Transparent) 세 가지의 shade를 가지고 있다(NuSmile® ZR crown 기준)(그림 2-46).

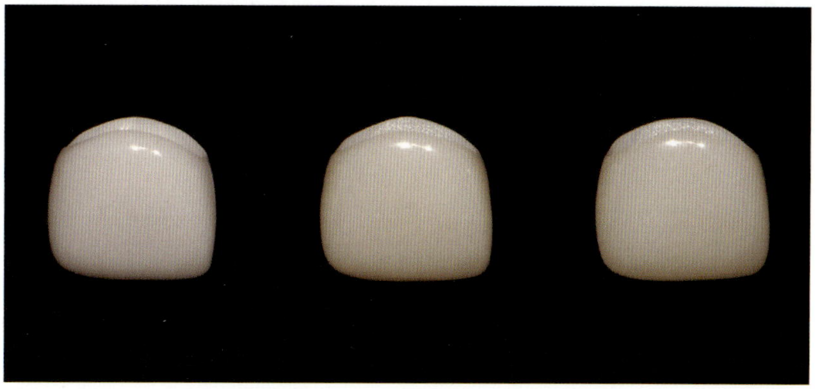

그림 2-46. 유전치부 지르코니아 기성 크라운의 shade. 왼쪽부터 XL, LT, HT(실제는 이 사진보다 좀 더 차이가 난다).

LT shade는 자연스러운 유전치의 색상에 가까우며, Vita shade guide 기준으로 A1 정도에 해당된다. XL shade는 일반적인 치아색보다 좀 더 whitish하며, Vita shade guide 기준으로 B 계열에 해당된다. 최근에는 투명도를 더 높인 HT shade가 출시되었다. HT shade 크라운은 기존의 LT shade보다 더 투명도가 높아서 자연치와 거의 유사하게 보인다(그림 2-47). 투명도가 더 높은 HT shade의 크라운이 임상적으로 더욱 심미적인 결과를 보이기 때문에, 향후에는 점점 더 많이 사용될 전망이다(그림 2-48).

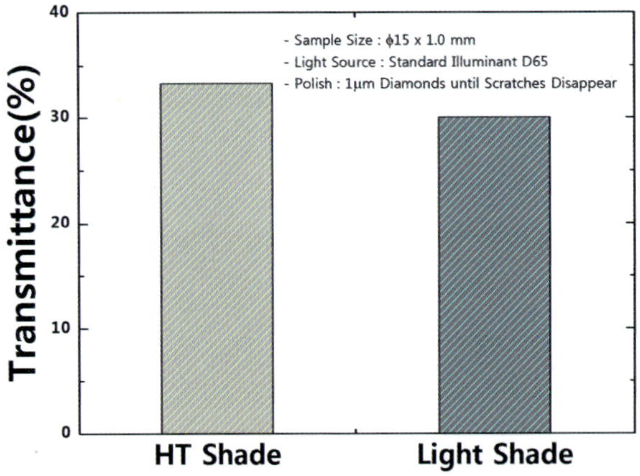

그림 2-47. HT shade는 기존의 LT shade보다 더 높은 빛 투과도를 보인다.

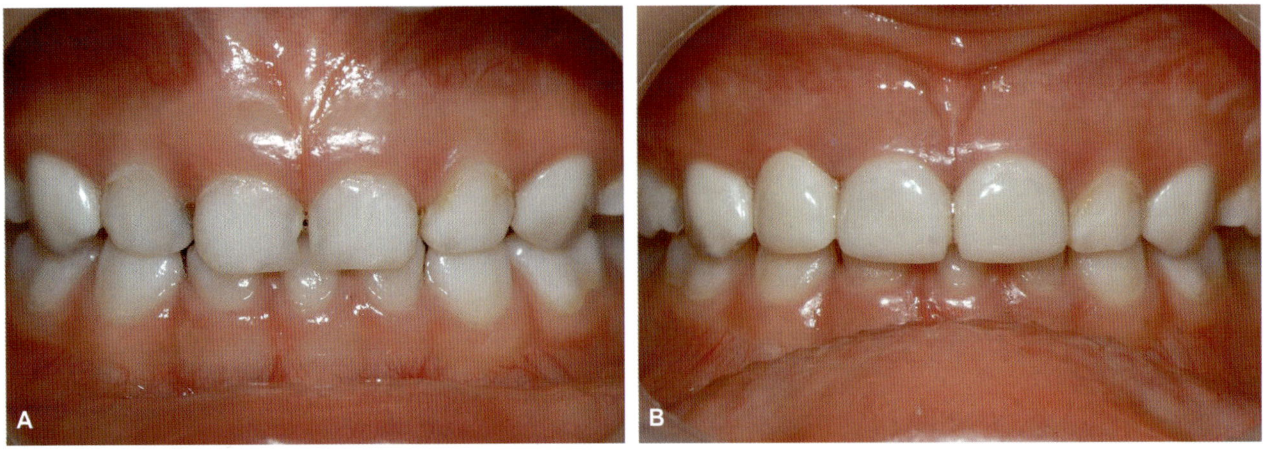

그림 2-48. HT shade와 LT shade의 차이를 보여주는 임상 증례. **A,** 술전 사진. 상악 양쪽 유견치는 이미 LT shade의 지르코니아 기성 크라운으로 수복되어 있다. **B,** 술후 사진. 상악 우측 유측절치와 두 개의 유중절치가 HT shade의 지르코니아 기성 크라운으로 수복되었다. 하악 유전치와 비교해보면 HT shade가 LT shade보다 좀 더 자연치에 가까운 것을 알 수 있다.

(7) 크라운 상에서의 치수 치료(QR 8)

QR 8.
유구치 지르코니아 기성 크라운의 근관 와동 형성 동영상. 형성하고자 하는 와동의 크기와 유사한 형태의 diamond bur를 사용한다. 새 bur를 사용한다면 더 빨리 와동이 형성될 것이다.

우식이 치수까지 침범하지 않아 치수가 보존된 상태로 크라운을 한 경우, 차후에 치수 치료가 필요할 수도 있다. 이런 경우에도 high speed diamond bur를 사용해 크라운상에서 치수 치료를 위한 와동을 손쉽게 형성할 수 있다. 술자가 원하는 형태의 diamond bur(그림 2–49)를 사용해 주수하에서 크라운상에 와동을 형성하고, 자연치에서와 같은 방식으로 치수 치료를 진행한다(그림 2–50). **Carbide bur로는 지르코니아를 삭제할 수 없으며**, diamond bur를 이용해 지르코니아를 삭제할 때 불꽃이 튈 수 있으므로 주의한다. 크라운에 특별한 문제가 없다면(크라운을 제거할 필요 없이), 근관 와동은 composite resin 등으로 수복한다(그림 2–51, 2–52).

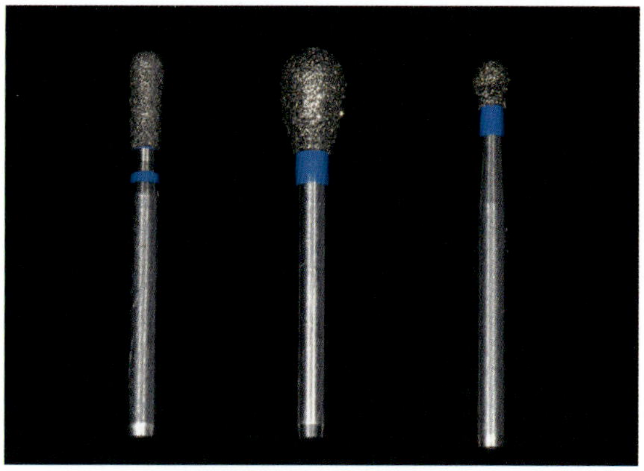

그림 2–49. 와동 형성을 위한 여러 종류의 diamond bur.

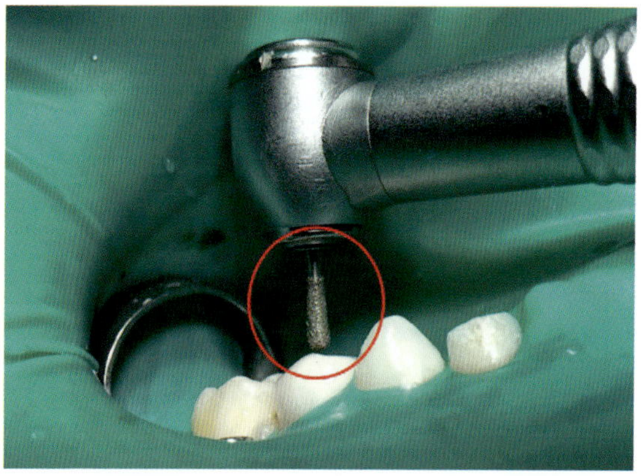

그림 2–50. 유구치 지르코니아 기성 크라운 상에서 근관 와동을 형성하기 위한 diamond bur.

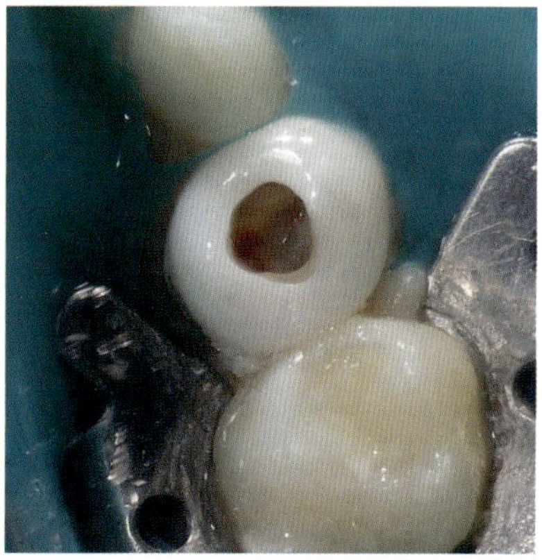

그림 2–51. 유구치 지르코니아 기성 크라운상에 근관 와동을 형성하였다.

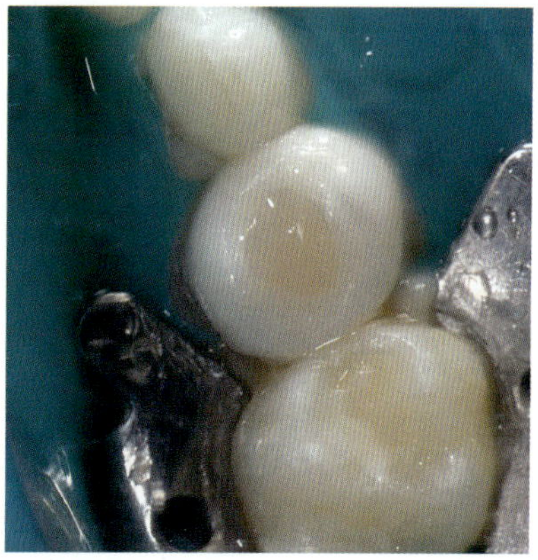

그림 2–52. 치수 치료가 끝난 후 composite resin으로 수복하였다.

(8) 하악 유전치용 지르코니아 기성 크라운

일반적으로 하악 유전치는 우식에 이환되는 경우가 많지 않고, 이환되더라도 크라운을 해야 할 만큼 치질의 손상이 많은 경우는 드물다. 하지만 우식 감수성이 매우 높아 하악 유전치까지 우식에 이환된 경우나 외상을 입은 경우 등 하악 유전치에도 크라운이 필요한 경우가 있다. 이런 경우에는 하악 유전치용 지르코니아 기성 크라운을 사용할 수 있다.

하악 유전치는 좌우 크라운의 형태가 유사하므로, 좌우 구별이 없는 universal crown의 형태로 공급된다. Size는 U1, U2, U3, U4 네 가지가 있으며, 적절한 크기의 크라운을 선택한 후 상악 유전치에서와 같은 방법으로 시술한다(NuSmile® ZR crown 기준)(그림 2-53).

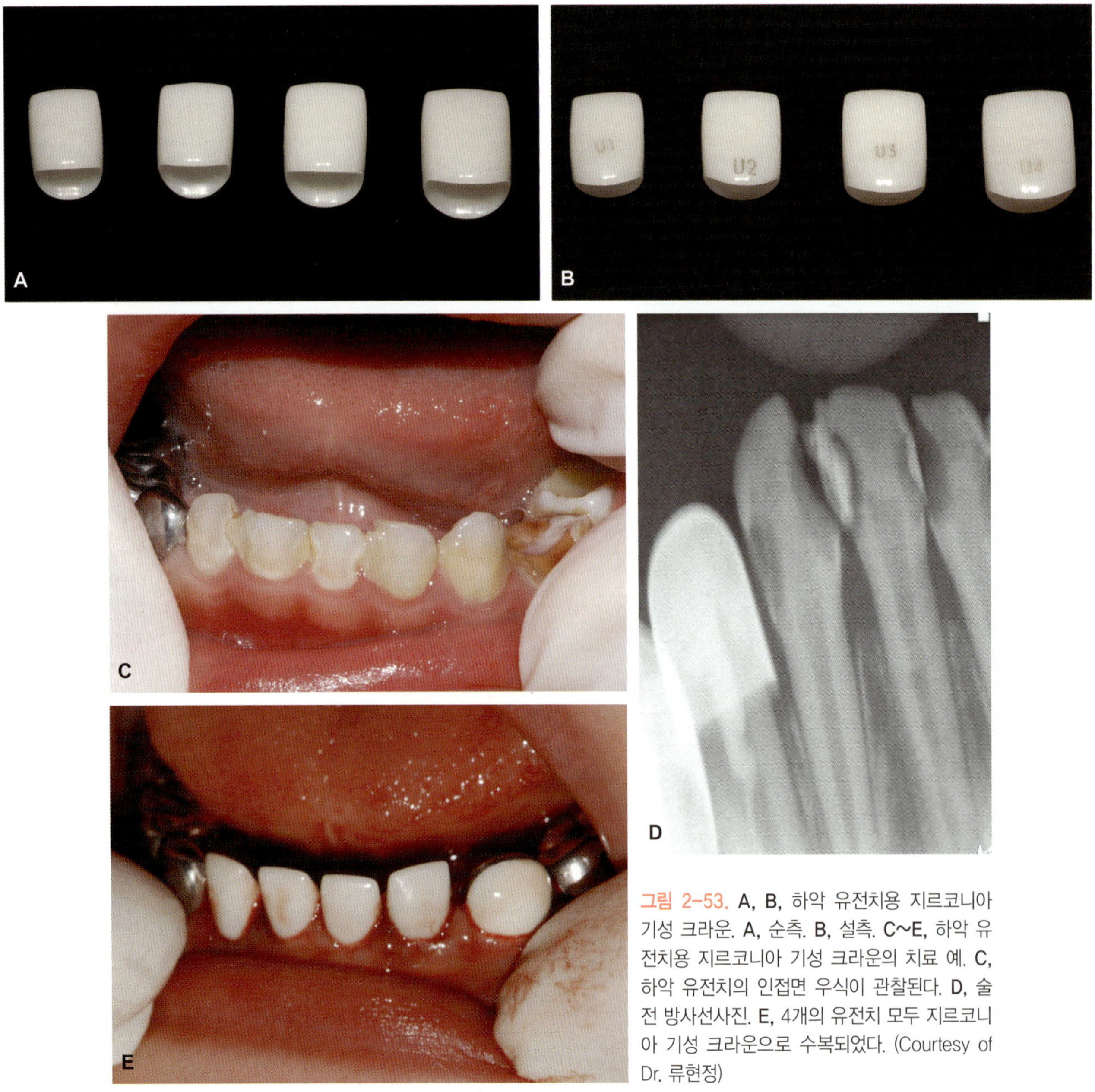

그림 2-53. A, B, 하악 유전치용 지르코니아 기성 크라운. A, 순측. B, 설측. C~E, 하악 유전치용 지르코니아 기성 크라운의 치료 예. C, 하악 유전치의 인접면 우식이 관찰된다. D, 술전 방사선사진. E, 4개의 유전치 모두 지르코니아 기성 크라운으로 수복되었다. (Courtesy of Dr. 류현정)

(9) 파절된 크라운의 제거

지르코니아의 강도는 매우 높아서(flexural strength 약 1,200MPa) 일반적인 교합력이나 외력에 의해서는 거의 파절되지 않는다. 하지만 margin 부위의 두께는 매우 얇아서(0.2mm) 과도한 힘이 가해지는 경우 드물게 파절될 수도 있다.

유치용 지르코니아 기성 크라운은 SSC와 달리 절대적으로 passive하게 seating되어야 한다. 하지만 경험이 많지 않은 술자의 경우 치은 하방에서의 삭제가 부족한 상황에서 지르코니아 크라운을 무리하게 시적한다면(즉, SSC를 시적할 때처럼 힘을 강하게 가하면), 크라운의 margin 부위에 과도한 힘이 가해질 수 있다. 지르코니아 내부에 압축된 응력이 쌓이게 되면, 시술 과정 이후 구강 내에서 기능을 하면서 부가적인 교합력이나 외력이 가해져서 파절되는 경우가 있다. 이런 경우는 특징적으로 margin 부위에서 반달형태로 파절된다(그림 2-29, 2-30 참고). 이런 margin 부위의 파절을 예방하기 위해서 크라운은 절대적으로 passive하게 위치되어야 하며, 시적 과정에서는 꼭 try-in crown을 사용해야 한다.

지르코니아의 강도는 일반적인 치과 재료보다 훨씬 높기 때문에, 사실상 파절되는 경우는 아주 드물다. **유치용 지르코니아 기성 크라운이 파절되었다면, 술자가 과도한 힘을 가했을 가능성이 가장 높다.** 저자의 경우도 시술 초기에는 가끔 파절되는 경우가 있었지만, 어느 정도 경험이 쌓인 이후로는 파절된 증례가 거의 없다.

만약 구강 내에 cementation된 지르코니아 크라운이 파절되었다면, repair를 시도하는 것보다는 나머지 크라운을 제거하고 새 크라운을 시술하는 것이 더 나은 선택이다. 유치용 지르코니아 크라운을 제거할 때는 일반적인 크라운 제거 방법처럼 high speed diamond bur를 사용하여 주수하에서 순면에 치축과 평행한 방향으로 groove를 부여한다(그림 2-54). 크라운과 치면(또는 내면의 cement) 사이에 공간이 생기면 날카로운 기구(cleoid 등)를 사용하여 크라운을 제거한다(그림 2-55). 치면에 남아 있는 cement를 어느 정도 제거한 후 필요한 치아 삭제를 시행하고 크라운을 재시적한다.

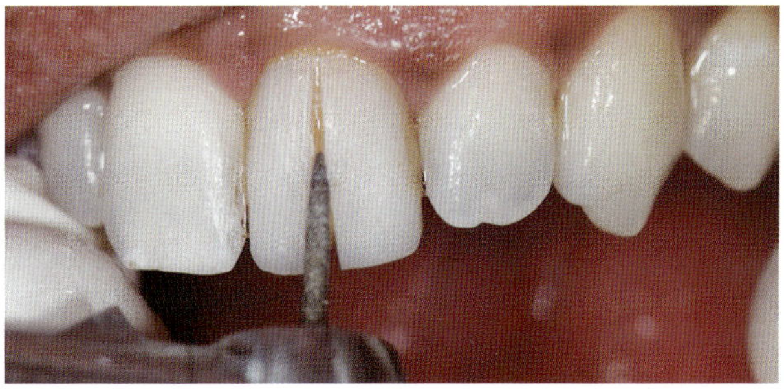

그림 2-54. 지르코니아 기성 크라운을 제거하기 위한 과정. 먼저 high speed diamond bur를 사용하여 순면에 치축과 평행한 방향으로 groove를 부여한다. (from Google image)

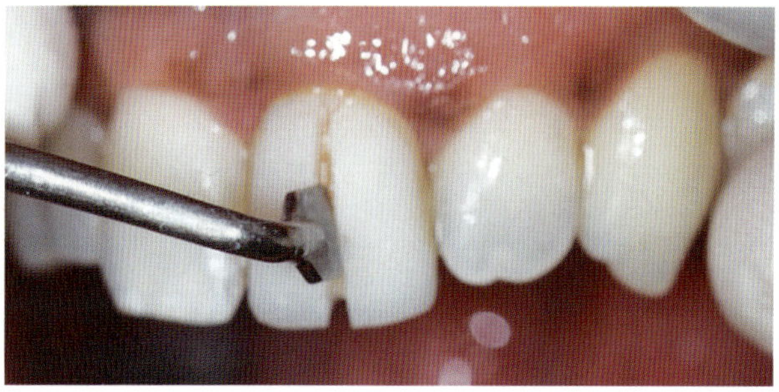

그림 2-55. 크라운과 치면 사이에 공간이 생기면 날카로운 기구를 사용하여 크라운을 제거한다. (from Google image)

Clinical Cases

Case 1. 치질이 거의 남지 않은 증례 ① 그림 2-56

ECC(early childhood caries)는 유아기에 나타나는 치아우식을 포괄적으로 정의하는 표현이다. 특히 상악 유전치부의 광범위한 우식을 보이는 경우, 남아 있는 치질이 적고 나이가 어리기 때문에 치료가 쉽지 않다. 또한 심미적으로 매우 중요한 부분이므로 때문에 술자가 적절한 치료법과 재료를 선택하기에는 어려움이 따른다.

지르코니아 기성 크라운은 이러한 유전치부의 광범위한 우식을 치료하기에 매우 적합하다. 특히 치질이 거의 남지 않은 경우라도 치은 하방의 정상적인 치질에서 유지력을 얻을 수 있기 때문에 다른 크라운에 비해 훨씬 더 심미적이면서도 오래 유지될 수 있다.

이 증례에서도 ECC로 인해 어린 나이에 상악 유전치부 대부분의 치관이 소실되었다. 하지만 지르코니아 기성 크라운이 치은 하방에 위치되면서 **아직 맹출되지 않은 치은 하방의 치질**에서 유지력을 얻었다. 지르코니아 특유의 높은 생체 적합성에 의해 크라운 주변 치은이 자연치와 유사하게 치유되었으며, 정상적인 탈락 시기까지 단 한 번의 탈락 없이 크라운이 잘 유지되고 영구 전치가 정상적으로 맹출하였다.

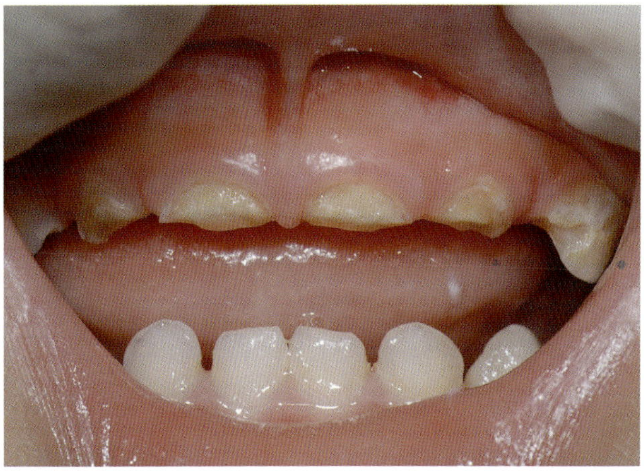

그림 2-56. A, 술전 임상사진. 상악 유전치의 거의 모든 치질이 파괴된 상태.

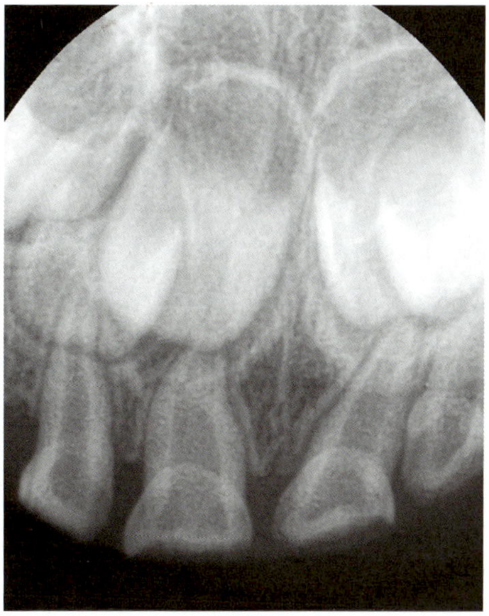

그림 2-56. B, 술전 방사선사진. 아직 어린 나이여서 치은 하방으로 손상되지 않은 미맹출 치질이 관찰된다.

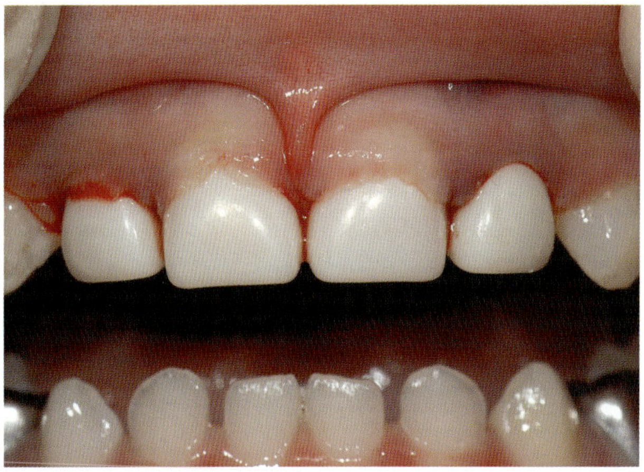

그림 2-56. C, 치료 직후. 크라운은 치은 하방으로 충분히 위치되었으며, 치은 하방의 정상적인 치질에서 유지력을 얻을 수 있다.

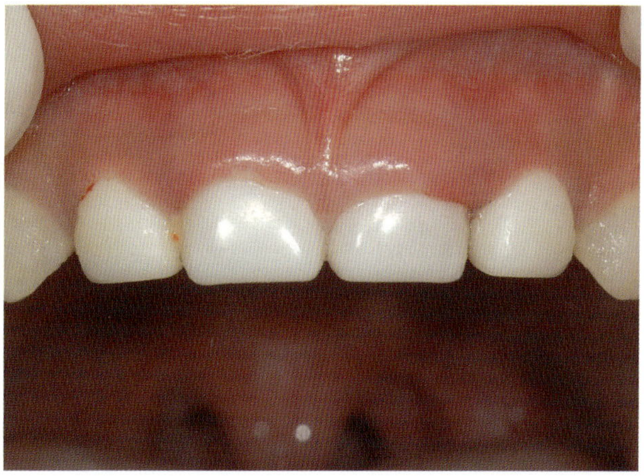

그림 2-56. D, 치료 1주일 후. 아직 크라운 주변 치은의 swelling이 남아 있지만, 점차 치유되고 있다.

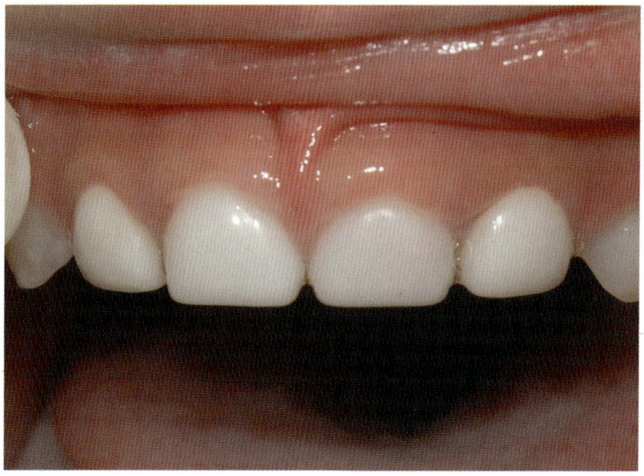

그림 2-56. E, 1개월 후. 점차 자연치와 유사한 형태의 치은을 형성하고 있다.

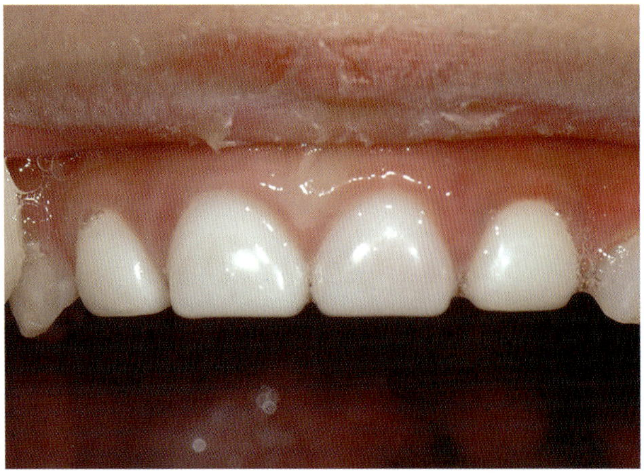

그림 2-56. F, 5개월 후. 크라운의 배열도 이상적이고 대칭적이며, 치은의 형태도 자연치와 유사하다.

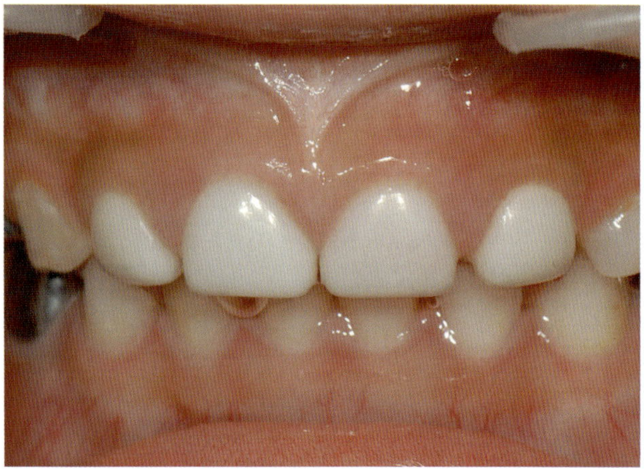

그림 2-56. G, 1년 후.

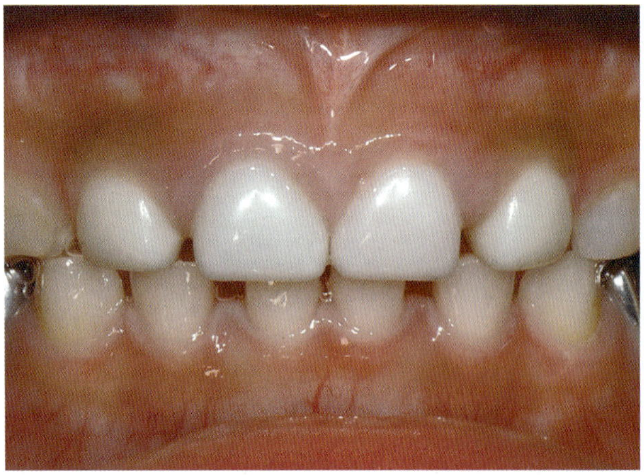

그림 2-56. H, 2년 6개월 후. 대합되는 하악 유전치에는 과도한 마모의 흔적이 전혀 보이지 않으며, 정상적인 교합 상태를 유지하고 있다.

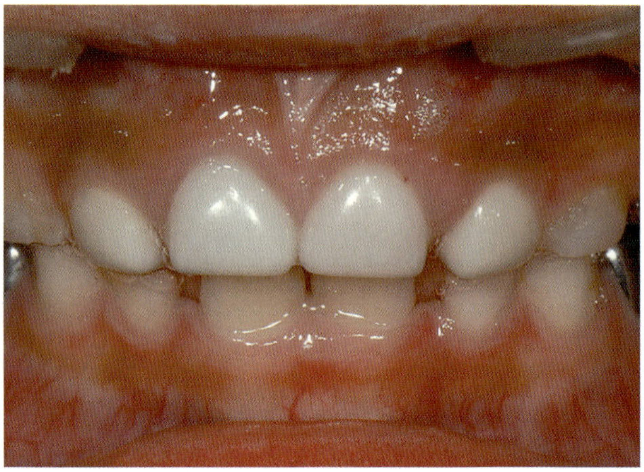

그림 2-56. I, 2년 10개월 후. 하악 좌우 유중절치가 탈락되고 영구 중절치가 맹출되었다.

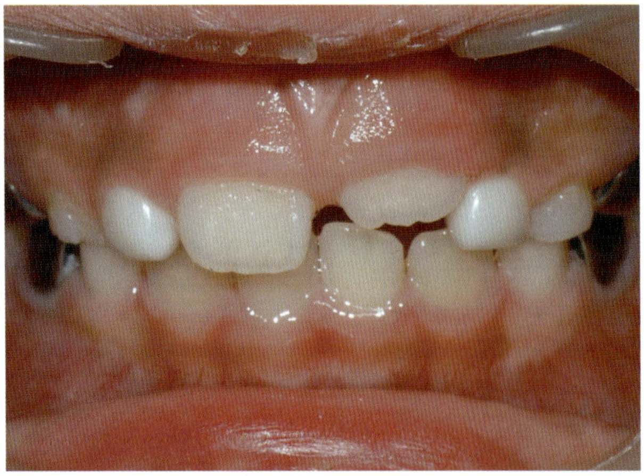

그림 2-56. J, 3년 6개월 후. 하악 4전치는 모두 맹출되었으며, 상악 유중절치는 정상적으로 탈락되고, 영구 중절치도 맹출 중이다.

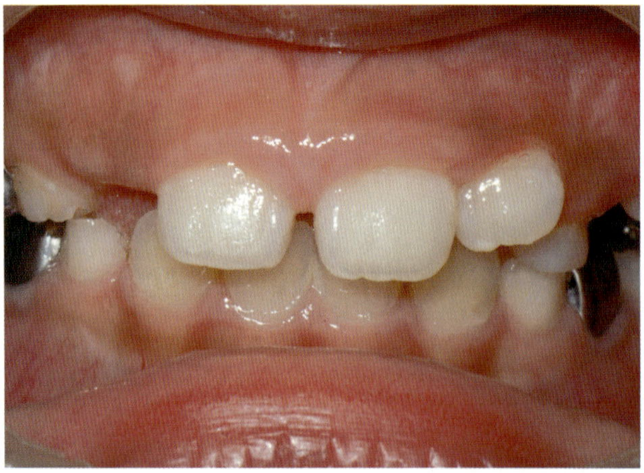

그림 2-56. K, 4년 2개월 후. 지르코니아 기성 크라운으로 치료했던 상악 유전치가 모두 정상적으로 탈락하고 영구치로 교환되었다.

Case 2. 치질이 거의 남지 않은 증례 ② 그림 2-57

이 증례는 우식 감수성이 매우 높은 환자로서, 상악 유전치부는 물론 유견치와 유구치까지 광범위한 우식을 보인다. 치료할 치아가 많은 관계로 상악 유전치부는 좌우를 나누어서 치료했으며, 치아 사이에 충분한 공간이 있어서 시술이 비교적 쉽고 술후의 임상 결과도 만족스러운 편이다.

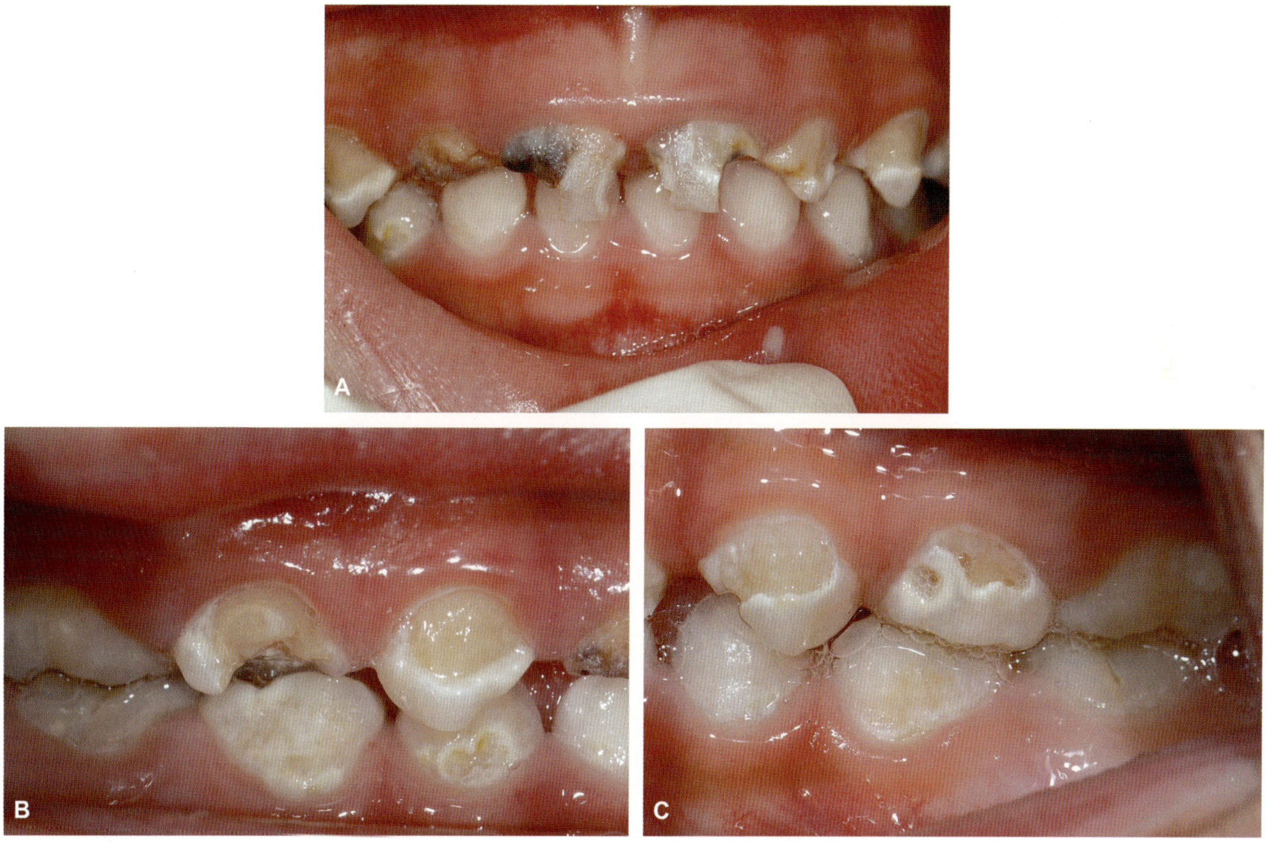

그림 2-57. A~C, 술전 임상사진. 하악 유전치를 제외한 모든 치아에 광범위한 우식을 보인다.

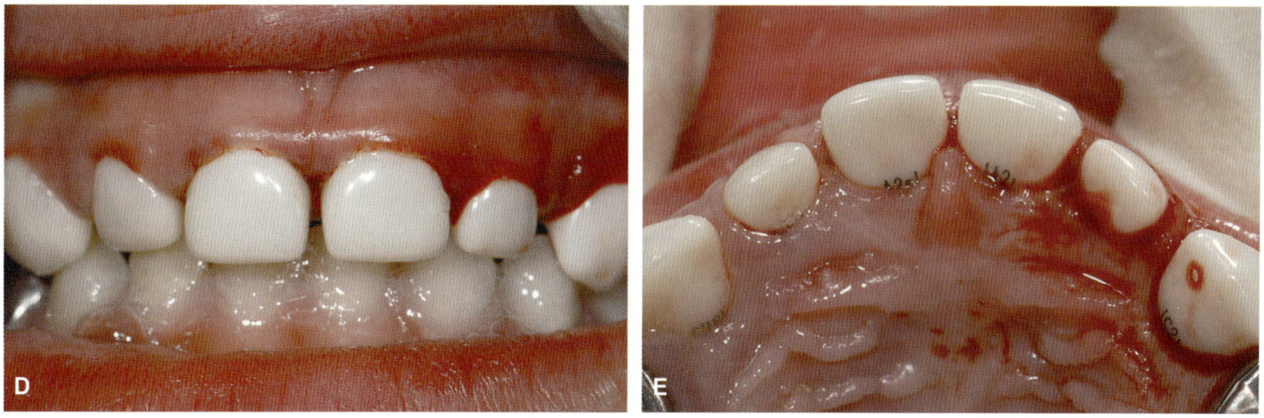

그림 2-57. D, E, 술후 임상사진. 상악 유견치를 포함한 모든 유전치는 지르코니아 기성 크라운으로 수복하였다. 첫 번째 치료에서 우측 유견치와 유측절치, 좌우 유중절치를 먼저 치료하였으며, 두 번째 치료에서 좌측 유측절치와 유견치를 치료하였다. 심미적인 목적상 좌우 유중절치는 동시에 치료하는 것이 더 낫다.

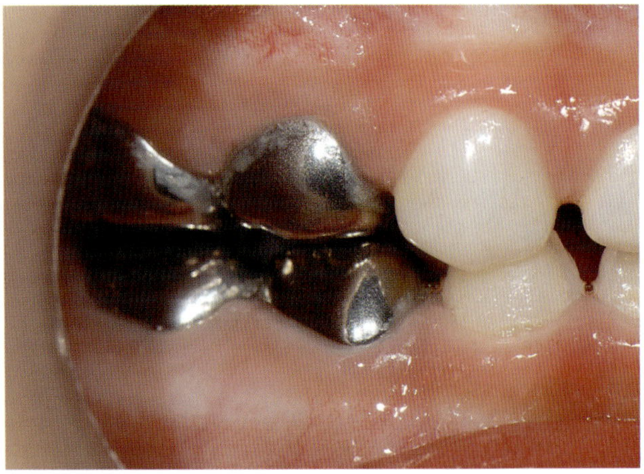

그림 2-57. F, 6주 후 우측 교합 사진. 환자는 여전히 구강 위생 관리가 되지 않는 상태로서, SSC로 수복된 상하악 유구치와 자연치인 하악 유전치부에 많은 양의 플라그가 침착된 것을 볼 수 있다. 하지만, 지르코니아 기성 크라운으로 수복된 상악 우측 유측절치와 유견치에는 플라그가 침착되지 않았다.

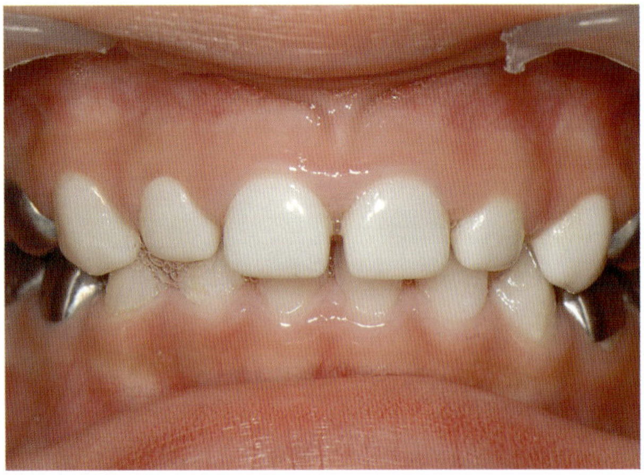

그림 2-57. G, 6주 후 정면 사진. 상악 유견치와 유전치는 튼튼하고 심미적으로 수복되었으며 치은도 건강하게 회복되었다.

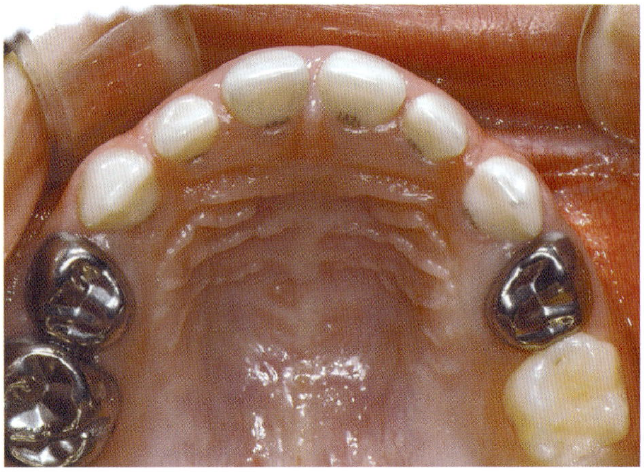

그림 2-57. H, 6주 후 구개측 사진.

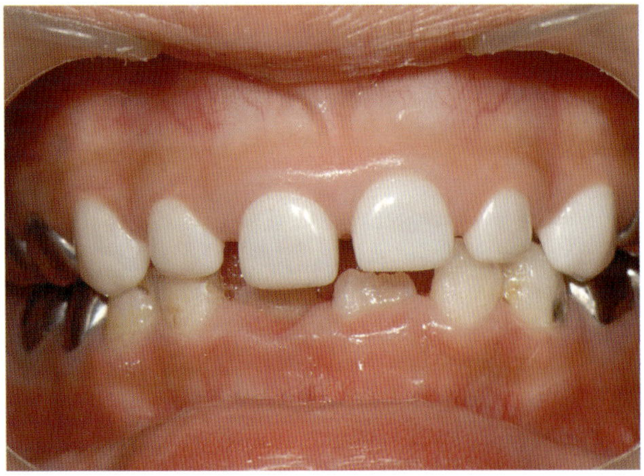

그림 2-57. I, 치료 2년 3개월 후. 정면 사진. 하악 유전치가 발거되고 영구 전치가 맹출 중이며, 상악 우측 유중절치도 발거 시기가 가까워져서 동요도가 생기고 크라운의 위치도 다소 변위되었다.

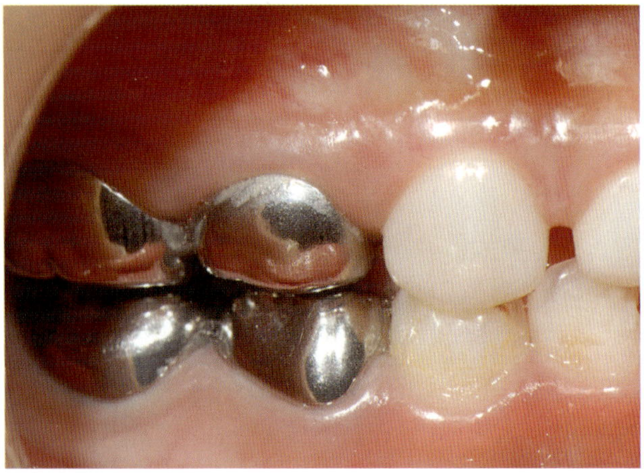

그림 2-57. J, 측면 사진. 구강 위생은 개선되었으며, 상악 유측절치와 유견치의 지르코니아 기성 크라운 주변 치은은 여전히 건강한 상태이다.

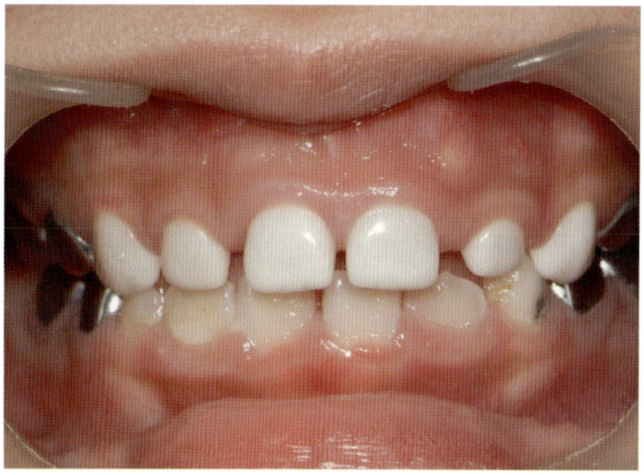

그림 2-57. K, 치료 3년 후. 정면 사진. 하악 전치부는 모두 영구 전치로 교환되었으며, 상악 유전치부 지르코니아 기성 크라운은 여전히 잘 유지되고 있다.

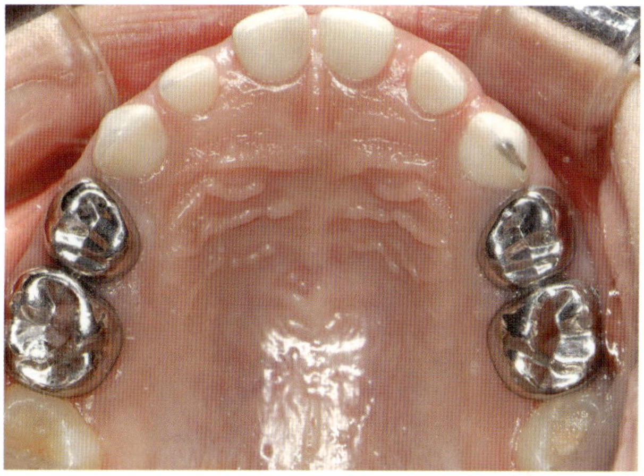

그림 2-57. L, 상악 교합면 사진. 지르코니아 기성 크라운으로 수복한 6전치의 구개측 치은도 건강한 상태이다. 크라운의 구개면에 marking 되어 있던 숫자는 지워졌으며, 좌측 유견치의 distal incisal edge 부위에는 하악의 SSC와 대합된 흔적이 관찰된다. 이러한 stain은 polishing bur로 간단히 제거된다.

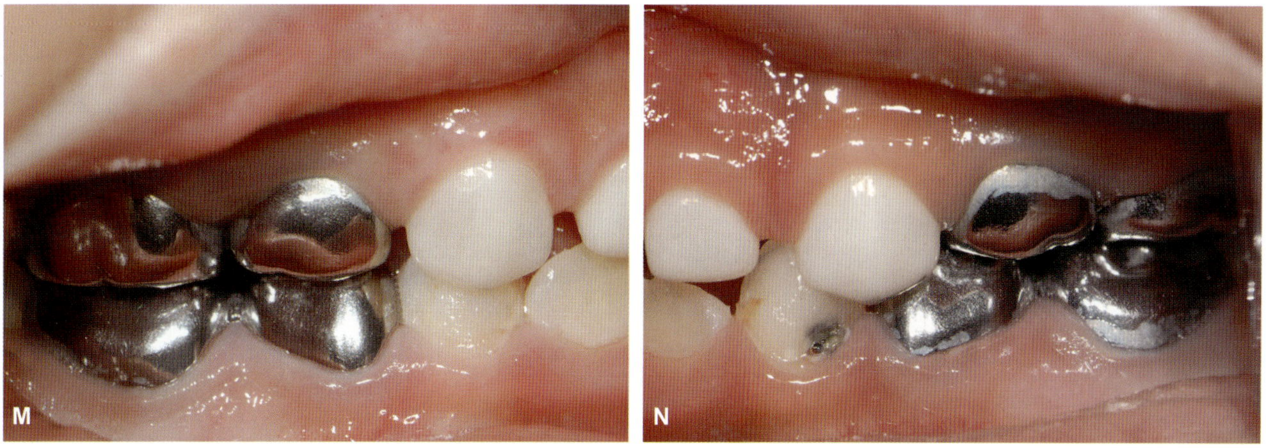

그림 2-57. M, N, 좌우측 교합 상태. 상악 좌측 유견치만 하악의 SSC와 대합되며, 우측의 유견치는 자연치와 대합되기 때문에 크라운에 stain이 생기지 않았다.

02

Case 3. 지르코니아 크라운 주변 치은의 치유 양상 그림 2-58

유치용 지르코니아 기성 크라운의 장점 중에서 임상적으로 가장 유용한 점은 생체 적합성이다 (P.15, 26 참고). 치은 하방에 위치된 지르코니아 크라운 주변의 치은은 빠른 시일 내에 자연치와 유사하게 치유된다. 이런 장점을 활용하기 위해서는 **지르코니아 크라운의 margin이 치은 하방으로 충분히 위치**되어야 한다.

이 증례는 해외에 살고 있는 환자로서, 출국 일정으로 인해 매일 치은의 치유 양상을 관찰할 수 있었다. 치료 직후에는 치은 하방까지 삭제를 해야 하므로 치은의 출혈 등이 관찰되지만, 2~3일 후에는 치은이 지르코니아 크라운의 표면에 직접 접착되면서 자연치와 유사하게 치유되는 것을 확인할 수 있다.

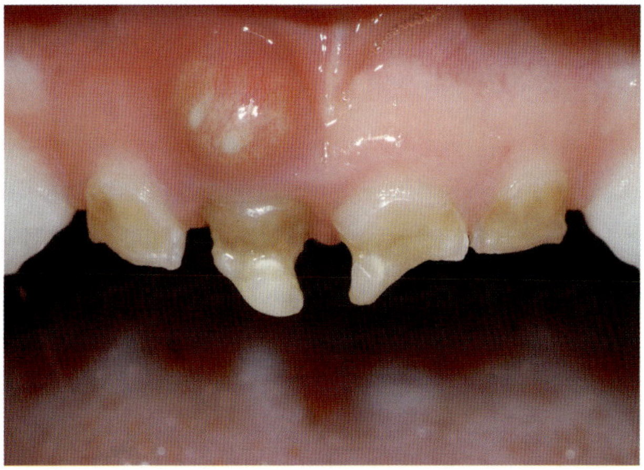

그림 2-58. A, 술전 임상사진. 유전치부의 오래된 우식은 어느 정도 arrest된 것으로 판단하여 치료보다는 보존적인 방법으로 유지하고 있었으나, gum boil이 형성되었다.

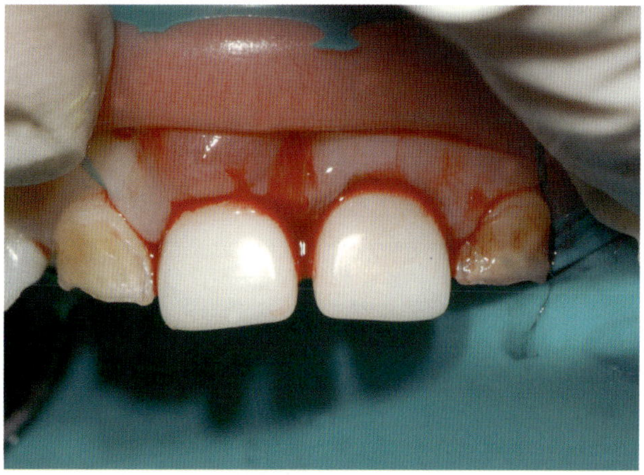

그림 2-58. B, 치료 직후 사진. 좌우 유중절치의 치수 치료 후에 지르코니아 기성 크라운으로 수복하였다.

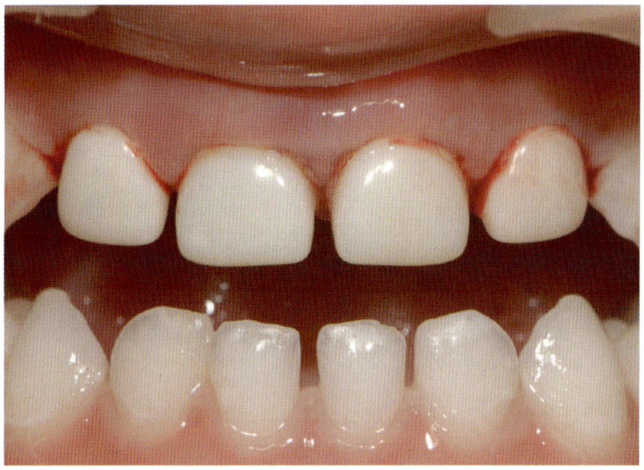

그림 2-58. C, 다음날, 좌우 유측절치도 지르코니아 기성 크라운으로 수복하였다. 유중절치 크라운 주변의 치은은 하루 만에 어느 정도 치유가 되고 있으며, gum boil의 흔적도 없어졌다.

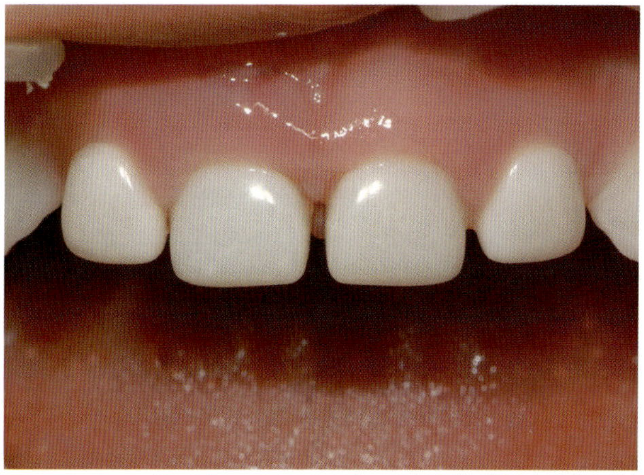

그림 2-58. D, 유중절치 치료 3일 후, 유측절치 치료 2일 후 임상사진. 빠른 속도로 치은이 치유되고 있다.

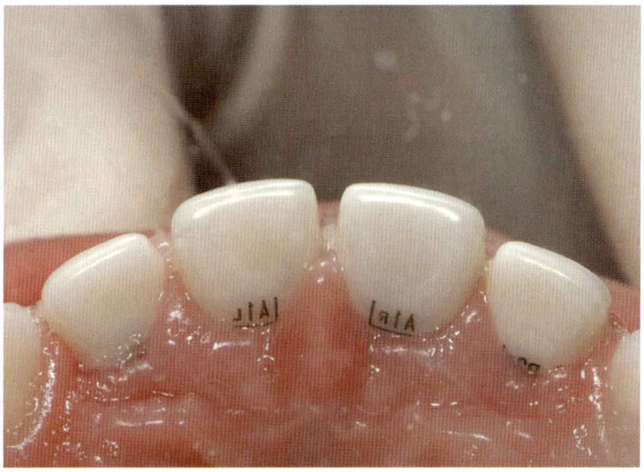

그림 2-58. E, 구개측 사진.

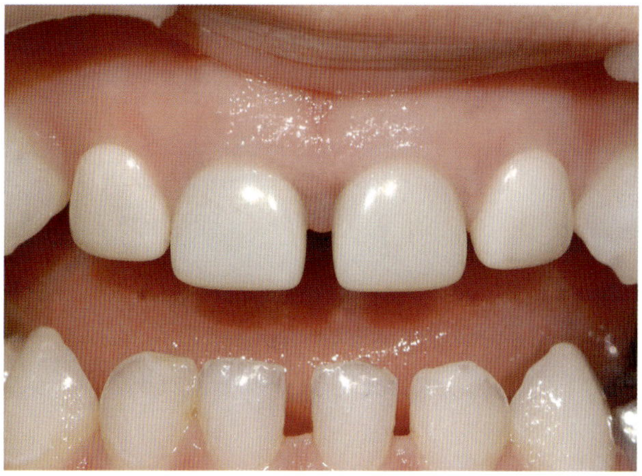

그림 2-58. F, 5개월 후 임상사진. 더 이상의 자세한 설명은 생략한다.

Case 4. 반대교합 수정 증례 ① 그림 2-59

유전치부 지르코니아 기성 크라운은 술자의 **치아 삭제에 따라서 크라운의 치축을 어느 정도 수정**할 수 있다. 예를 들면, 과도하게 설측 경사된 상악 유전치의 경우 순면 삭제를 최소로 하고 구개면 삭제량을 조절해서 크라운의 치축을 순측으로 경사지게 할 수 있다. 이런 특징을 이용하면, 치아의 치축 때문에 생기는 치성 반대교합의 경우 크라운 수복을 통해서 어느 정도 수정이 가능하다. 물론, 골격성 반대교합의 경우는 시도하지 않아야 한다.

이러한 치성 반대교합의 수정이 가능한 이유는 지르코니아의 강도가 조기 접촉으로 인해 가해지는 교합력을 충분히 견딜 수 있기 때문이다. 반대교합의 수정 과정에서 필연적으로 상악 유전치가 하악 유전치의 설측에서 순측으로 넘어가야 하는데, 이때 일시적으로 전치부에 조기 접촉이 일어난다. 조기 접촉이 가해질 때 그 교합력을 크라운이 견뎌내야 하며, 지르코니아 기성 크라운은 어떠한 손상이나 파절 없이 견뎌낼 수 있는 충분한 강도를 제공한다.

물론, 이렇게 해결된 치성 반대교합이 영구치열까지 유지되는 것은 아니다. 상하악 영구 전치의 맹출 후 반대교합이 관찰된다면 그 교정적 평가는 다시 이루어져야 할 것이다.

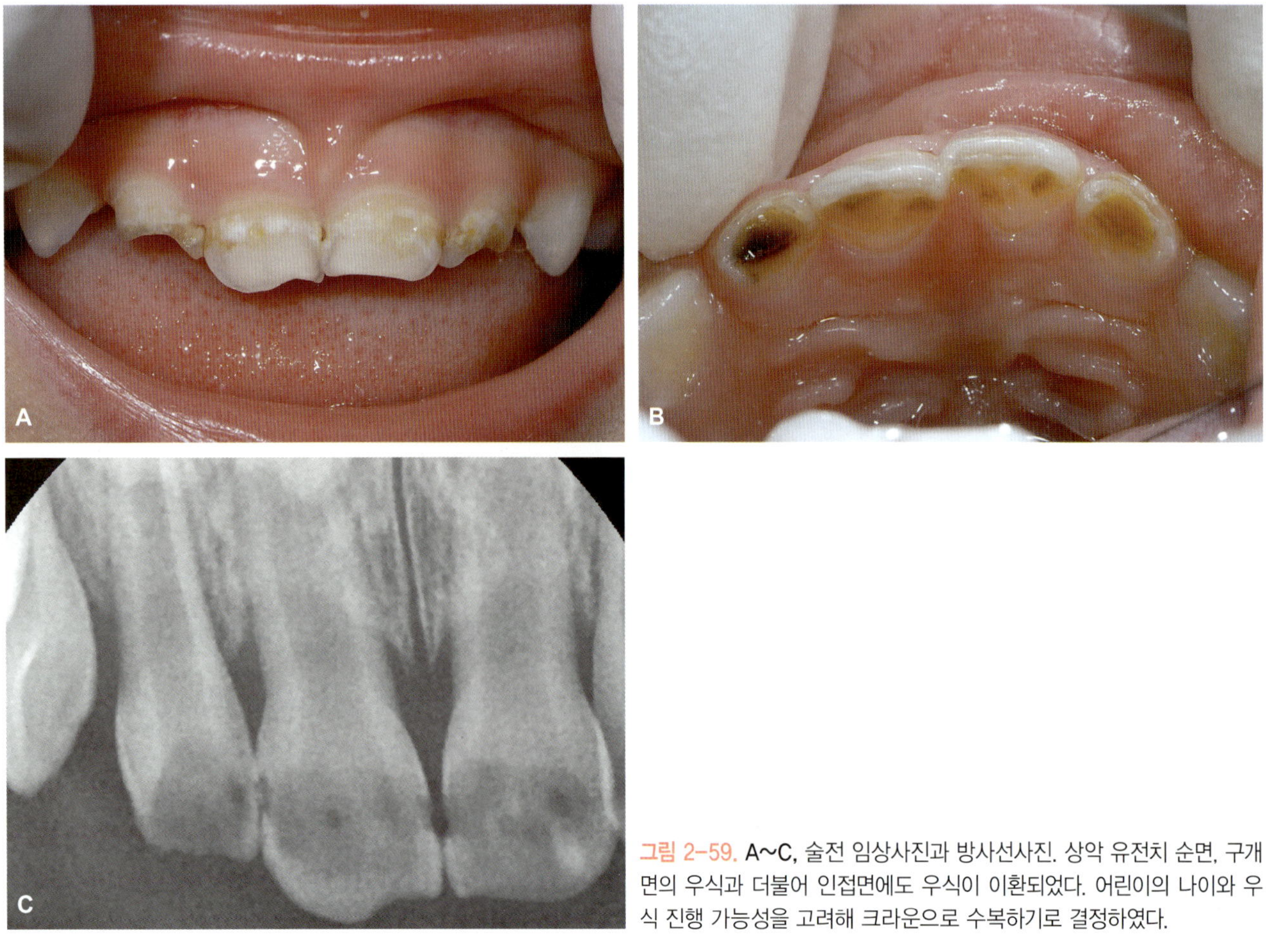

그림 2-59. A~C, 술전 임상사진과 방사선사진. 상악 유전치 순면, 구개면의 우식과 더불어 인접면에도 우식이 이환되었다. 어린이의 나이와 우식 진행 가능성을 고려해 크라운으로 수복하기로 결정하였다.

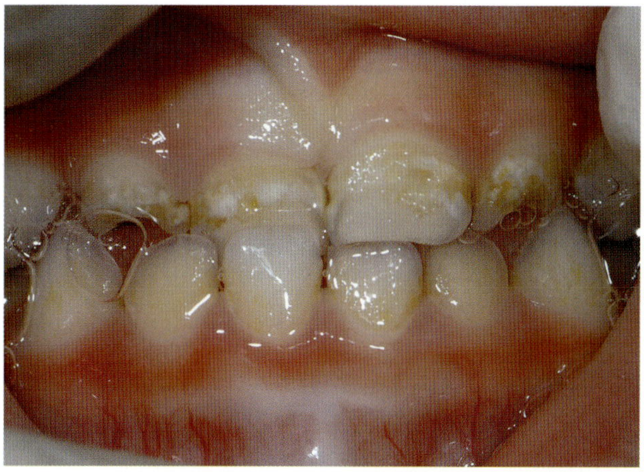

그림 2-59. **D,** 술전 정면 교합 사진. 우측 유중절치와 유측절치에서 반대교합 양상을 보인다. 골격적으로는 큰 이상이 없으며, 상악 우측 유중절치와 유측절치의 치축이 다소 구개측으로 기울어져서 생긴 치성 반대교합으로 판단되었다.

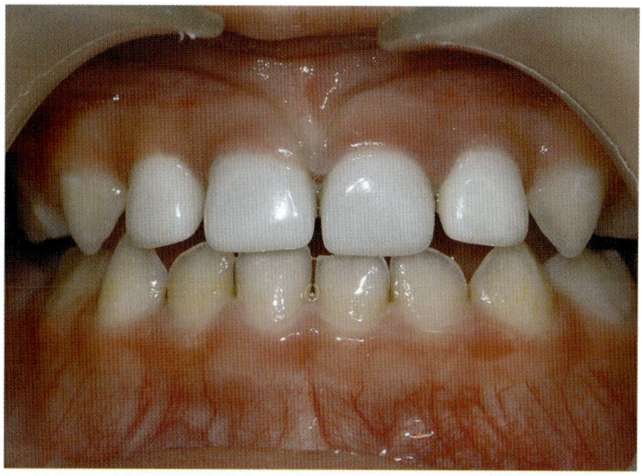

그림 2-59. **E,** 치료 3일 후 사진. 우측 유중절치와 유측절치의 치축을 좀 더 순측으로 기울어지게 하여(정상적인 치축으로 유도하였으므로, 좌측 유중절치와 비교하여 크게 벗어나지 않는다) 반대교합을 개선하였다. 우측 유중절치에서 조기 접촉이 일어나므로, 구치부 교합관계는 불안정한 상태이다. 이러한 상황은 모든 반대교합의 치료 과정에서 필연적으로 나타나며, 일반적으로 환아는 큰 불편감을 호소하지는 않는다.

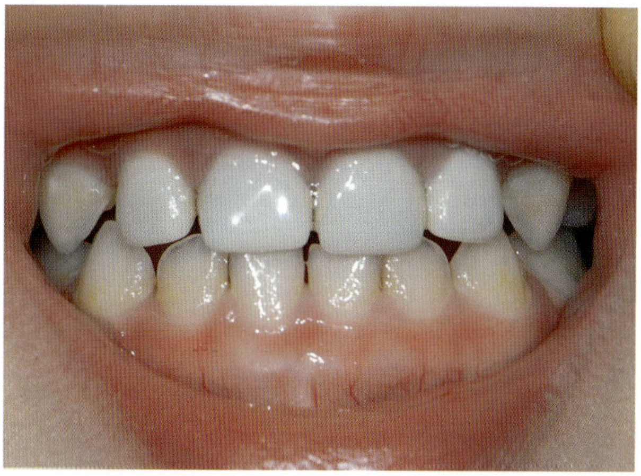

그림 2-59. **F,** 1개월 후. 교합은 어느 정도 안정되고 있으며, 치은도 자연치와 유사하게 치유되었다.

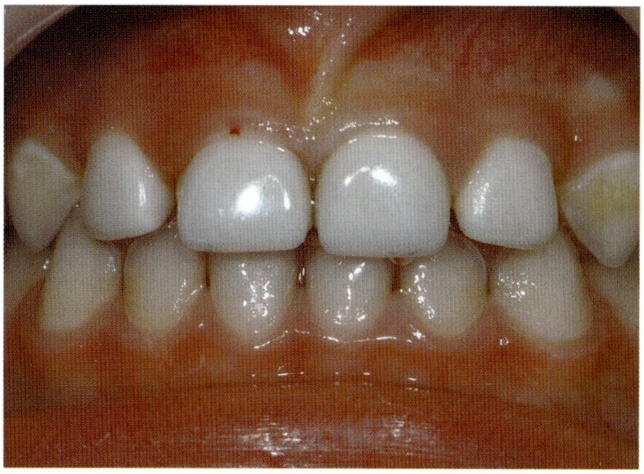

그림 2-59. **G,** 6개월 후. 구치부 교합은 완전히 안정화된 상태이며, 반대교합이었던 우측 유중절치와 유측절치의 overjet도 잘 유지되고 있다.

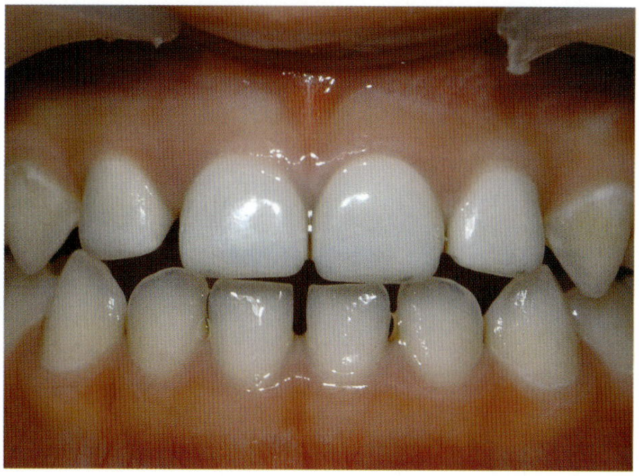

그림 2-59. **H,** 9개월 후.

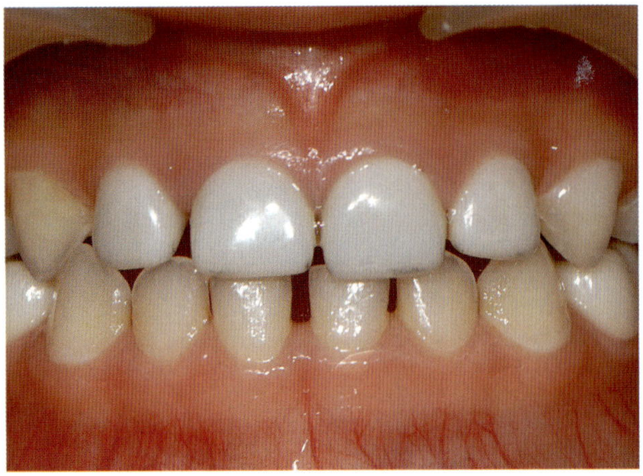

그림 2-59. I, 20개월 후. 전치부와 구치부의 교합관계는 잘 유지되고 있으며, 대합되는 하악 유전치에도 과도한 마모 양상은 보이지 않는다.

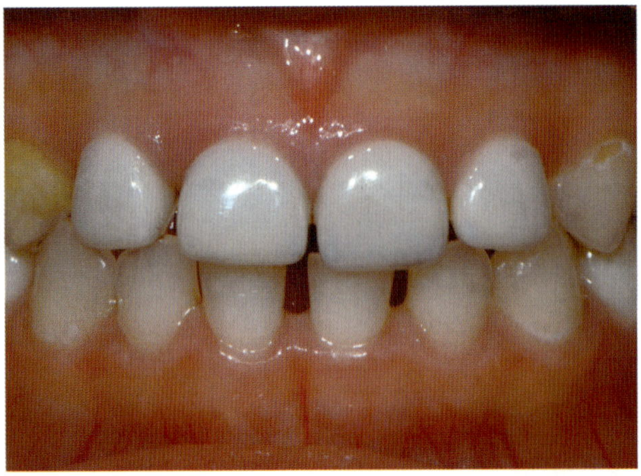

그림 2-59. J, 3년 후. 정면 사진. 여전히 안정적인 결과를 유지하고 있고, 치은의 상태도 건강하다.

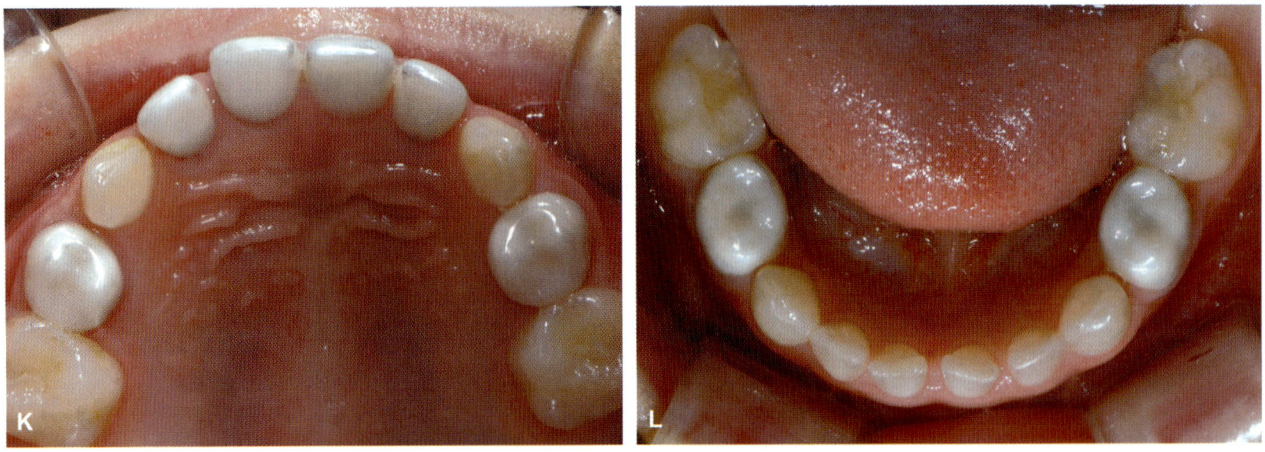

그림 2-59. K, L, 상하악 교합면 사진. 유구치부 인접면 우식으로 인해 상하악 제1유구치에 지르코니아 기성 크라운을 수복한 지 1년이 지난 상태.

Case 5. 반대교합 수정 증례 ② 그림 2-60

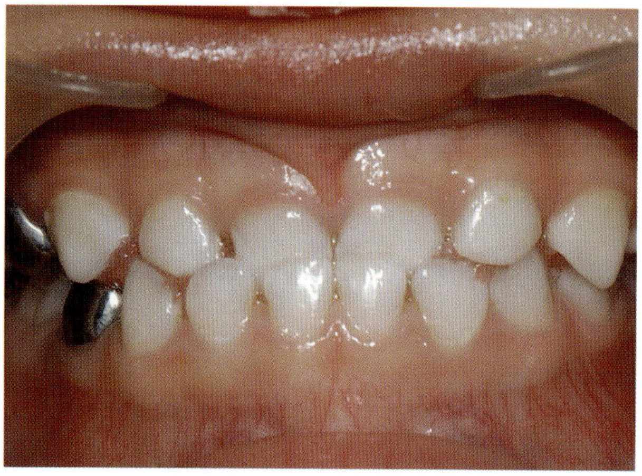

그림 2-60. A, 술전 임상사진. 우측 유측절치부터 좌측 유중절치까지 3개의 치아에서 반대교합을 보인다.

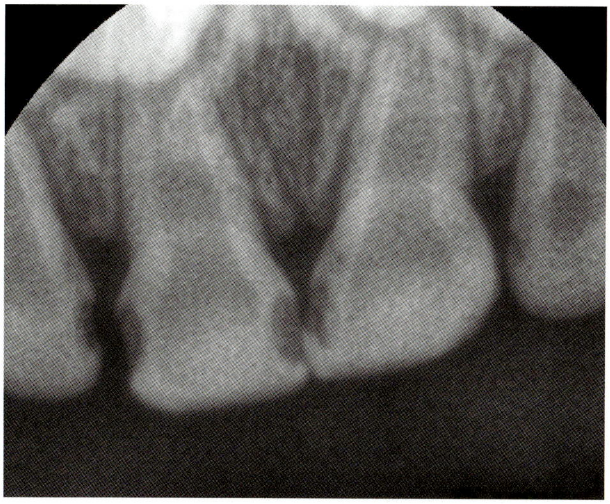

그림 2-60. B, 방사선사진.

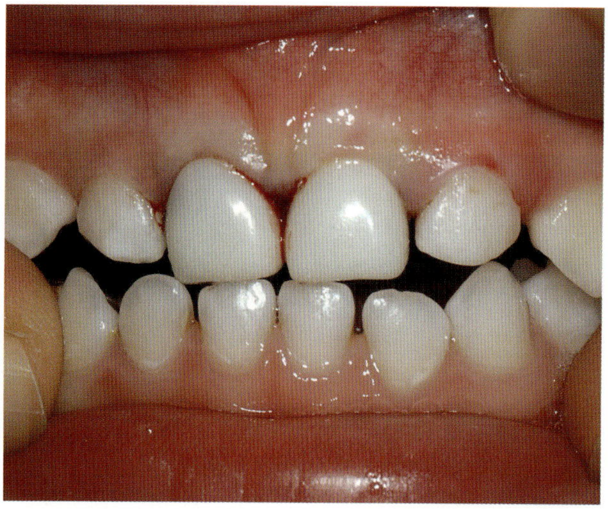

그림 2-60. C, 술후 사진. 우식이 깊지 않은 우측 유측절치는 composite resin으로 수복하고, 두 개의 유중절치는 지르코니아 기성 크라운으로 수복하였다. 치아 삭제를 조절하여 반대교합 개선을 도모하였다.

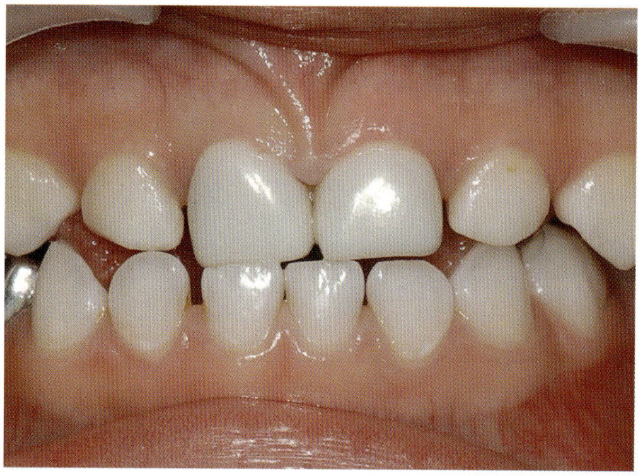

그림 2-60. D, 치료 9일 후. 지르코니아 크라운 주변의 치은은 거의 치유된 상태. 유중절치는 절단교합(edge-bite) 양상을 보이고 있다.

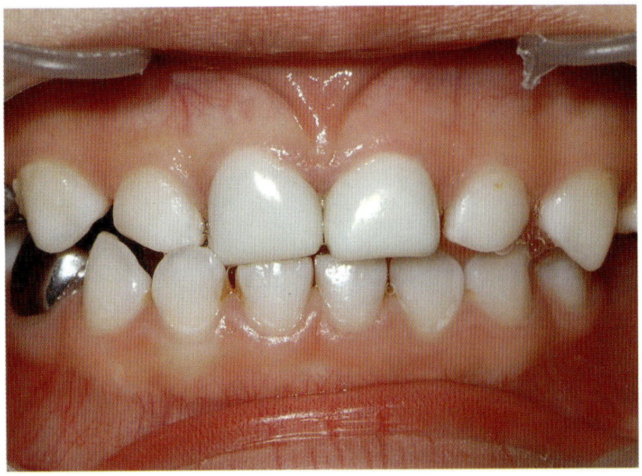

그림 2-60. E, 치료 1개월 후. 유중절치는 overjet이 형성되고 있으나, 크라운을 하지 않은 우측 유측절치는 여전히 반대교합 양상을 보이고 있다.

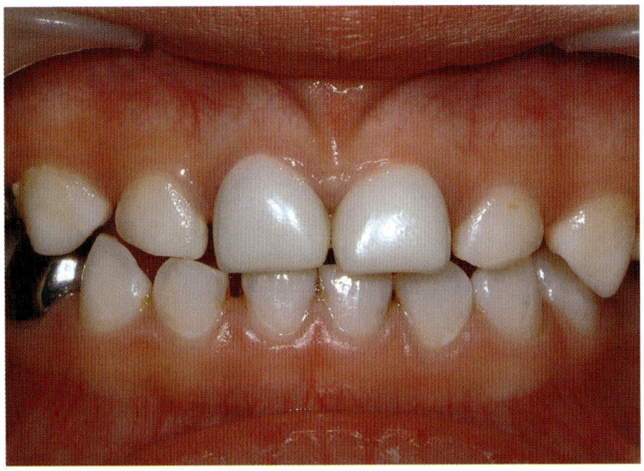

그림 2-60. F, 치료 3개월 후. 유중절치는 정상교합을 보이고 있으며, 우측 유측절치에도 overjet이 생기기 시작했다.

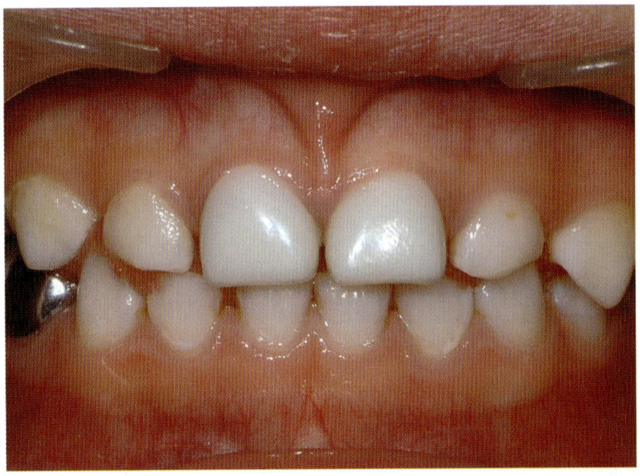

그림 2-60. G, 5개월 후. 전치부 모두 정상교합 양상을 보인다.

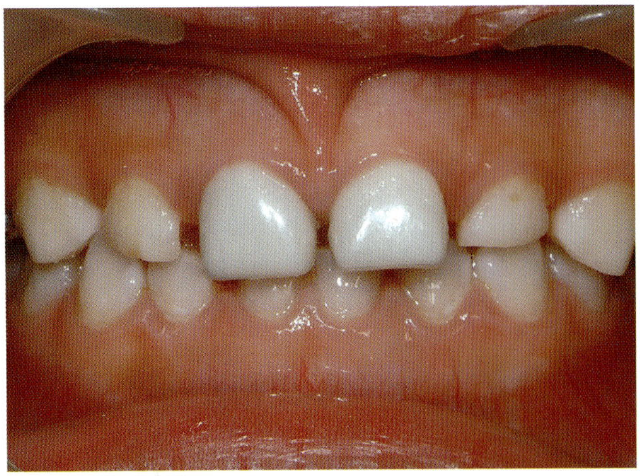

그림 2-60. H, 치료 2년 7개월 후. 전치부의 overjet이 더 형성되었다. 이것은 계속된 교합력의 결과라고 추측된다.

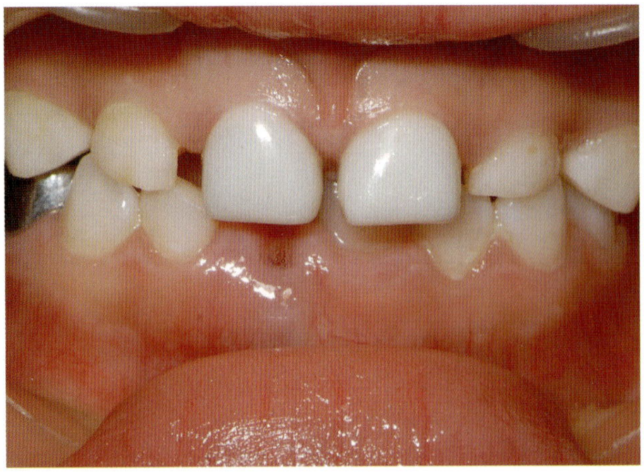

그림 2-60. I, 치료 3년 6개월 후. 하악 중절치가 맹출되었으며, 여전히 정상적인 교합 양상을 보이고 있다.

Case 6. 반대교합 수정 증례 ③ 그림 2-61

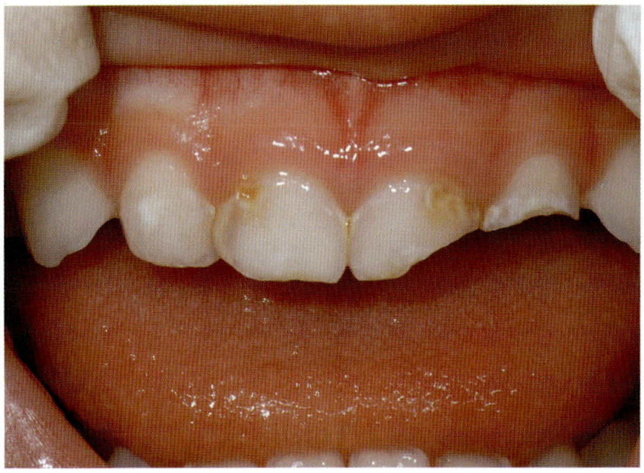

그림 2-61. A, 치료 전 정면 사진.

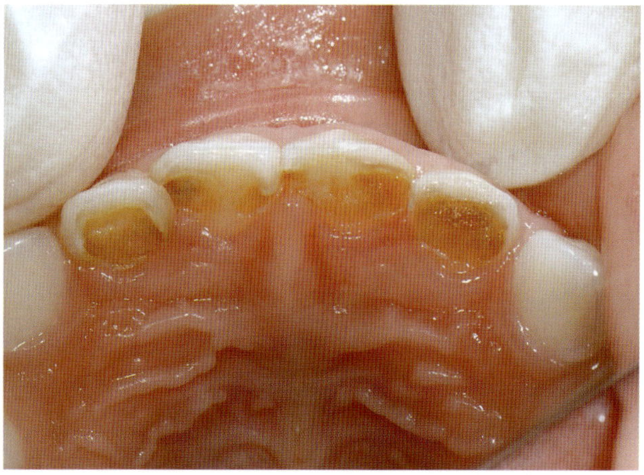

그림 2-61. B, 구개측에 깊은 우식이 보인다.

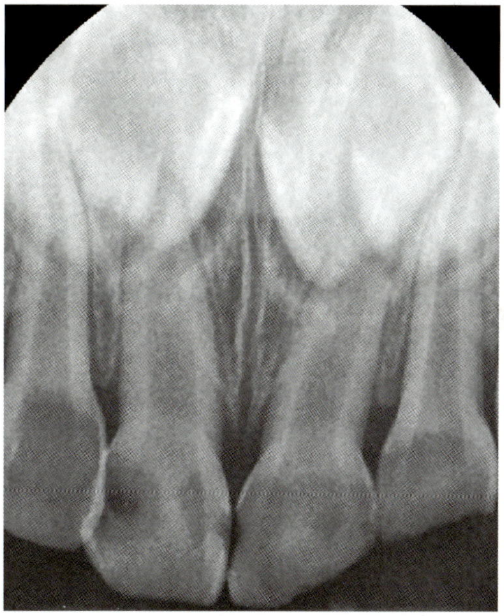

그림 2-61. C, 치료 전 방사선사진.

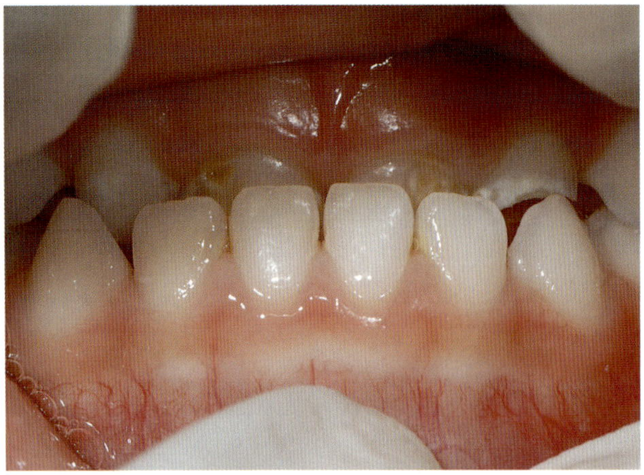

그림 2-61. D, 정면 교합 사진. 전치부에서 반대교합 양상을 보이고 있다. Overbite가 깊은 편이며, 이러한 경우 반대교합이 수정된다면 오히려 결과가 안정적으로 유지된다.

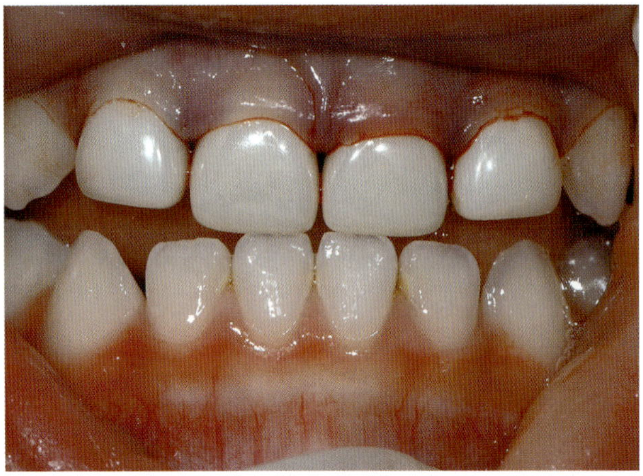

그림 2-61. E, 치료 직후 사진. 지르코니아 기성 크라운은 치은 하방으로 충분히 위치되었으며, 크라운의 치축을 순축으로 변형시켜 반대교합을 해소하고자 하였다. 치료 직후에는 전치부에 조기 접촉이 일어나는 상태이다.

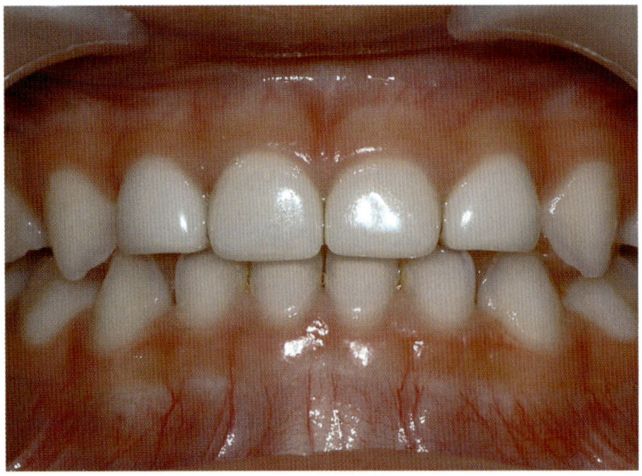

그림 2-61. F, 3개월 후 정면 사진. 지르코니아 기성 크라운 주변의 치은은 모두 자연치와 유사하게 치유되었으며, 크라운의 각도나 길이 등도 균형 있게 위치되어 심미적인 결과를 보여준다. 반대교합이 개선되었으며 구치부에서도 안정적으로 교합되고 있다.

Case 7. 전방으로 돌출된 상악 유중절치의 치료 그림 2-62

반대교합의 경우와 마찬가지로, 전방으로 돌출되어 있는 상악 유전치 역시 삭제량을 조절하여 치아의 위치를 개선시킬 수 있다. 이런 경우 치아의 삭제는 순측에 국한해야 하며, 상악 유중절치의 위치가 구개측으로 변화되면서 치아 사이 공간이 좁아지므로 조금 더 작은 size의 크라운을 사용해야 한다.

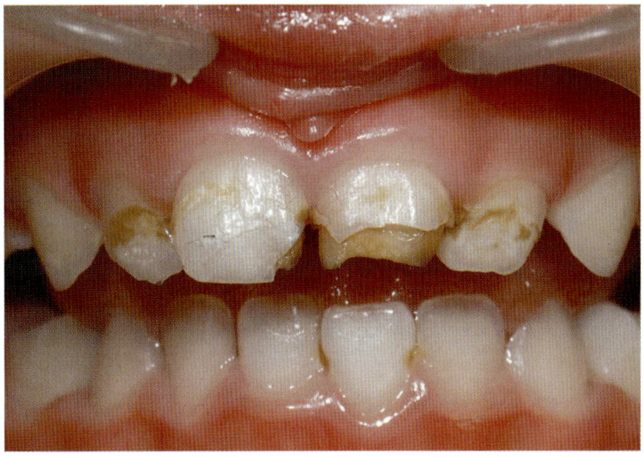

그림 2-62. A, 술전 정면 사진.

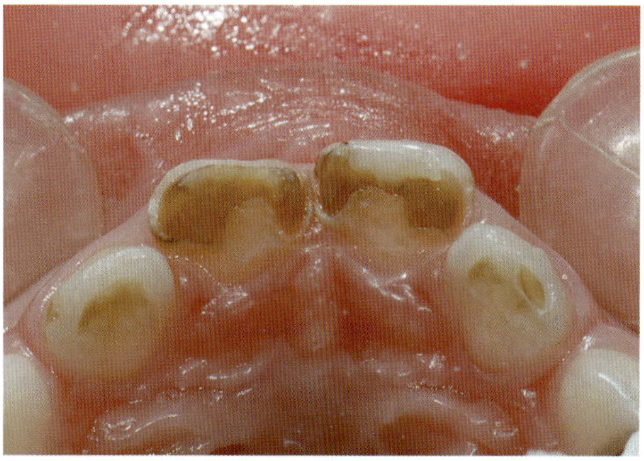

그림 2-62. B, 구개측 사진. 깊은 우식으로 인해 지르코니아 기성 크라운으로 치료하기로 결정하였다. 악궁의 형태가 좁으며, 유중절치가 유측절치에 비해 순측으로 더 돌출되어 있다.

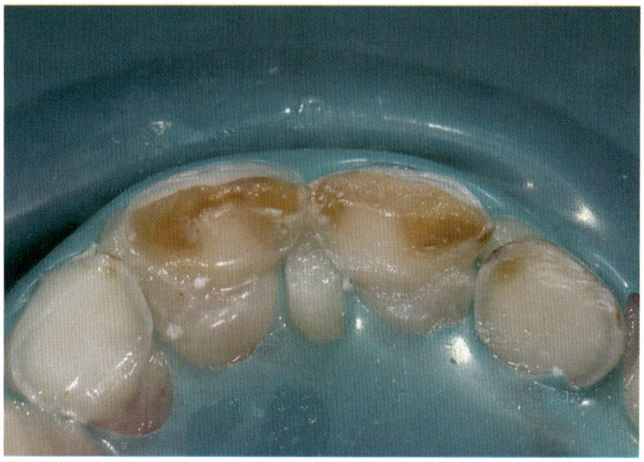

그림 2-62. C, 크라운의 위치를 구개측으로 이동시키기 위해 순측 삭제만을 시행하였다. 술전 사진과 비교하면 유중절치와 유측절치 순면이 같은 선상에 위치하고 있는 것을 알 수 있다.

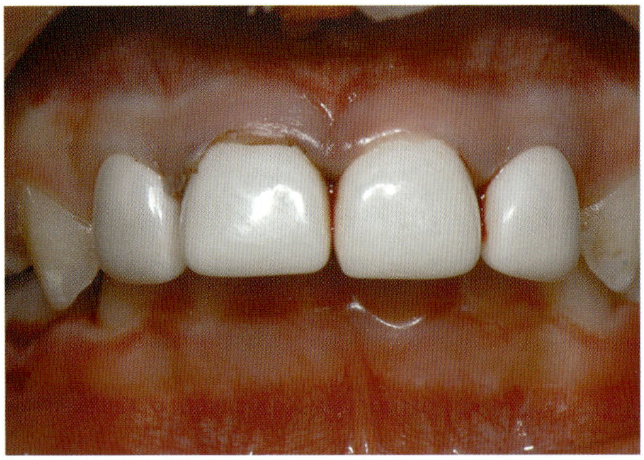

그림 2-62. D, 치료 직후 사진. 전치부 치아 배열이 다소 개선되었다.

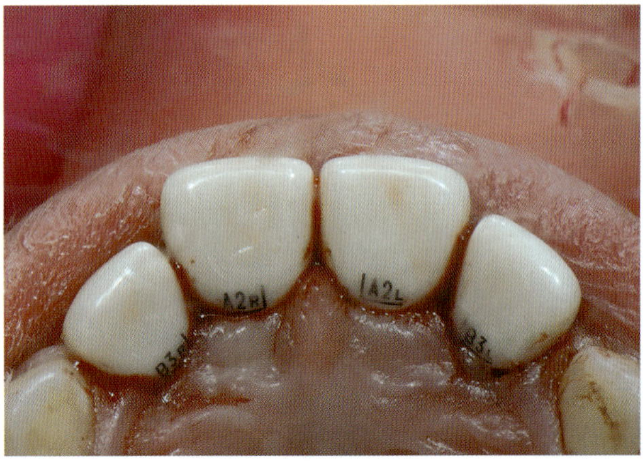

그림 2-62. E, 치료 직후 구개측 사진. 전방으로 돌출되었던 유중절치의 위치가 다소 구개측으로 개선되었다.

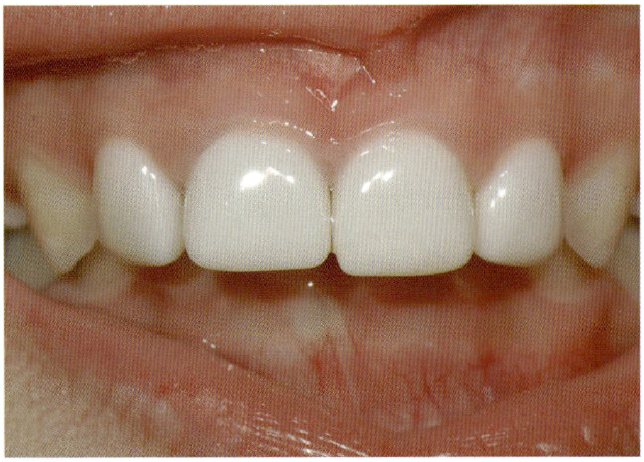

그림 2-62. F, 치료 2개월 후. 치료 전보다는 배열이 다소 개선되었다.

Case 8. 단일 치아 수복

그림 2-63, 그림 2-64

외상이나 우식이 특정 치아에만 국한되어 있는 경우, 단일 치아만 크라운이 필요할 수도 있다. 이런 경우라면, 아무리 지르코니아 기성 크라운이 자연치와 유사하더라도 좌우가 대칭적으로 똑같을 수는 없다. 상악 유측절치를 편측으로 수복하는 경우는 심미적으로 문제가 덜 되지만, 유중절치 중에서 어느 하나만 크라운을 한다면 좌우가 조금은 달라 보일 수 있다(그림 2-63). 이런 경우, 반대측 유중절치의 형태를 시술하는 크라운의 형태와 유사하게 수정할 수도 있다(그림 2-64).

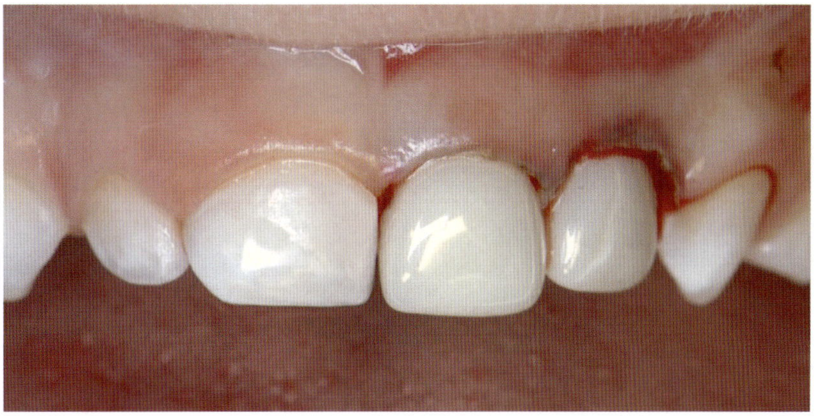

그림 2-63. 상악 좌측 유중절치와 유측절치만 수복한 경우. 특히 유중절치에서 좌우 차이가 눈에 더 띈다. (Courtesy of Dr. Mariella Garcia)

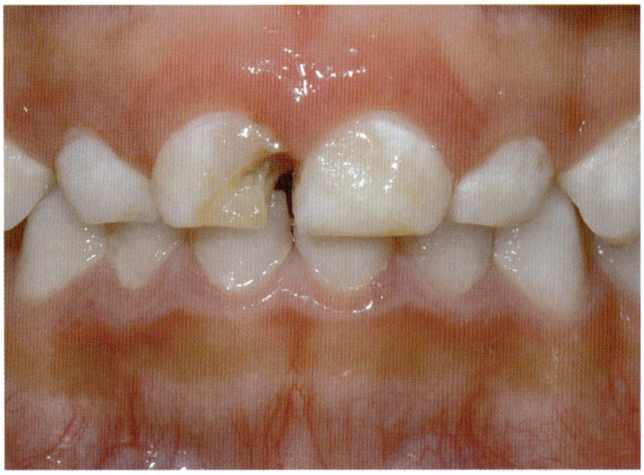

그림 2-64. **A**, 술전 사진. 상악 우측 유중절치는 치수 치료와 크라운 수복이 필요하지만, 좌측 유중절치는 composite resin으로 수복이 가능한 상태이다.

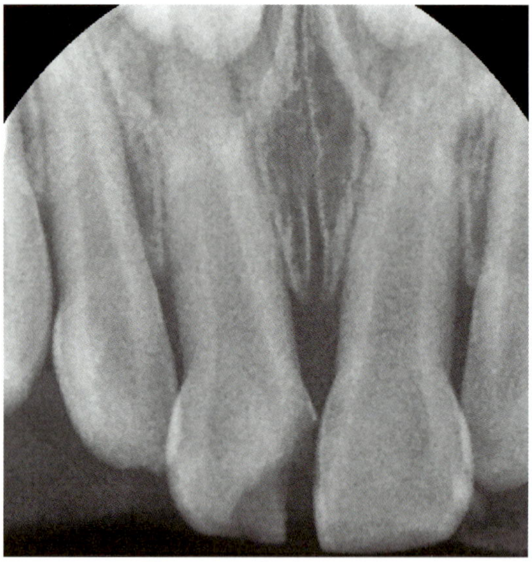

그림 2-64. **B**, 술전 방사선사진.

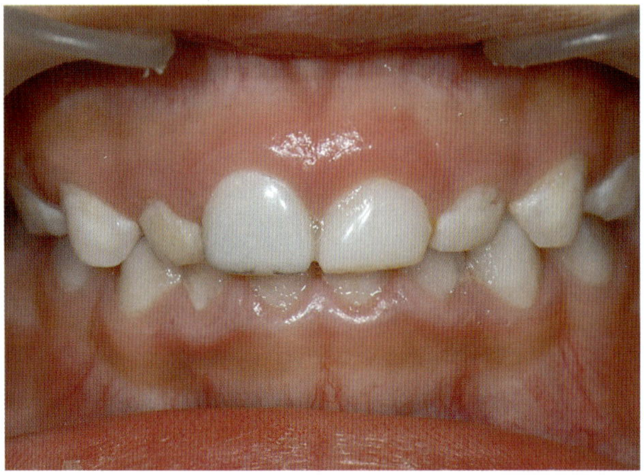

그림 2-64. **C**, 치료 직후의 사진. 우측 유중절치는 NuSmile® ZR crown #2 size로 수복하였다. 좌측 유중절치는 우식을 제거하면서 치아의 형태를 우측 지르코니아 크라운과 유사하게 수정하였다. 좌측 유중절치 순면의 decalcification은 모두 제거한 후, 우측 지르코니아 크라운과 유사한 shade의 composite resin을 사용하여 veneer 형태로 수복하였다.

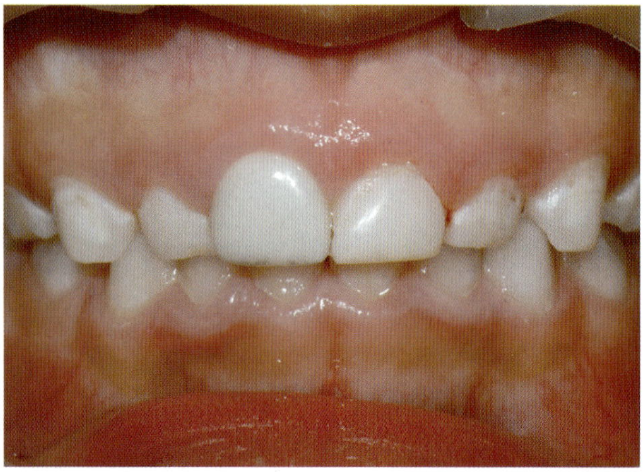

그림 2-64. **D**, 치료 10개월 후. 좌우 유중절치 치은은 약간의 길이 차이를 보인다. 또한 지르코니아 크라운으로 수복한 우측 유중절치와 composite resin으로 수복한 좌측 유중절치 사이에 색조의 차이가 다소 있지만, 심미적으로 큰 문제없이 잘 유지되고 있다.

Case 9. 예후가 나쁜 치아의 수복 + 변색된 치아의 색조 차단 + 다른 brand의 지르코니아 크라운 사용 그림 2-65

치수 치료를 받은 치아의 성공적인 치료를 위해서는 치수 치료 자체도 중요하지만, 치료 후에 coronal seal을 확실히 할 수 있도록 수복을 잘 하는 것 또한 중요하다. 특히 유전치부에 있어서 치수 치료 후에 coronal seal이 충분히 되지 않는 치료(예: 치수 치료 후 composite resin 등의 direct restoration)를 하는 경우, 향후 abscess 등의 문제가 생기는 경우가 많다.

지르코니아 기성 크라운은 높은 강도를 가지고 있어 유치의 정상적인 탈락 시기까지 크라운의 탈락 없이 잘 유지될 수 있으며, 특히 높은 생체 적합성으로 인해 주변 치은이 크라운에 직접적으로 부착되면서 밀접한 coronal seal을 제공한다. 이런 이유로 유전치부에서 치수 치료를 한 치아에 지르코니아 기성 크라운으로 수복한 경우, 다른 어떤 수복물과 비교하여 치수 치료가 재발되는 가능성이 현저히 낮을 것이라고 예상된다.

지르코니아 기성 크라운은 **적절한 정도의 빛 투과성**을 가지고 있어서, 변색된 치아에 있어서도 그 색조를 충분히 차단하여 심미적인 결과를 제공한다. 만약 크라운의 빛 투과성이 과도하게 높다면, 내부 치아의 변색이나 치수 충전물질의 색깔, 또는 크라운 하방의 출혈에 의한 얼룩 등이 비쳐 보이게 된다.

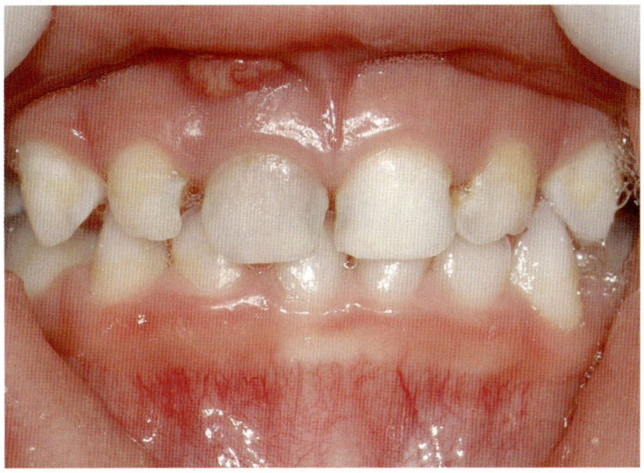

그림 2-65. A, 치료 전 정면.

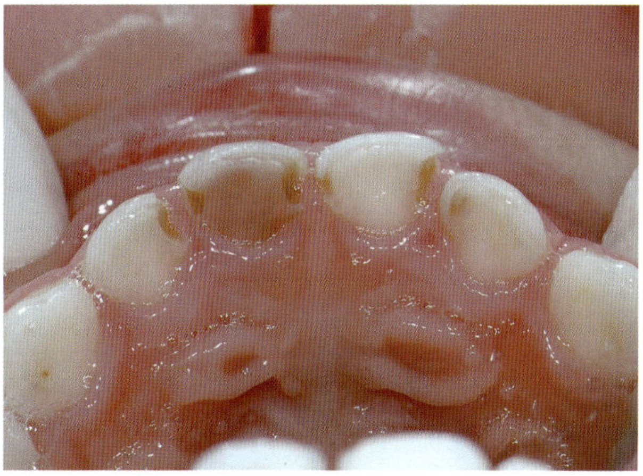

그림 2-65. B, 구개측 사진. 인접면 우식이 있으며, 상악 우측 유중절치는 외상으로 인해 변색되고 gum boil이 형성되었다.

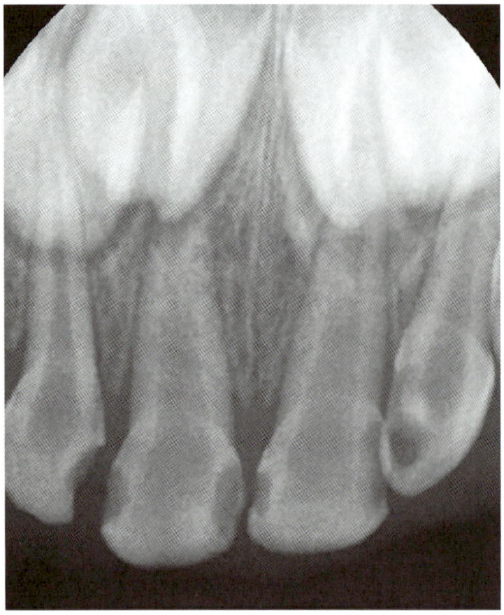

그림 2-65. C, 치료 전 방사선사진.

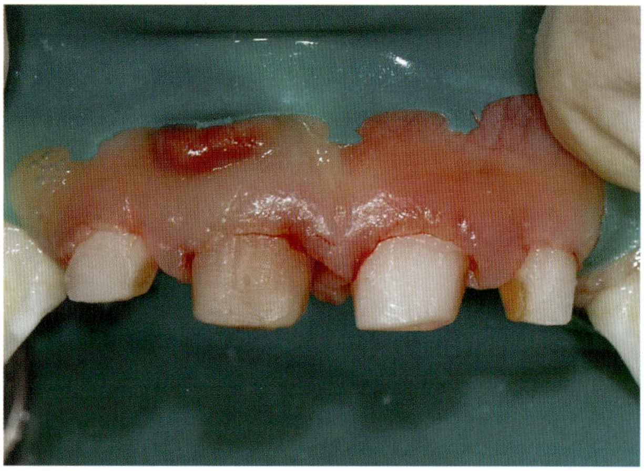

그림 2-65. D, 치아 삭제 직후 사진. 우측 유중절치는 여전히 변색 양상을 보이고 있다.

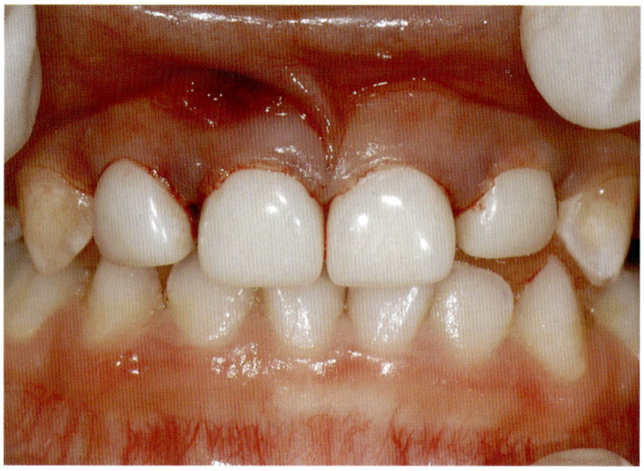

그림 2-65. E, 치료 직후 사진. 상악 우측 유중절치는 치수 치료와 I&D를 시행하였으며, 4개의 유전치는 같은 날 모두 지르코니아 기성 크라운으로 수복하였다. 우측 유중절치의 변색은 완벽히 차단되었다.

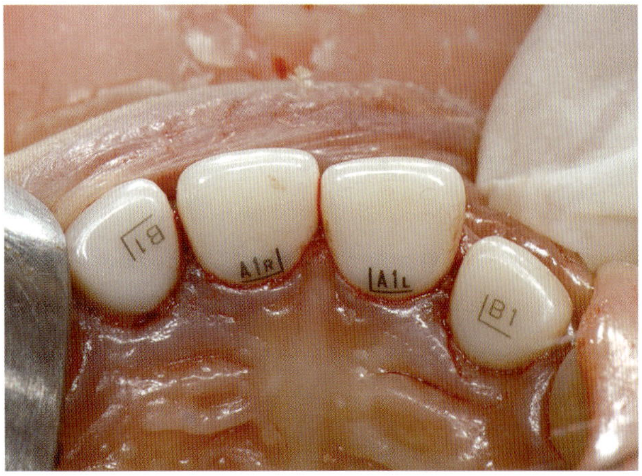

그림 2-65. F, 구개측 사진. 이 당시는 ZIRKIZ® crown과 NuSmile® ZR crown을 혼용하던 시기였으며, 양쪽 유중절치는 NuSmile® ZR crown, 유측절치는 ZIRKIZ® crown으로 수복하였다(치아 삭제 후 두 brand의 지르코니아 기성 크라운을 모두 시적해 보고 seating이 되는 크라운을 사용하였다). 서로 다른 brand의 지르코니아 기성 크라운을 사용하였으나, 심미적으로 문제가 없다.

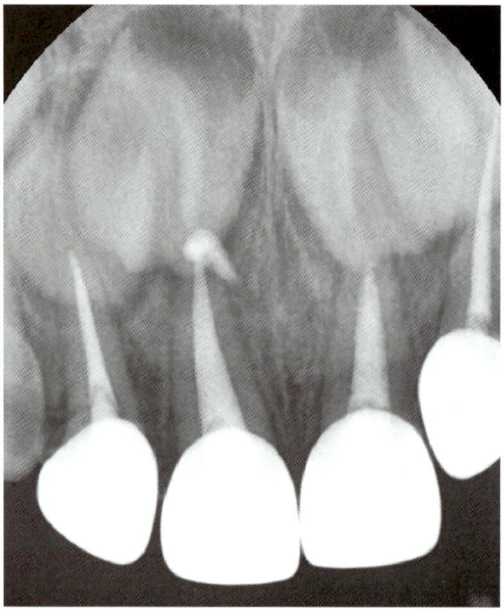

그림 2-65. G, 치료 직후 방사선사진.

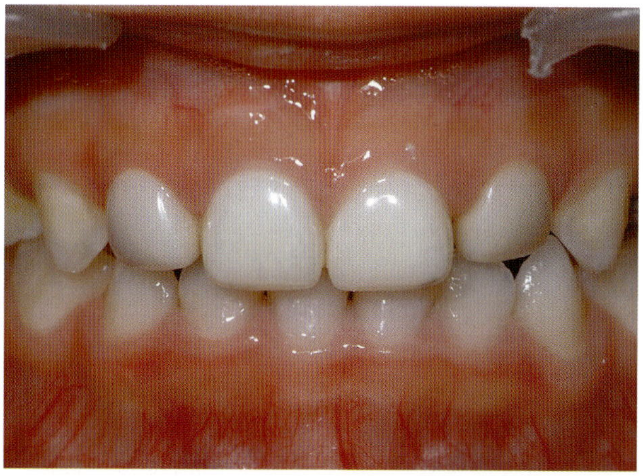

그림 2-65. H, 2개월 후. 치은이 건강하게 회복되었으며, 우측 유중절치의 변색도 차단되어 양쪽 유중절치가 균일하게 보인다.

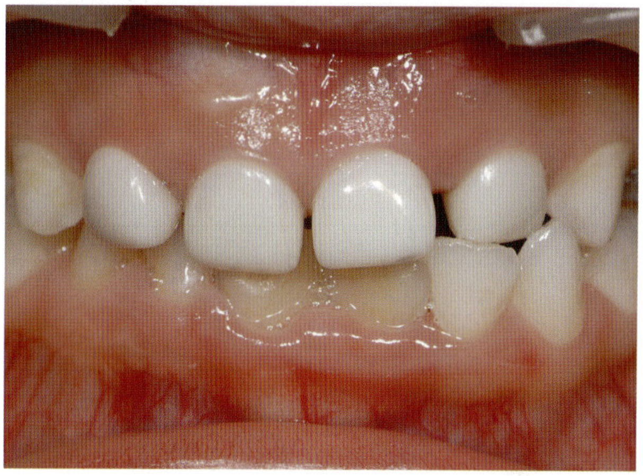

그림 2-65. I, 3년 5개월 후. 상악 유중절치는 영구전치의 맹출 시기가 되어 발치하기로 하였다. 치료 후 단 한 번도 치수의 병변이 재발되지 않았으며, 크라운도 잘 유지되었다.

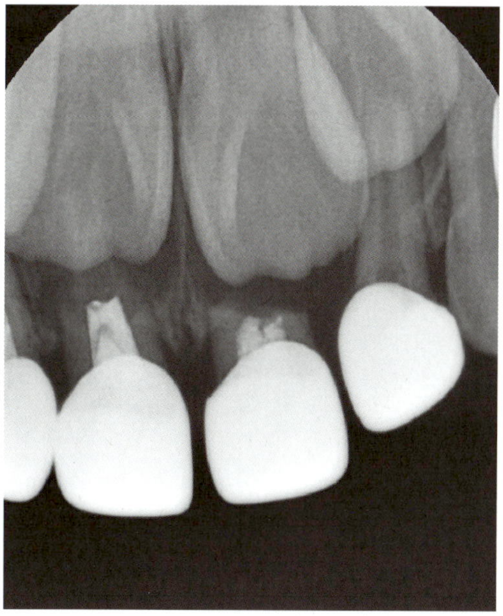

그림 2-65. J, 3년 5개월 후 방사선사진.

Case 10. 유전치부 지르코니아 기성 크라운의 size 그림 2-66

일반적으로 상악 유전치부에서 가장 많이 사용되는 size를 살펴보면, 유중절치는 #2 size, 유측절치는 #3 size가 많이 사용된다. 즉, 유중절치에 비해서 유측절치가 한 size 더 큰 크라운이 사용되는 것이 일반적이다(물론 치아의 근원심 크기나 치아 사이 공간을 고려해서 다른 크라운이 사용되는 경우도 많이 있다). 경험이 많지 않은 술자의 경우, 다소 큰 size의 크라운을 선택하는 경향이 있으며, 유전치부에서 치아의 비율에 비해 더 큰 size의 크라운을 사용한 경우에 contact이 tight하면서 다소 비좁아 보일 수도 있다.

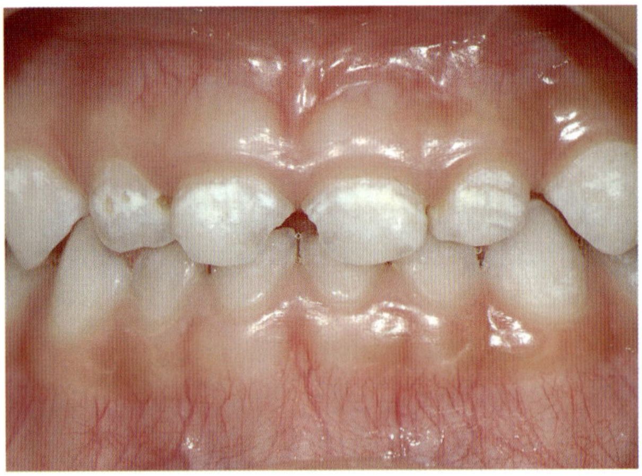

그림 2-66. A, 술전 정면 사진.

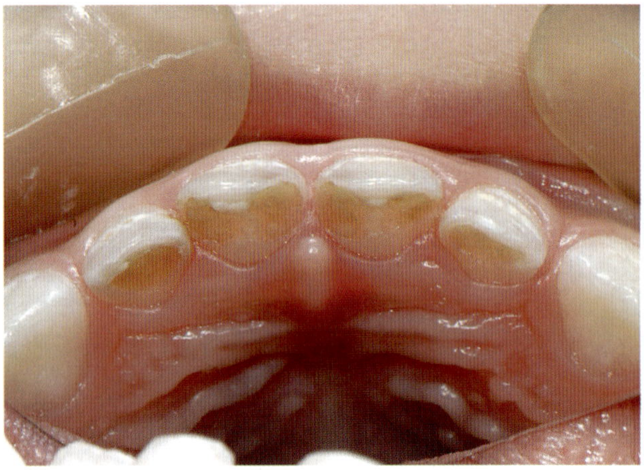

그림 2-66. B, 구개측 사진. 인접면과 구개면의 우식으로 인해 크라운으로 수복하기로 하였다.

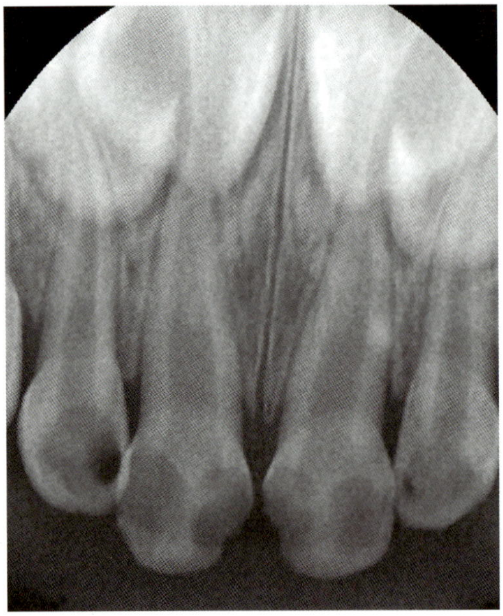

그림 2-66. C, 술전 방사선사진.

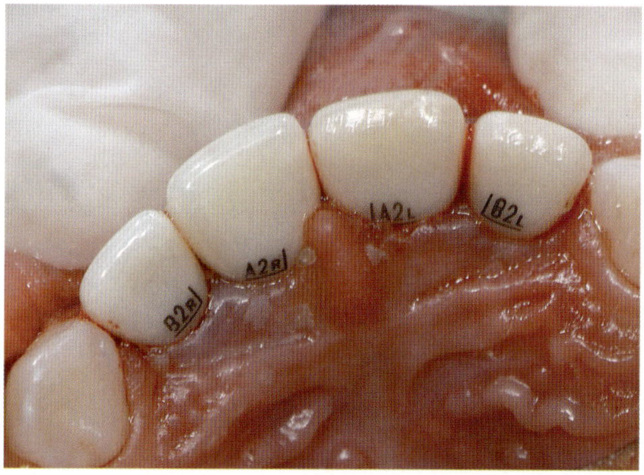

그림 2-66. **D,** 치료 직후 구개면 사진. 유측절치는 #2 size 크라운으로 수복되었으며, 유중절치도 #2 size가 사용되었다.

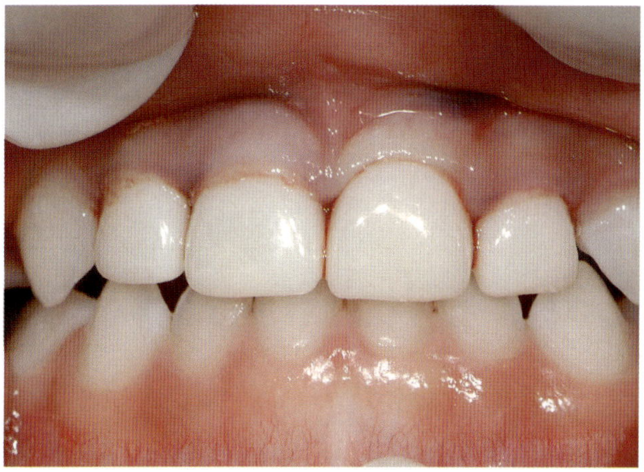

그림 2-66. **E,** 정면에서 봤을 때 유중절치가 다소 커 보이면서 비좁아 보이는 경향이 있다. 유중절치의 경우, 치아 삭제를 조금 더 하고 #1 size의 크라운을 사용했더라면 여유 있는 치아 사이 공간과 함께 좀 더 자연스러웠을 거라고 추측된다.

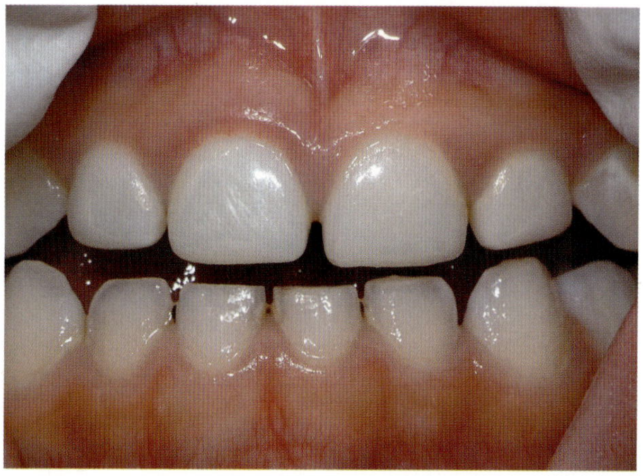

그림 2-66. **F,** 치료 1년 후. 성장에 의해서 치아 사이에 공간이 만들어졌다. 치료 직후에 비해서 훨씬 더 자연스러워 보인다.

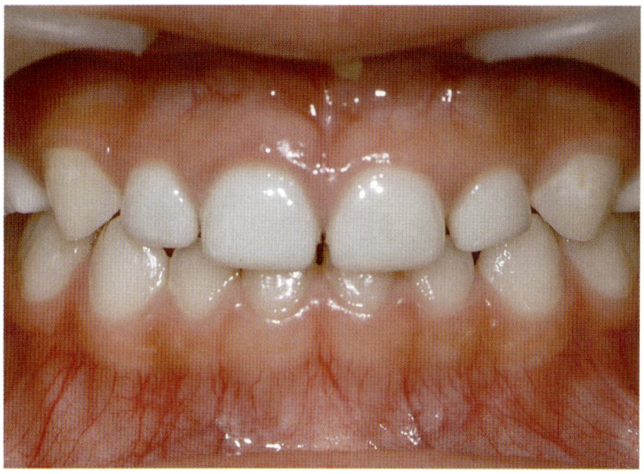

그림 2-66. **G,** 치료 1년 5개월 후. 자연치와 유사한 치은 치유 양상과 함께 치료 결과가 안정적으로 유지되고 있다.

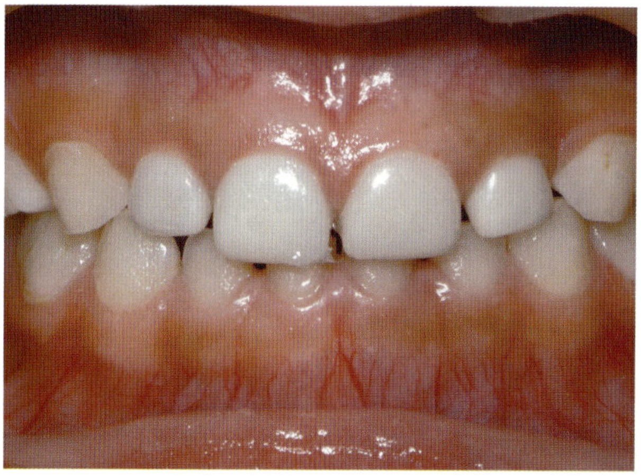

그림 2-66. **H,** 치료 3년 3개월 후.

저자 외에도 다른 나라 치과의사들의 증례를 살펴보겠다.

Case 11. 치아 삭제량의 확인, XL shade 크라운 (Courtesy of Dr. Tania Roloff [Hamburg, Germany])

그림 2-67

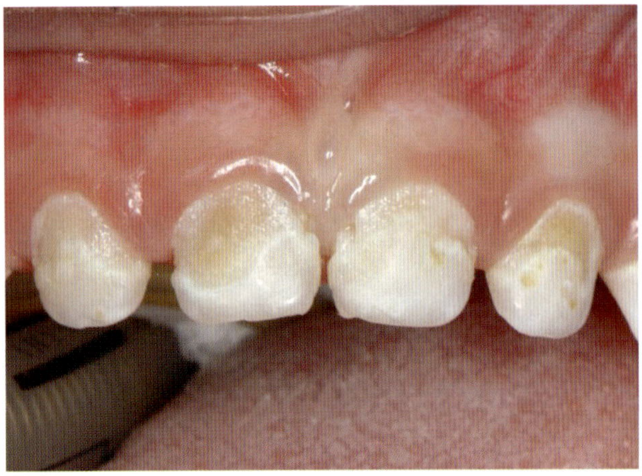

그림 2-67. A, 상악 유전치. 치료 전 정면 사진.

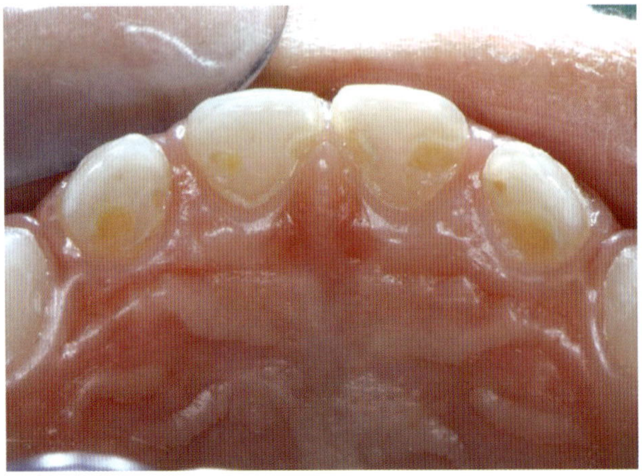

그림 2-67. B, 구개측 사진.

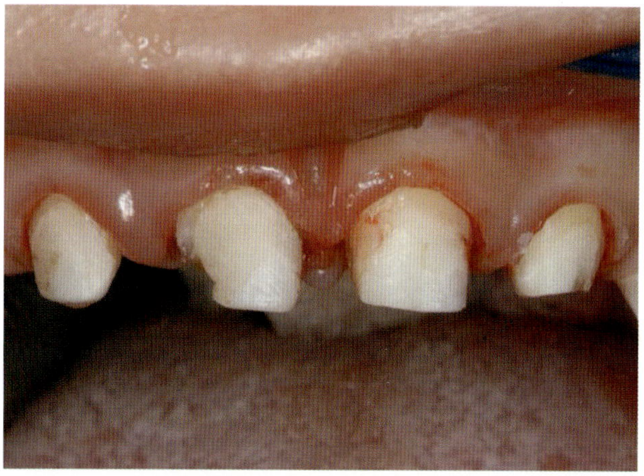

그림 2-67. C, 치아 삭제가 완료된 모습. 치아의 삭제량이 어느 정도인지 알 수 있다.

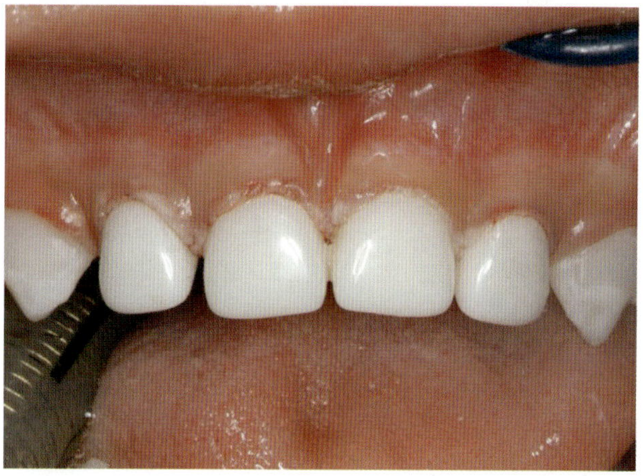

그림 2-67. D, 치료 직후 사진.

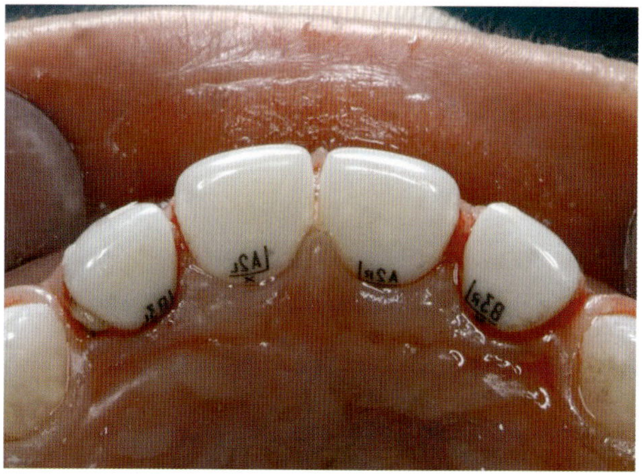

그림 2-67. E, 구개측 사진에서 크라운의 size를 나타내는 표시 하방의 'X'는 XL shade를 의미한다. 크라운의 색상이 다소 whitish하다.

Case 12. 상악 4전치의 지르코니아 기성 크라운 그림 2-68, 그림 2-69

4개의 크라운은 모두 대칭적으로 잘 위치되었지만, 전체적인 치축이 다소 왼쪽으로 틀어져 있다(그림 2-68). 이것은 일반적으로 술자가 환자의 오른쪽에 위치해서 치료하기 때문이다. 술자의 위치에서는 크라운이 환자의 치축과 평행하게 위치한 것처럼 보이지만, 실제로는 크라운이 기울어져서 위치하게 된다. 그래서 크라운의 치축을 확인할 때에 술자는 꼭 환자의 머리 위 정중앙에서 크라운의 치축을 평가해야 한다(그림 2-69).

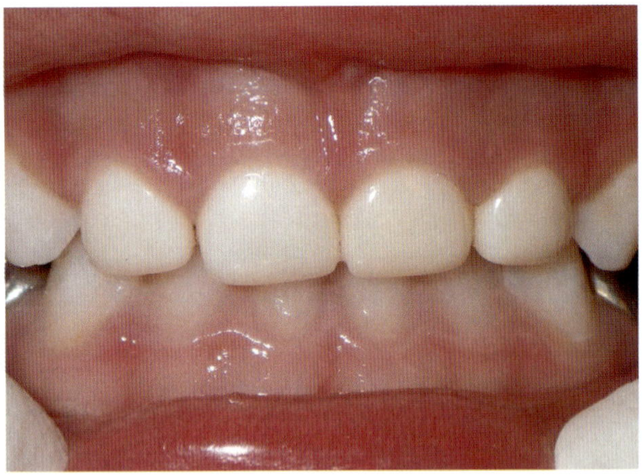

그림 2-68. A, 술후 정면 사진.

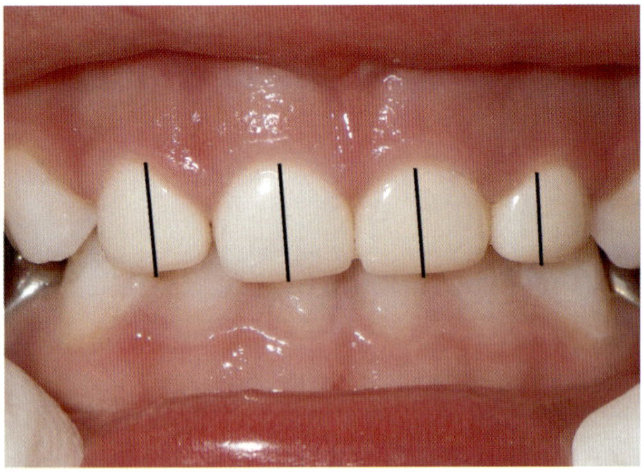

그림 2-68. B, 전체적으로 치축이 왼쪽으로 기울어져 있다. (photos from NuSmile®)

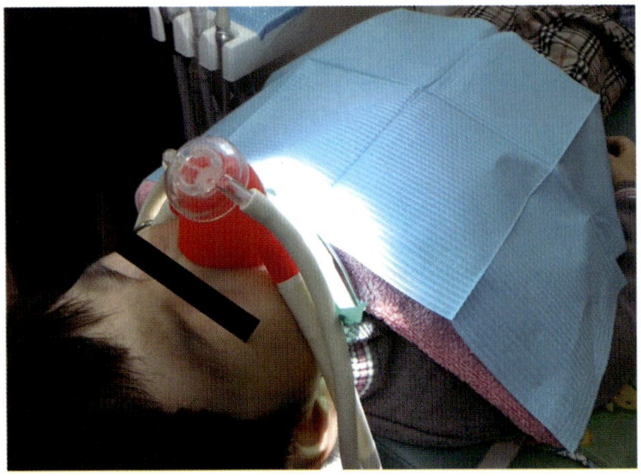

그림 2-69. A, 일반적으로 술자는 환자의 오른쪽에 위치한다.

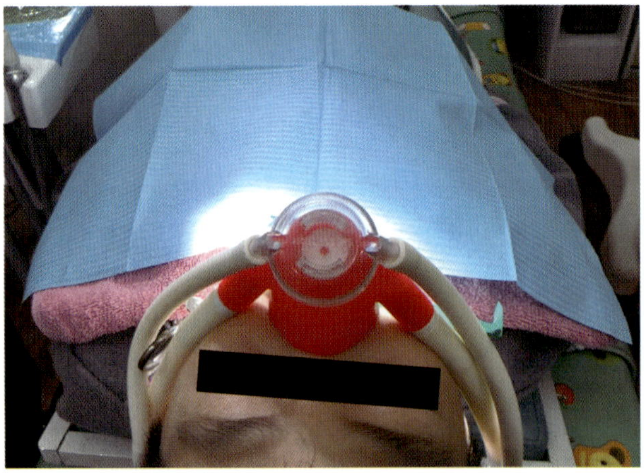

그림 2-69. B, 치축을 확인하기 위해서는 환자의 머리 위 정중앙에서 평가하는 것이 좋다.

Case 13. 20개의 모든 유치를 지르코니아 기성 크라운으로 수복한 증례 (Courtesy of Dr. Anne O'Connell [Dublin, Ireland])

그림 2-70

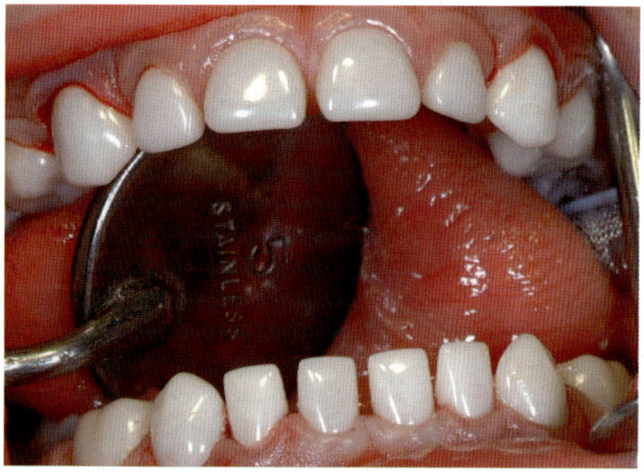

그림 2-70. 이 환아는 dentinogenesis imperfecta로 인해 20개의 모든 유치를 전신마취하에서 지르코니아 기성 크라운으로 수복하였다.

그 외 도움이 될 동영상들을 살펴보도록 하겠다.

QR 9.

기존의 open-faced SSC를 지르코니아 기성 크라운으로 교체하는 치료 과정 by Dr. Jorge Casian Adem.

QR 10.

유전치부 preparation에 대한 단계적 설명 by Dr. Jorge Casian Adem.

QR 11.

유전치부에서 지르코니아 기성 크라운을 활용한 esthetic denture 제작 과정에 대한 Dr. Jorge Casian Adem의 동영상.
유전치부에서 치료가 가능한 치아는 지르코니아 기성 크라운으로 수복하고, 발거가 불가피한 치아는 지르코니아 크라운을 활용하여 공간 유지 장치를 제작하는 영상이다.

제 3 장

유견치용 지르코니아 기성 크라운

유견치용 지르코니아 기성 크라운에 대해서는 대부분의 내용이 앞서 언급했던 유전치용 크라운과 유사하다(유견치도 유전치에 포함되므로 당연하다고 할 수 있다). 하지만 따로 단원을 분리한 이유는, 유견치의 치료에서는 상악 유전치의 치료에서와는 다르게 고려해야 할 점들이 있기 때문이다. 또한 유견치 지르코니아 기성 크라운은 임상적, 심미적인 결과가 다른 크라운보다 더 만족스러우며, 구강 내에서 기능해야 하는 기간이 길기 때문에 더욱 그 의미가 크다고 생각된다.

01 유견치용 지르코니아 기성 크라운 치료에 있어서 고려할 점

1) Indication

유견치 지르코니아 기성 크라운 치료의 적응증은 유전치와 마찬가지로 광범위한 우식이 있거나, 치수 치료를 한 치아 등이 해당된다.

유치열에서는 primate space(발육 공간)가 존재한다(그림 3-1). 이 primate space는 상악 유견치의 근심과 하악 유견치의 원심에 존재하며, 향후 영구전치가 맹출할 때 치아의 배열을 돕는다. 하지만 최근에는 이 primate space가 없을 정도로 치아들이 비좁게 배열되어 있는 경우가 많으며, 이런 경우 유견치의 근원심 모두에 인접면 우식이 발생하는 경우도 흔히 발견된다(그림 3-2). 이러한 유견치 근원심의 인접면 우식은 측방 교합력이 가해지는 위치의 특성상 직접 수복으로 유지가 되기 어려운 경우가 많으며, 특히 상악 유견치의 경우는 비교적 늦은 시기에 영구치로 교환되기 때문에 수복물의 유지력이 매우 중요하다고 할 수 있다. 그러므로 유견치 우식의 치료에 있어서 직접 수복물로 유지되기 어려운 경우에는 크라운 수복이 필요할 것이다.

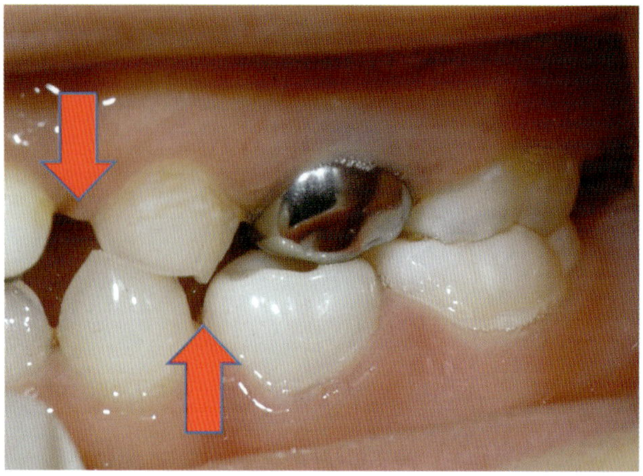

그림 3-1. Primate space.

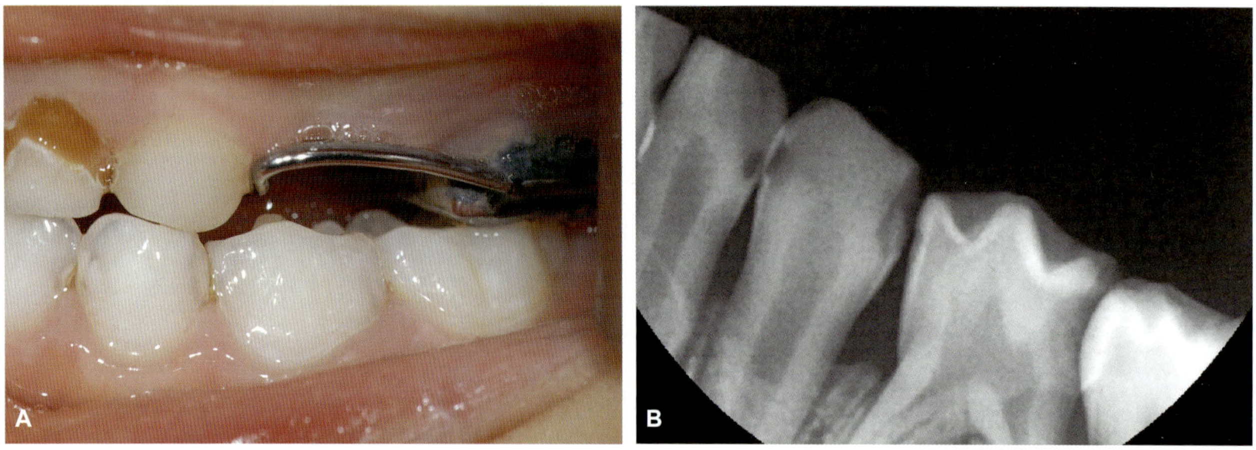

그림 3-2. A, 하악 좌측 유견치 주변에 crowding을 보이며, 인접면 우식이 관찰된다. B, 방사선사진에서 유견치의 근원심에서 인접면 우식을 확인할 수 있다.

2) 유견치용 지르코니아 기성 크라운의 형태

유전치용 크라운에서 언급한 것처럼, 술자는 유견치용 지르코니아 기성 크라운 또한 크라운의 형태를 잘 인지하고 그 형태와 가깝도록 치아 삭제를 시행해야 한다. 치아 삭제에 있어서 유견치부 크라운의 치경부는 거의 원형에 가까운 형태로, 큰 어려움 없이 삭제할 수 있다(그림 3-3). 하지만 유견치부는 교합적인 평가가 중요하기 때문에 치아 삭제 시 대합되는 치아와의 관계를 고려하여 절단연의 삭제 정도를 결정하는 것이 중요하다.

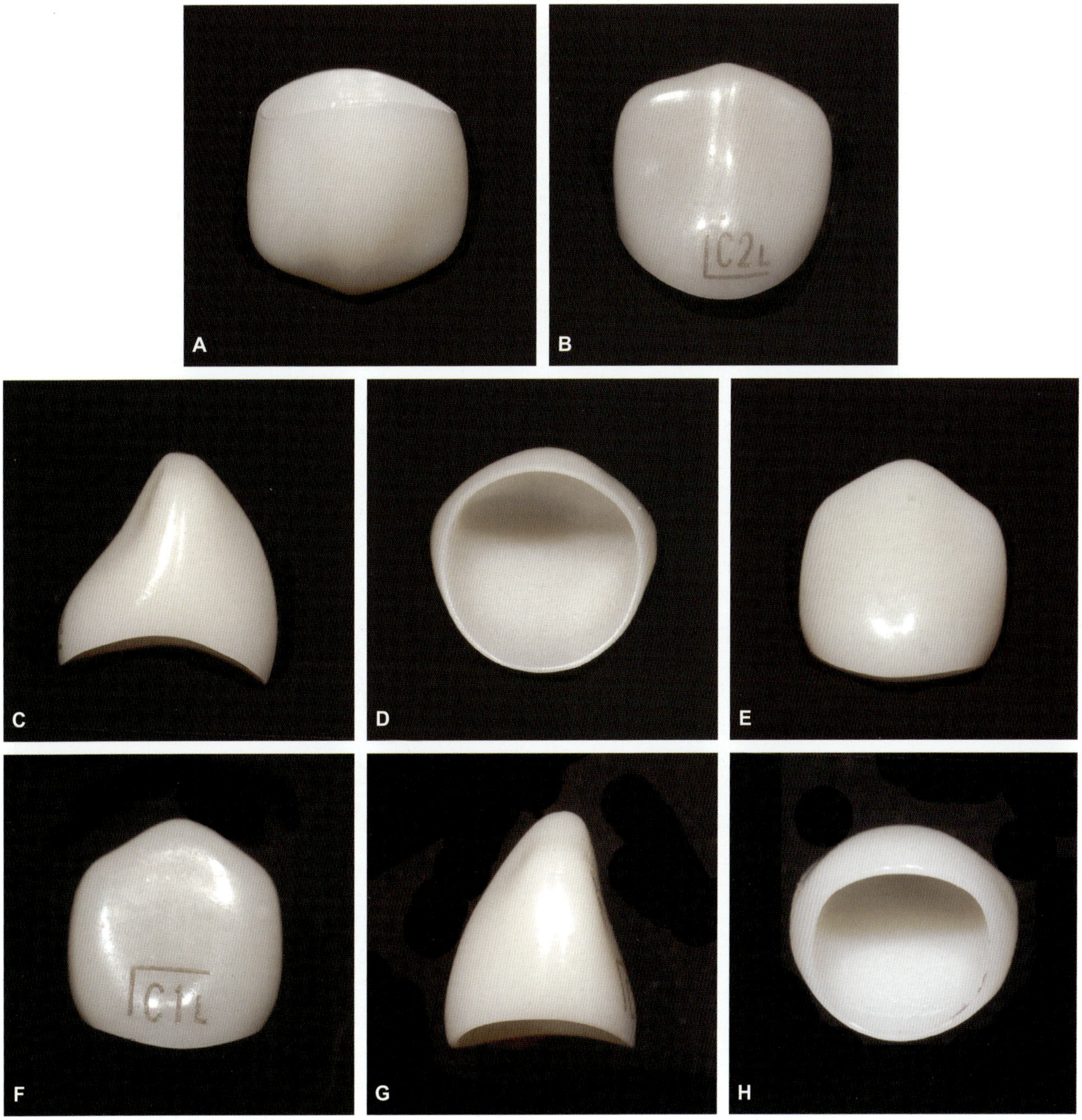

그림 3-3. A~D, 상악 유견치 크라운. A, 순측. B, 설측. C, 근심측. D, 치경부 margin 부위의 형태. E~H, 하악 유견치 크라운. E, 순측. F, 설측. G, 근심측. H, 치경부 margin 부위의 형태.

3) 주로 사용되는 size

유견치용 지르코니아 기성 크라운은 주로 **#1 또는 #2 size**의 크라운이 많이 사용된다(NuSmile® ZR crown 기준). 치아가 크거나 치아 사이 공간이 넓은 경우에는 **#3 size**도 많이 사용되기도 하며, crowding이 심하거나 치아가 작은 경우는 **#0 size**가 사용되는 경우도 있다(그림 3-4).

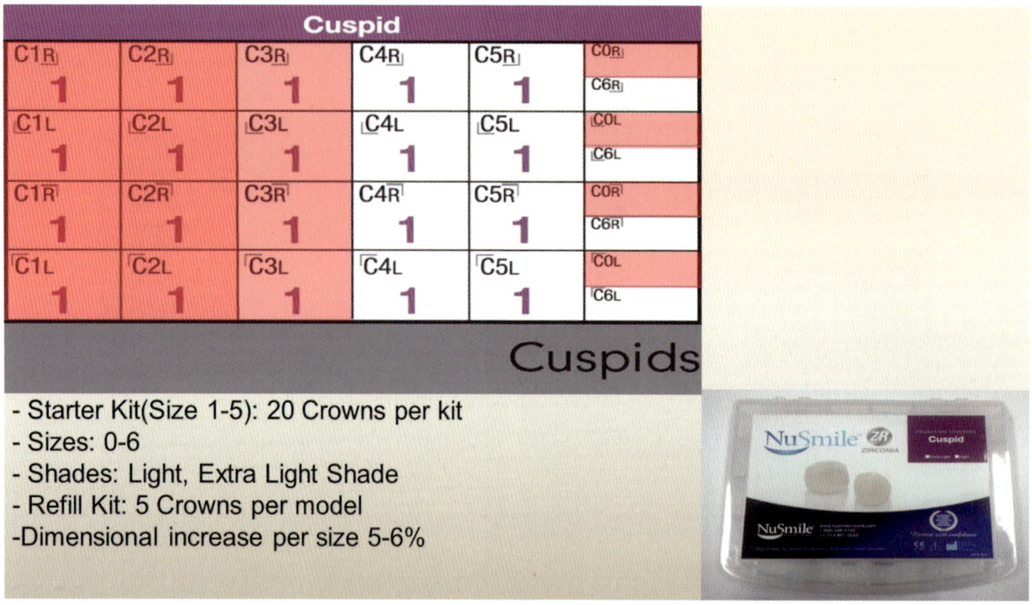

그림 3-4. 우리나라에서 판매되는 NuSmile® ZR crown의 유견치부 크라운.

유치용 지르코니아 기성 크라운의 size는 기본적으로 근원심 길이에 따라 정해진다. 원래의 치아 크기와 인접치와의 관계를 고려하면, 사용할 수 있는 size는 거의 정해져 있다고 할 수 있다. 하지만 유견치용 크라운은 다른 치아의 크라운에 비해 **size 결정에 있어서 어느 정도 숱자가 조절할 수 있는 여지**가 있다. 즉, crowding 때문에 크라운이 위치될 공간이 부족한 경우 크라운을 다소 rotation(치경부의 형태가 원형에 가깝기 때문에 크라운을 rotation 시켜도 seating에는 대부분 문제가 없다)시켜 위치하거나, 삭제량을 조절하여 작은 size의 크라운을 사용할 수도 있다(P.131 '임상 증례' 3 참고).

4) 교합 관계

유견치는 상악 유전치보다 더욱 더 교합 관계를 고려해야 한다. 유견치는 위치상 교합 시에 측방 교합력을 많이 받기 때문에, 상악 유전치 크라운에 비해 탈락될 가능성이 조금 더 높은 편이다.

시술 전에는 **대합치와의 교합 관계**를 꼭 확인해야 한다(그림 3-5). 부정교합이 있거나(예: 반대 교합인 경우의 하악 유견치) 우식으로 인해 대합치의 마모가 일어나지 않은 경우에 유견치 지르코니아 기성 크라운을 시술한다면, 술후에 대합치와 과도하게 교합될 가능성이 있다. 이런 경우 필요하다면 대합되는 유견치의 교합 조정을 시행해서, 크라운에 과도한 측방 교합력이 가해지지 않도록 조정한다(P.126 Case 1 참고).

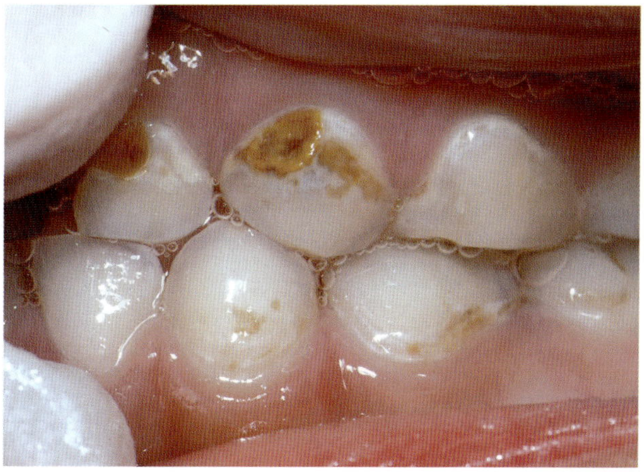

그림 3-5. 유견치에 지르코니아 기성 크라운을 시술하는 경우 술전에 견치 간 교합 관계를 확인하는 것이 꼭 필요하다.

Clinical Cases

Case 1. 대합치의 마모가 전혀 안 되어서 교합 조정한 증례 그림 3-6

상악 유전치나 유구치용 지르코니아 크라운도 모두 마찬가지지만, 유견치용 지르코니아 기성 크라운도 정상적인 해부학적 형태를 재현해서 크라운을 만들었다. 즉, 크라운의 치관 형태가 마모가 되지 않은 원래의 형태에 가깝다고 할 수 있다. 하지만 유견치에 크라운이 필요할 정도의 나이라면 적어도 만 4~5세 이상이라고 할 수 있고, 이 나이면 유견치는 어느 정도의 정상적인 마모가 진행되고 있을 것이다.

만약 비정상적인 교합 양상이나 과도한 우식에 의해서 대합되는 유견치에 마모가 거의 진행되지 않았다면, 유견치 지르코니아 기성 크라운을 시술했을 때 서로 대합되는 두 치아는 과도하게 교합될 가능성이 높다. 이런 경우에는 마모되지 않은 대합치를 적절하게 교합 조정해 주는 것이 필요하다. 자연치를 삭제하는 것에 대한 거부감을 가지기보다는 생리적인 마모가 진행되었어야 할 **비정상적인 치아를 교합 양상에 맞게 조절**해준다고 생각하는 것이 더 적절하다.

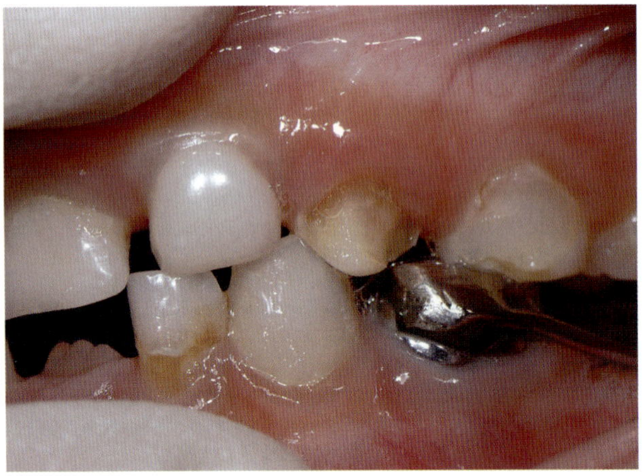

그림 3-6. A, 상악 좌측 유견치의 술전 사진. 기존에 있던 큰 수복물이 탈락되어 지르코니아 기성 크라운으로 수복하기로 결정하였다. 대합되는 하악 좌측 유견치는 마모가 거의 진행되지 않은 상태이다.

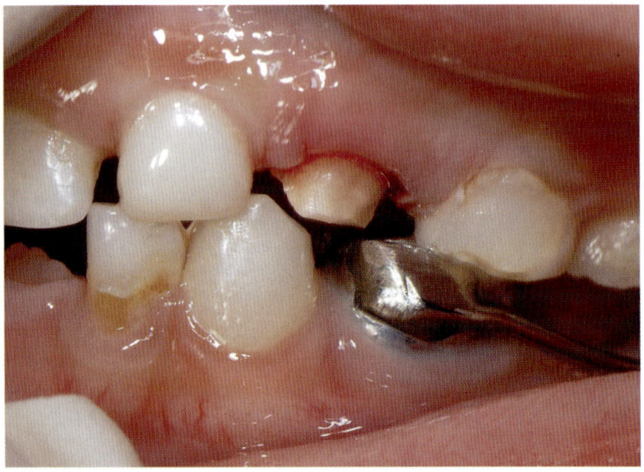

그림 3-6. B, 상악 좌측 유견치를 지르코니아 기성 크라운으로 수복하기 위해 치아 삭제를 마무리한 상태. 대합치와의 clearance가 아주 적다.

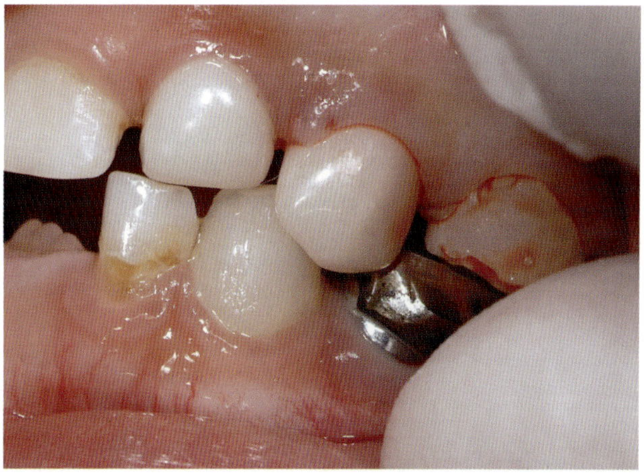

그림 3-6. C, 상악 좌측 유견치에 지르코니아 기성 크라운을 cementation 한 상태. 하악 좌측 유견치와 깊이 맞물려서 측방 교합력을 강하게 받을 것으로 예상된다.

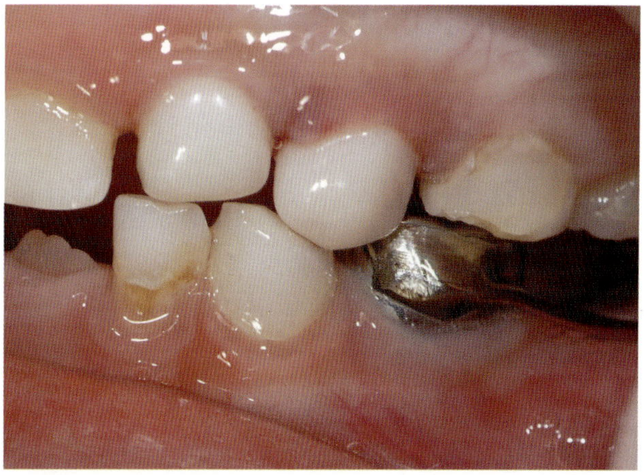

그림 3-6. D, 하악 좌측 유견치에 교합 조정을 시행하여 예상되는 교합 간섭을 제거한 상태.

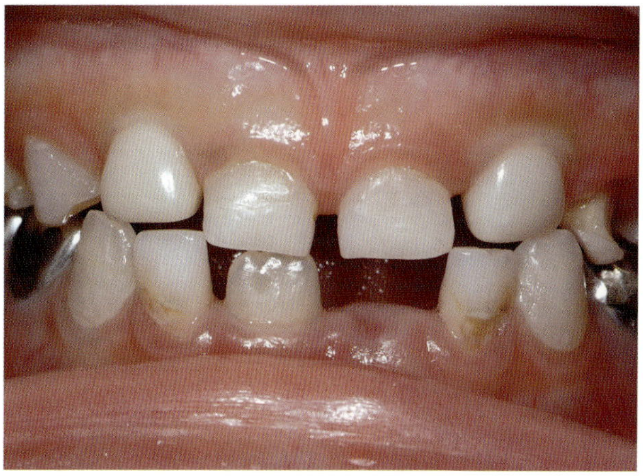

그림 3-6. E, 치료 전 교합 상태. 상악 좌측 유견치부에서 깊은 교합이 관찰된다.

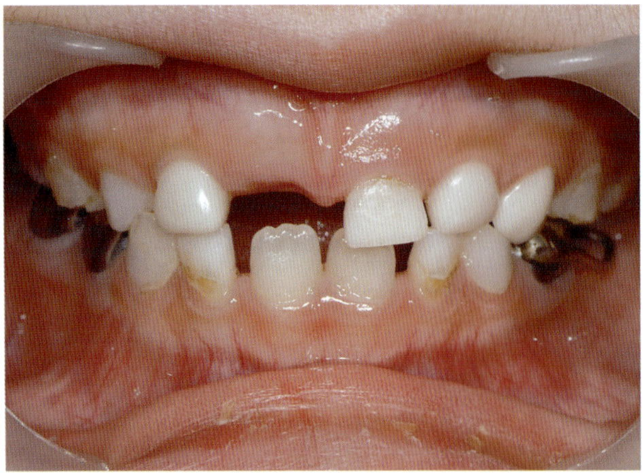

그림 3-6. **F,** 교합 조정 후 교합 상태.

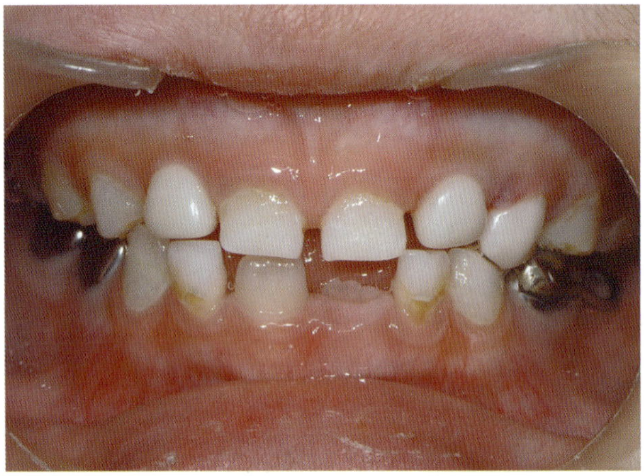

그림 3-6. **G,** 3개월 후. 정상적인 교합 양상을 보인다.

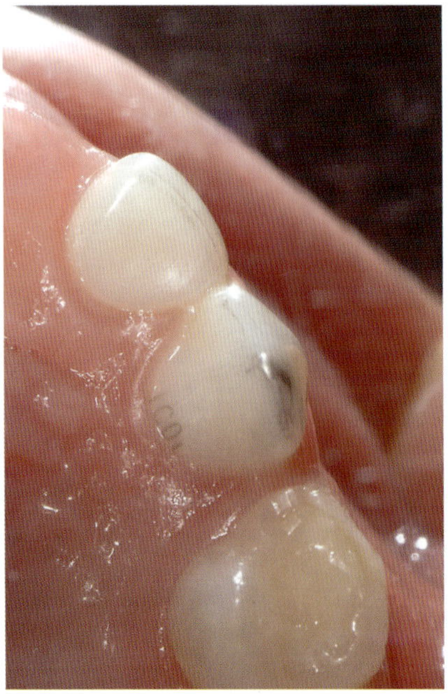

그림 3-6. **H,** 상악 좌측 유견치 크라운. 하악에 band와 대합되는 부위에는 stain이 생겼다.

Case 2. 반대교합을 보이면서 대합치도 지르코니아인 증례 그림 3-7

유견치에 지르코니아 기성 크라운을 시술한 이후에도 비정상적인 교합 양상으로 인해 과도한 측방력이 가해진다면 크라운은 탈락될 수도 있다. 우식의 정도가 심하고 남아있는 치질이 적다면 그럴 가능성이 더 높아진다.

만약 시술한 유견치 지르코니아 기성 크라운이 탈락한다면(이런 경우는 크라운 내면에 core나 치질이 함께 탈락되는 경우가 많다), 치은 하방 삭제를 통한 추가적인 유지력을 얻거나, post 등의 부가적인 유지력을 부여하고 재시술할 수 있다. 크라운의 cementation 후에는 교합관계를 평가하여 교합 간섭이 없도록 적절한 교합 조정을 시행해야 한다.

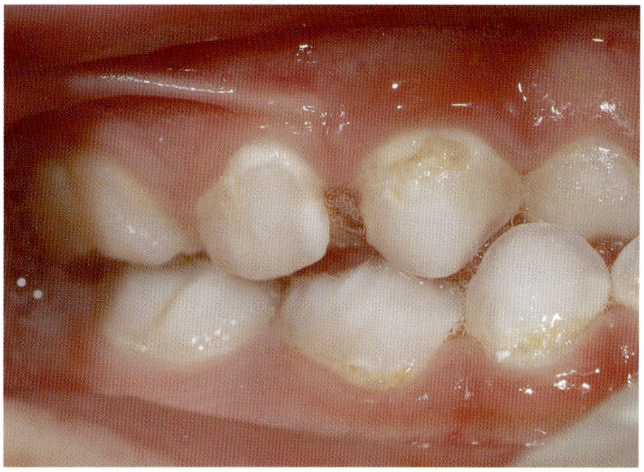

그림 3-7. A, 상하악 우측 유견치의 술전 임상사진. 구강 위생이 매우 불량하며 전반적인 탈회와 우식이 보인다.

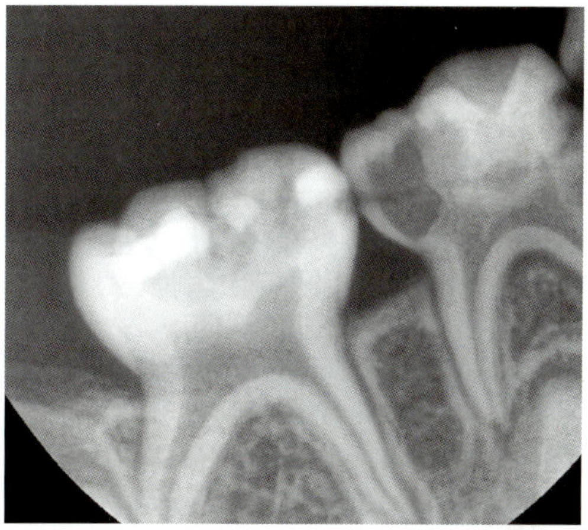

그림 3-7. B, 술전 방사선사진. 인접면 접촉이 tight해서 임상사진에서는 잘 보이지 않던 광범위한 인접면 우식을 관찰할 수 있다.

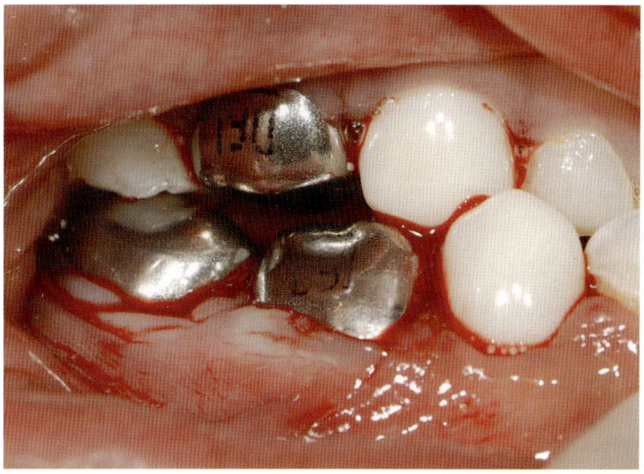

그림 3-7. C, 치료 직후의 사진. 상하악 우측 유견치는 지르코니아 기성 크라운으로 수복하였으며, 유구치는 SSC로 수복하였다. 구강 위생이 매우 불량하고 치은염이 심한 상태이므로 많은 출혈을 보인다.

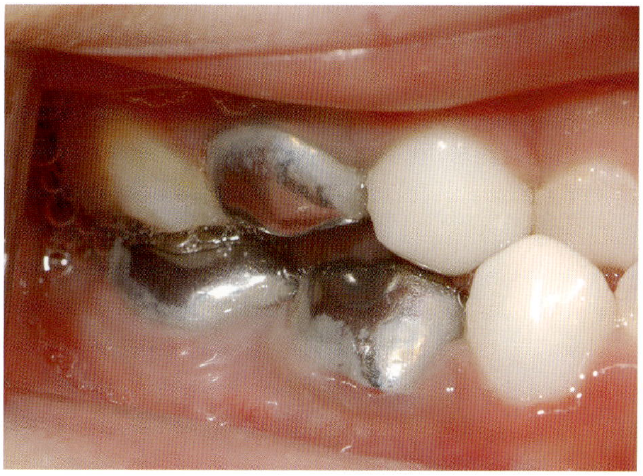

그림 3-7. D, 치료 3주 후 사진. 여전히 구강 위생 관리는 전혀 안 되고 있어서, SSC 표면에 많은 플라그의 침착을 볼 수 있다. 지르코니아 기성 크라운의 표면은 광택의 정도가 매우 높기 때문에 플라그의 침착은 없지만, 주변 치은의 염증 소견이 관찰된다.

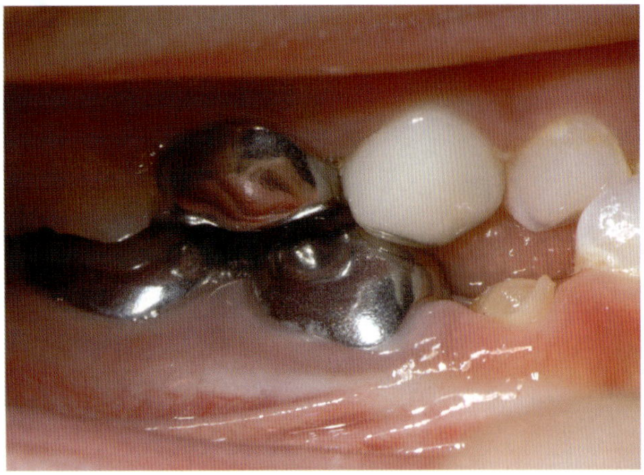

그림 3-7. E, 치료 4개월 후. 하악 유견치의 크라운이 탈락되었다. 구강 위생은 어느 정도 개선되었으나, 반대 교합 관계에서 가해진 측방 교합력에 의해 크라운이 core와 함께 탈락되었다.

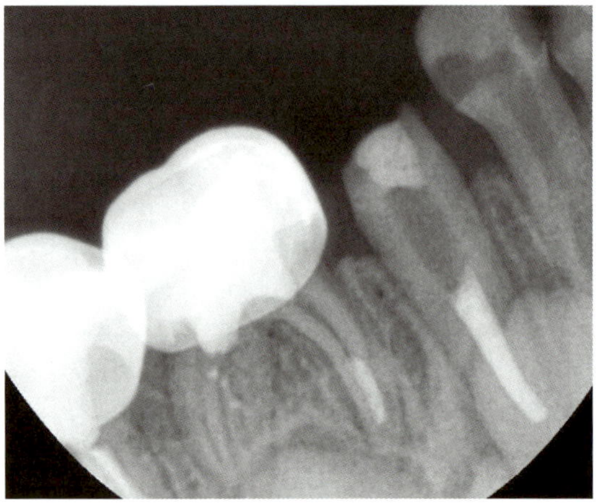

그림 3-7. F, 치료 4개월 후 방사선사진. 치은 하방으로 어느 정도의 건전한 치질을 관찰할 수 있다.

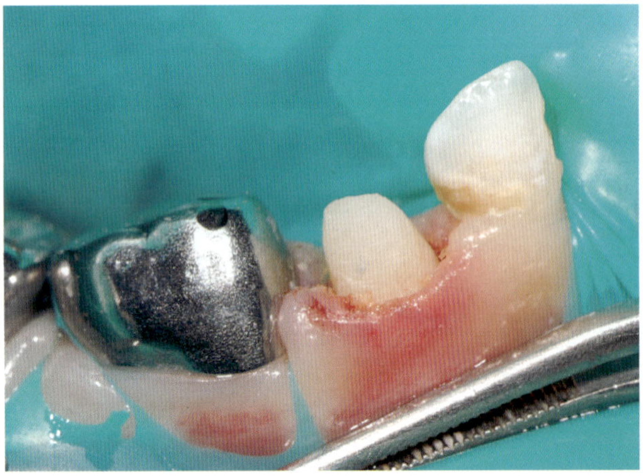

그림 3-7. G, Core를 형성하고 치은 하방으로 치아 삭제를 시행한 상태.

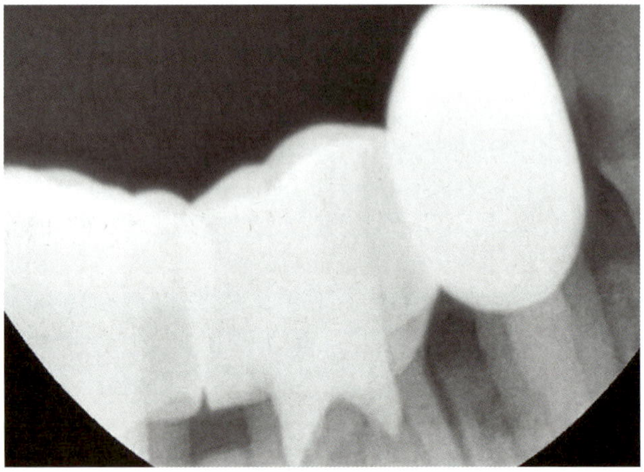

그림 3-7. H, 크라운 재부착 후 방사선사진.

03

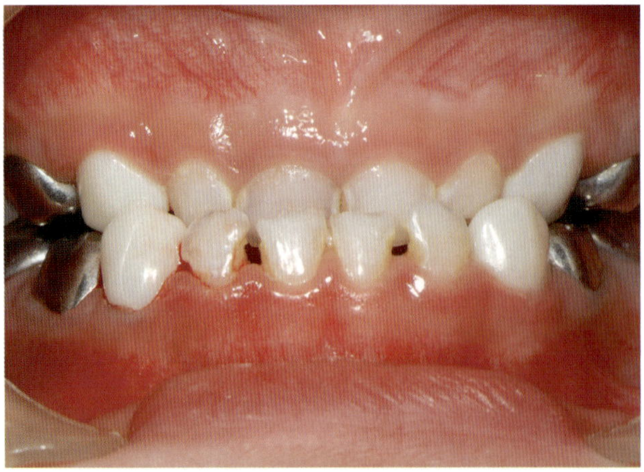

그림 3-7. I, 크라운 재부착 후 정면 임상사진. 골격적으로 깊은 반대 교합을 보인다. 4개의 유견치 모두가 지르코니아 크라운으로 수복되어 있어서 교합 조정은 매우 어려운 상태이다.

Case 3. 치아 사이 공간이 매우 좁은 경우의 유견치 지르코니아 기성 크라운

그림 3-8

앞서 언급한 것처럼, 유견치 지르코니아 기성 크라운의 수복에 있어서 치아 사이 공간이 매우 좁은 경우 크라운을 다소 rotation시켜서 위치시킬 수도 있다. 유치열에서 크라운을 필요로 할 만큼 우식이 깊은 경우에, 악궁이 좁고 치아 사이 contact이 매우 tight하거나 crowding을 보이는 경우가 많다. 이런 경우 유견치의 수복은 횡적으로 치아 사이의 공간을 고려해야 하면서 또한 수직적으로는 교합 양상을 고려해야 하기 때문에, 유전치나 유구치 수복에 비해 어려운 경우가 많다. 본 증례에서는 유전치와 유견치, 유구치까지 다수의 지르코니아 기성 크라운이 사용되었으며, 장기적으로 치료 결과를 주시하고 있다.

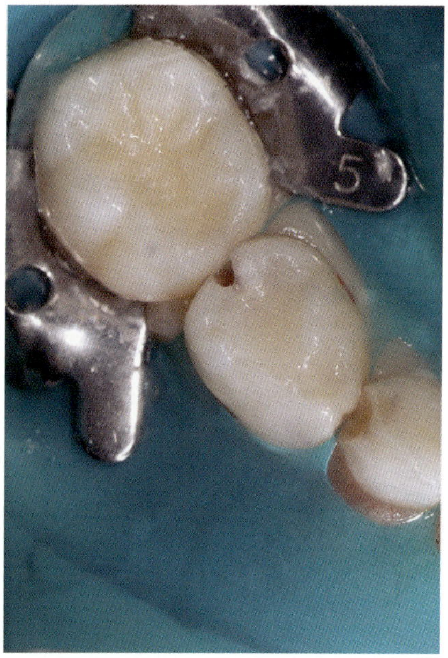

그림 3-8. A, 하악 우측 유견치와 유구치의 치료 전 사진. 인접면 우식을 관찰할 수 있으며, 원래 치아 사이 공간이 좁은 상태에서 우식의 진행으로 인해 치아가 이동되어 공간이 더 좁아져 있다.

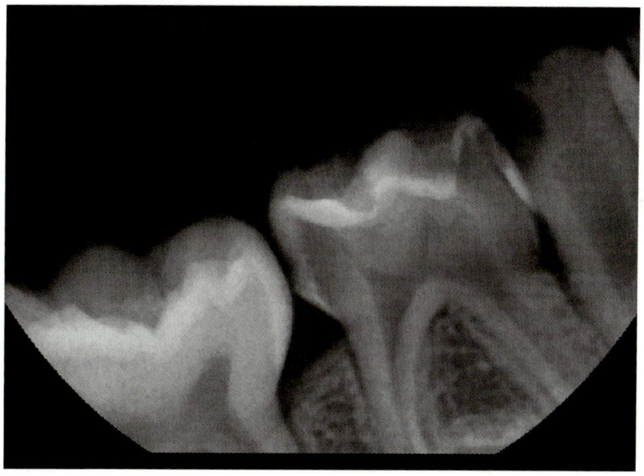

그림 3-8. B, 치료 전 방사선사진.

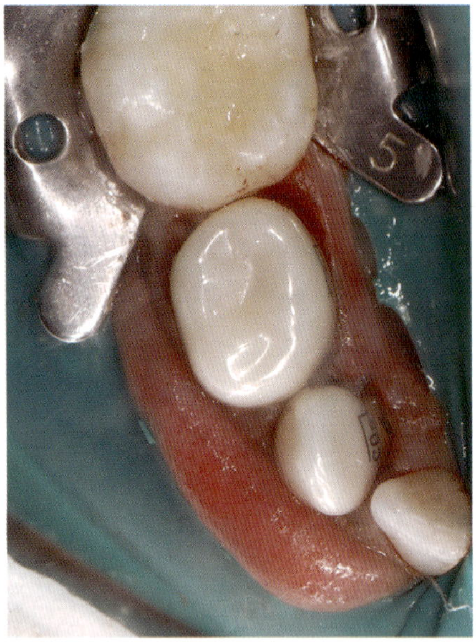

그림 3-8. C, 치료 후 사진. 유견치는 가장 작은 #0 size 크라운을 사용하여도 인접면의 공간이 부족하여, 협측으로 살짝 rotation해서 위치시켰다.

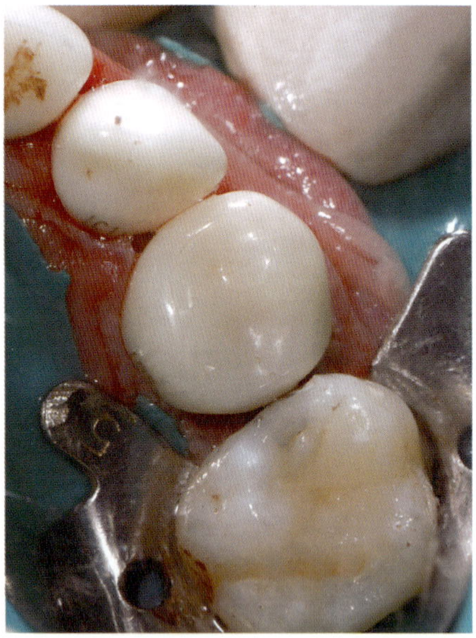

그림 3-8. D, 상악 좌측 유견치와 유구치 사진. 같은 이유로 유견치와 제1유구치를 지르코니아 기성 크라운으로 수복했으며, 유견치 역시 좁은 공간으로 인해 다소 rotation된 상태이다.

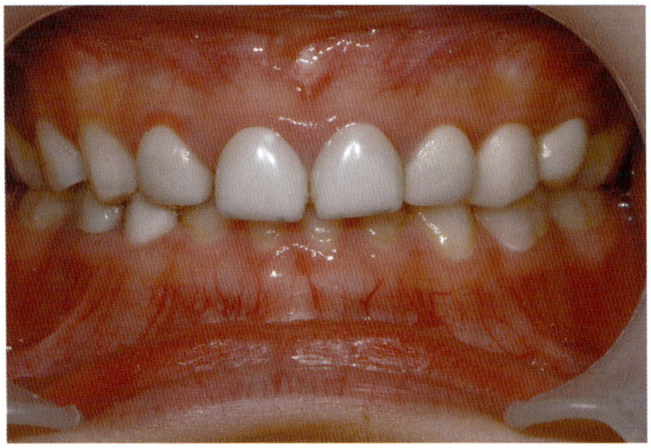

그림 3-8. E, 치료 7개월 후. 정면 사진. 상악 유전치부는 3년 전 ZIRKIZ® crown으로 수복하였다.

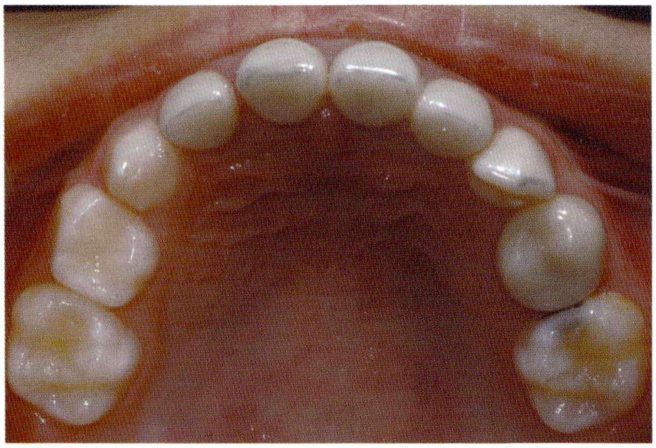

그림 3-8. F, 상악 교합측 사진.

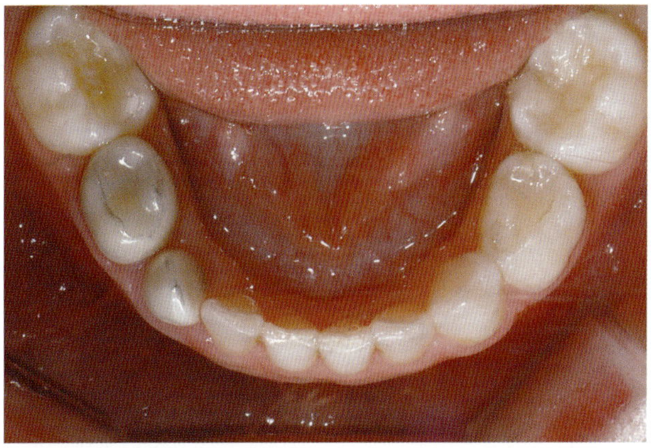

그림 3-8. G, 하악 교합측 사진.

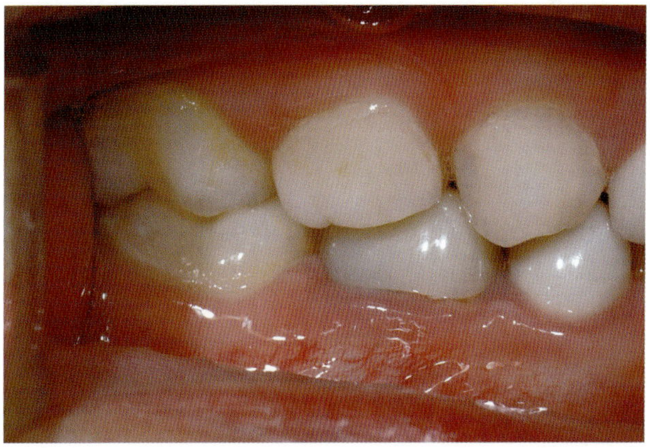

그림 3-8. H, 우측 교합 사진.

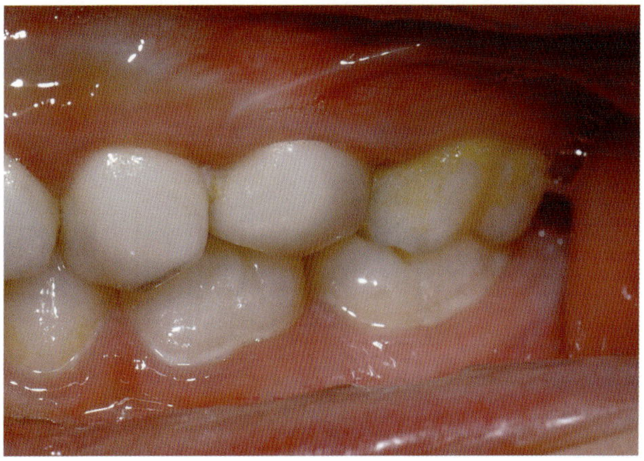

그림 3-8. I, 좌측 교합 사진. 안정적인 결과를 보여주고 있다.

제 4 장 유구치용 지르코니아 크라운

01 유구치용 크라운과 SSC

유구치에서 치아우식증이나 선천적 발육 이상, 또는 외상으로 인해 광범위한 치질 손상이 있는 경우는 크라운으로 수복해야 한다. 유치, 특히 유구치의 목적은 영구치가 맹출될 때까지 저작 기능을 제공하며, 영구치의 맹출 공간을 유지하는 역할을 한다. 또한 심미적으로도 문제가 없이 잘 유지되어야 한다. 이러한 유구치의 목적을 달성하기 위해서는 손상 받은 치아에 대한 적절한 진단과 치료가 필요하다. 즉, 직접 수복만으로 정상적인 탈락 시기까지 유치가 유지되기 어렵다면, 크라운으로 수복하는 것을 고려해야 한다(그림 4-1).

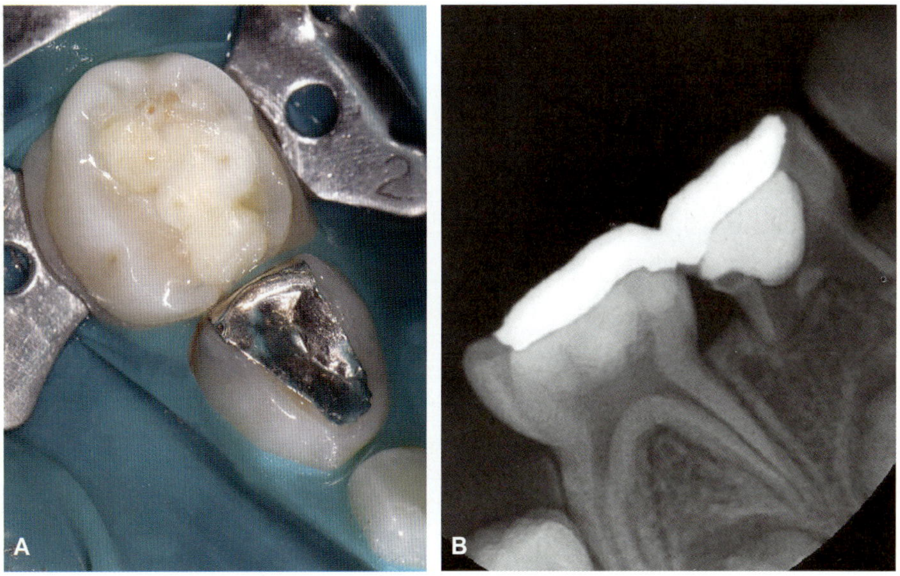

그림 4-1. A, 하악 우측 제1유구치의 metal inlay. 일본에서 시술 받았다. B, 방사선사진. Pulpotomy 후 metal inlay를 한 상태로 수복물 하방의 2차 우식이 관찰되며 치근이 이미 흡수된 상태이다.

유구치 치료에 있어서 직접 수복물(composite resin이나 glass ionomer 등)로 수복되기 어려운 경우에는 크라운을 고려해야 하며, 지금까지 대부분의 경우는 stainless steel crown(SSC)을 사용해왔다. SSC는 1950년 Humphrey에 의해 소개되었으며, 현재까지도 널리 사용되어오고 있다. SSC는 기성 금속관(ready-made crown)으로서, 치질의 삭제량이 주조 금관(casting crown)에 비해 적고, 치관의 근원심 회복을 쉽게 할 수 있으며, 치아의 해부학적 형태와 저작기능의 회복이 용이하다. 또한 조정이 간편하고, 기공 과정이 필요하지 않아서 한 번의 내원으로 수복이 가능하며, 추가적인 기공 비용이 들지 않기 때문에 경제적으로도 유리한 편이다. 하지만 심미적인 면에서 금속색을 보여서 환자나 보호자들에게 환영받지 못하는 단점이 있다.

02 SSC의 적응증

- 와동의 크기가 크거나 다발성 우식병소를 가진 유치(또는 미성숙 영구치)
- 형성부전과 같은 발육이상을 가진 치아
- 치수 치료를 받아서 치관이 약화된 치아
- 파절된 치아
- 우식감수성이 높아서 우식의 재발 가능성이 높은 치아
- 유착(ankylosis)으로 저위 교합된 치아의 교합 고경 회복

03 유구치용 지르코니아 기성 크라운

앞서 언급한 것처럼, 시대의 변화에 따라 환자나 보호자의 심미적 요구가 점점 커지고 있다. 이에 유전치용 지르코니아 기성 크라운이 2010년경에 처음 개발되었으며, 그 이후 유구치용 지르코니아 기성 크라운도 출시되었다. 유구치용 지르코니아 기성 크라운은 SSC가 사용될 수 있는 모든 경우에 동일하게 사용될 수 있으며, 금속 크라운에 비해 훨씬 더 심미적이므로 환자나 보호자들이 더욱 선호한다(그림 4-2).

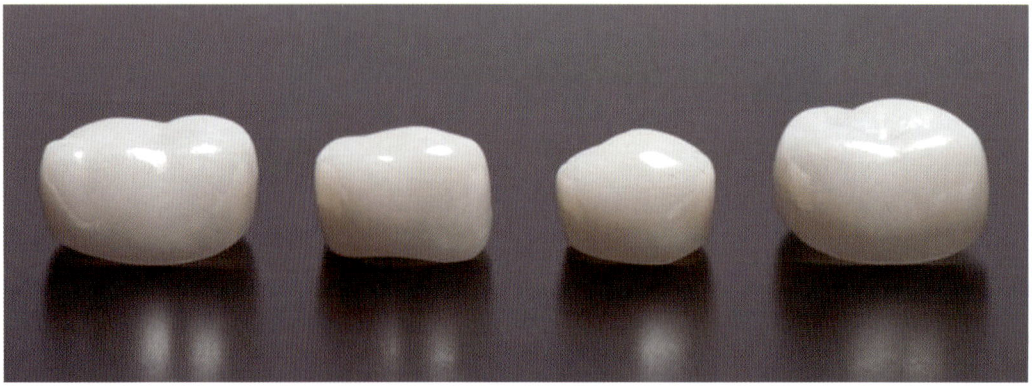

그림 4-2. 유구치용 지르코니아 기성 크라운.

일반적으로 유치열기(또는 혼합치열기)에서 크라운이 필요한 경우는 유전치부보다 유구치부에서 그 빈도가 훨씬 많다. 유전치부는 크라운 등의 적극적인 치료가 아닌 좀 더 보존적인 치료가 가능하며, 유구치에 비해 발거 시기가 더 이르다. 또한 소자녀 시대에 보호자들의 구강건강에 대한 관심이 높아지면서 유전치부의 우식 이환율이 줄어드는 추세이다. 이런 이유로 유전치부에서 크라운을 사용해야 하는 빈도는 점점 더 낮아지고 있다.

반대로 유구치부에서는 우식에 이환되는 빈도가 예전에 비해 더 높아지고 있다. 특히 soft diet 등의 영향으로 어린이의 악골이 예전에 비해 좁아졌으며, 이런 이유로 **유구치 인접면** 우식은 점점 더 늘어나는 추세이다. 유구치 인접면 우식은 어느 정도 진행이 된 경우 보존적인 처치가 어려우며 정상 발거 시기가 늦기 때문에 비교적 오래 사용해야 한다. 이런 이유로 **유전치부에 비해서는 유구치부에서 크라운으로 치료해야 하는 경우가 훨씬 많다**고 할 수 있다. 저자의 진료실에서 시술되고 있는 지르코니아 기성 크라운의 case들을 살펴보면, 유전치부에 비해 유구치부 지르코니아 기성 크라운의 시술 빈도가 비교할 수 없을 정도로 많다.

유전치부 지르코니아 기성 크라운은 기존의 유전치부용 크라운을 모두 대체했다고 할 수 있을 정도로 널리 사용되고 있다. 하지만 유구치부에는 여전히 SSC가 많이 사용되고 있다. 유구치부는 유전치부에 비해 심미적으로 중요도가 덜하며, SSC는 수십 년간 사용되어 그 효용성이 증명되어 왔기 때문이다. 또한 유구치용 지르코니아 기성 크라운은 유전치용 지르코니아 기성 크라운에 비해 늦게 소개되었으며, 익숙하게 사용할 수 있는 치과의사가 아직은 많지 않다.

하지만 유구치부에서도 심미적인 요구가 점점 더 증가하고 있으며, 치과의사들이 유구치용 지르코니아 기성 크라운의 사용에 대해서도 예전보다 더 관심을 갖고 적극적으로 시술하는 추세이다. 그러므로 장기적으로는 **유구치용 지르코니아 기성 크라운이 유전치용에 비해서 더 많이 사용될 전망**이다. 유치용 지르코니아 기성 크라운의 사용을 유전치부에만 국한하지 말고 유구치부에도 적극적으로 사용하는 것이 치과의사에게도 경영적인 측면에서 더 도움이 될 것이다.

04 시술 과정(QR 12~15)

QR 12.
유구치부 지르코니아 기성 크라운 술식의 전체적인 과정-NuSmile® 제공 by Dr. Sung-Ki Kim(Korea).

QR 13.
유구치부 지르코니아 기성 크라운 술식 by Dr. William Waggonner.

QR 14.
유구치부 지르코니아 기성 크라운 술식 -NuSmile® 제공.

QR 15.
유구치부 지르코니아 기성 크라운 술식 by Dr. Jorge Casian Adem.

1) Case selection

유구치용 지르코니아 기성 크라운은 SSC가 사용되는 모든 증례에 사용될 수 있다. 다만, 초보자의 경우 crowding이나 치아의 형태가 비정상적인 증례는 피하는 것이 좋다. 지르코니아 기성 크라운은 형태를 변형시키는 데 있어서 제약이 있기 때문이다. 하지만 이런 경우도 치아 삭제를 조절하거나 narrow crown(P.151 참고)을 사용해서 해결할 수 있다. 일반적으로 제2유구치(#E)보다는 제1유구치(#D)에 크라운이 필요한 경우가 더 많으며 상악보다 하악이 심미적으로 더 중요하기 때문에, 모든 유구치 중 **하악 제1유구치**에 지르코니아 기성 크라운이 사용되는 빈도가 가장 높다.

2) Size의 결정

유전치부에서와 마찬가지로 근원심 길이를 기준으로 하여 적절한 크라운의 크기를 결정한다. 구강 내에서는 try-in crown을 사용하는 것이 효율적이다(그림 4-3).

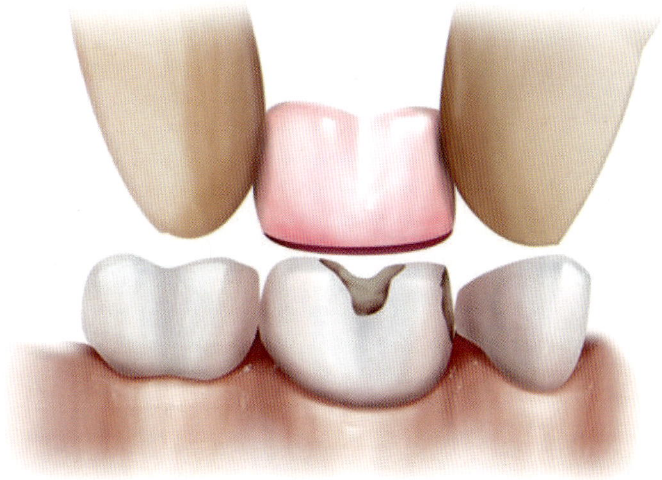

그림 4-3. Try-in crown을 사용하여 적절한 크라운의 size를 결정한다.

3) Tooth preparation

(1) 교합면 삭제(Occlusal preparation)

Football shape bur나 coarse한 diamond bur(또는 술자의 취향에 맞는 형태의 bur)를 사용하여 교합면 삭제를 시행한다. 교합면의 형태에 따라 1~2mm 정도 삭제를 한다(그림 4-4).

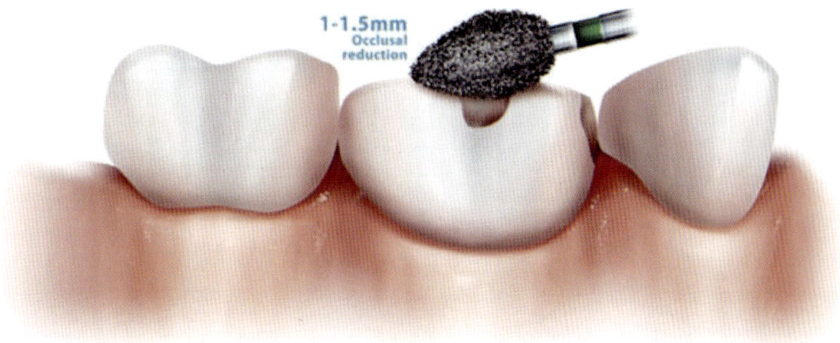

그림 4-4. 교합면 형태와 유사하게 1~2mm 정도 교합면 삭제를 시행한다.

(2) 축면 삭제: 치은연상 삭제(Axial preparation: supra-gingival preparation)

굵고 coarse한 diamond bur를 사용하여 치은연상 삭제를 먼저 시행한다(그림 4-5). Preparation guide를 참고하여 크라운의 내면 형태에 가깝도록 치은연상 부위 치아 삭제를 하면 치경부에 자연스럽게 shoulder 형태의 margin이 형성된다.

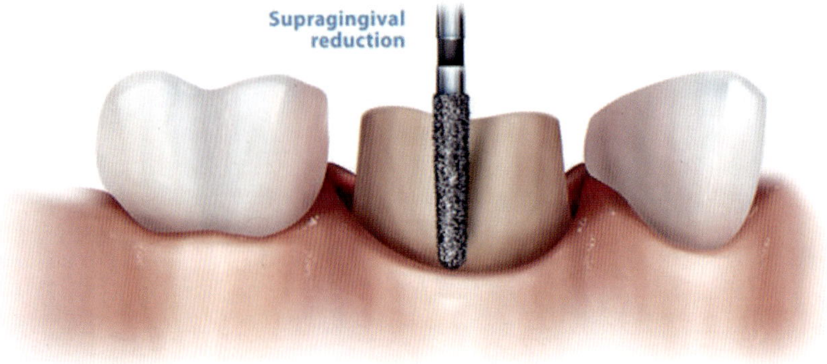

그림 4-5. 치은이 손상되지 않도록 조심스럽게 치은 연상 삭제를 시행한다.

(3) 축면 삭제: 치은연하 삭제(Axial preparation: sub-gingival preparation)

가늘고 fine한 diamond bur를 사용하여 치은연하 삭제를 시행한다(그림 4-6). 치은연상 삭제 시 형성되었던 shoulder margin을 제거한다는 느낌으로 삭제를 하면 치은연상 삭제와 치은연하 삭제가 부드럽게 이행될 것이다. 치은연하 삭제는 치은 하방으로 1~2mm 정도까지 시행한다.

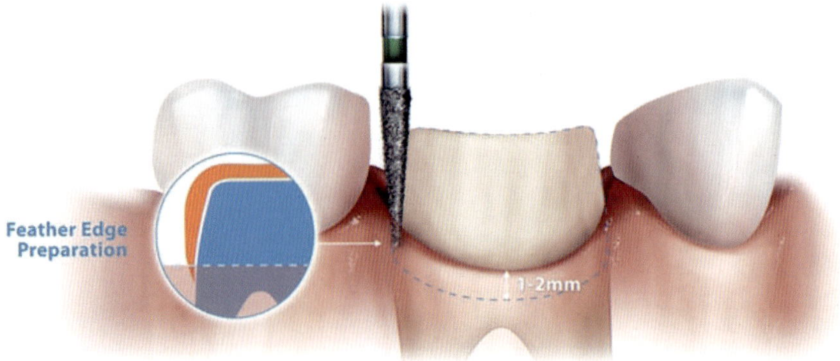

그림 4-6. 얇고 fine한 diamond bur를 사용하여 1~2mm 정도 치은 하방 삭제를 시행한다.

(4) 삭제의 마무리(Round line angles)

남아 있는 line angle을 제거하고 각진 부분이 없도록 한다. 전체적인 치아 삭제량은 20~30% 정도에 이른다(그림 4-7).

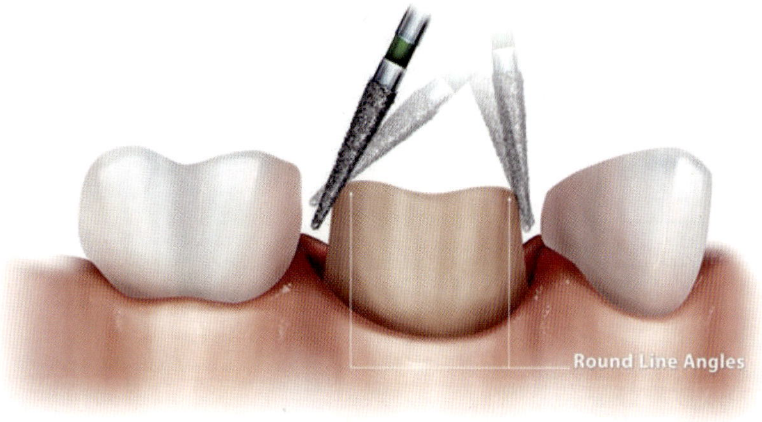

그림 4-7. 전체적인 치아 삭제량은 20~30% 정도에 이른다.

Writer's comments

유구치(또는 유견치) 지르코니아 기성 크라운의 삭제를 손쉽게 하는 법(QR 16~18)

QR 16.
저자의 유구치부 지르코니아 기성 크라운 삭제와 시술 전 과정 동영상: 제1유구치.

QR 17.
저자의 하악 제1유구치 지르코니아 기성 크라운 삭제 과정.

QR 18.
저자의 유구치부 지르코니아 기성 크라운 삭제와 시술 전 과정 동영상: 제2유구치.

유구치 지르코니아 기성 크라운을 처음 시술하는 경우, 치아 삭제 단계에서 시간이 많이 걸리게 된다. 이것은 기존의 SSC를 위한 삭제와 지르코니아 기성 크라운을 위한 삭제가 분명히 다르기 때문이다. 특히 지르코니아 기성 크라운의 삭제에 있어서 치은연하 삭제는 필수적이며, 크라운이 seating되지 않는다면 치은연하 삭제가 부족한 경우가 대부분이다.

유구치 지르코니아 기성 크라운의 삭제를 좀 더 손쉽게 하는 방법을 간단히 설명하면 다음과 같다.

1. **교합면 삭제**
2. **Preparation guide의 형태에 맞게 치은연상 삭제**
3. **치은연상 삭제로 형성된 shoulder margin을 제거하면서 치은연하 삭제**

교합면 삭제를 한 후, 굵고 거친 diamond bur(예: TF-13C)(그림 4-8A)를 사용하여 preparation guide의 형태와 유사하게 치은연상 삭제를 시행한다. 치은이 상하지 않도록 조심스럽게 삭제를 하면, 치경부에 자연스럽게 shoulder margin이 형성된다(그림 4-8B, C).

치은연하 삭제를 위해서는 좀 더 가늘고 fine한 bur(예: TC-11)(그림 4-8D)를 사용하여, 이미 형성된 shoulder margin을 제거한다는 느낌으로 치은연하까지 삭제를 한다(그림 4-8E). 치아 삭제가 마무리된 후 try-in crown을 시적할 때, 크라운의 margin은 치은 하방으로 위치해야 한다(그림 4-8F~J).

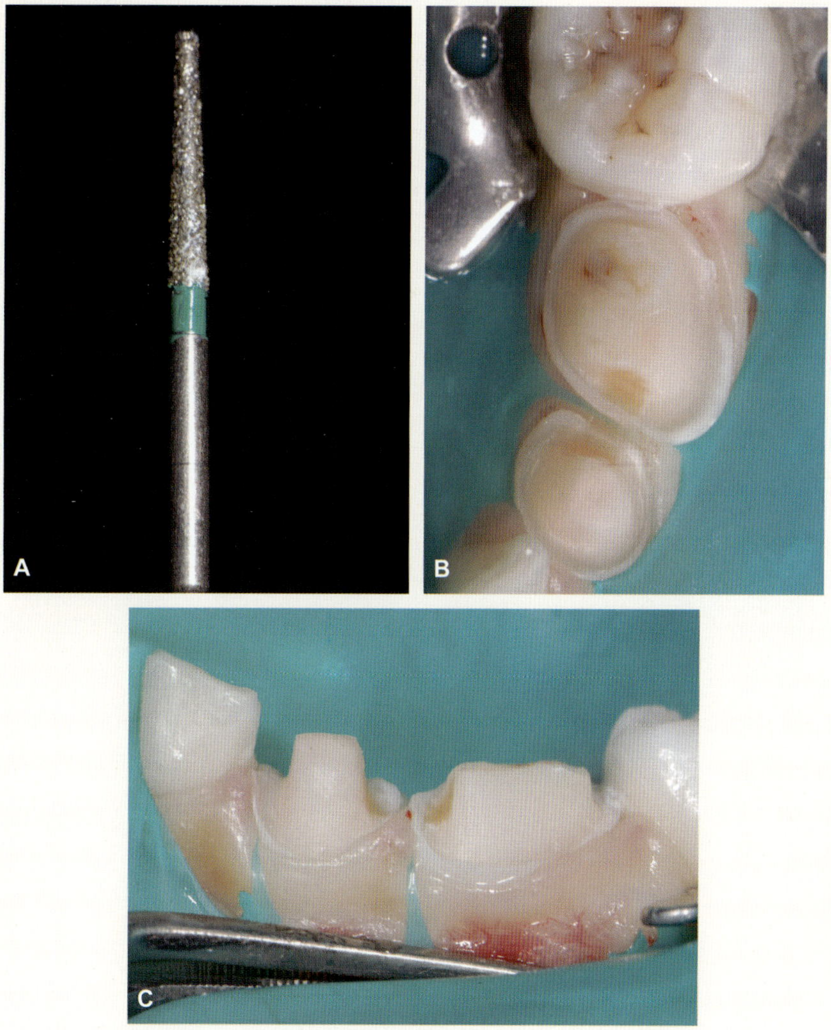

그림 4-8. A, 치은연상 삭제를 위한 bur. B, 치은연상 삭제가 완료된 상태. 교합면에서 본 모습. Preparation guide의 형태와 유사하게 삭제한다. C, 협측에서 본 모습. 치은연을 따라 shoulder margin이 형성되었다. *(계속)*

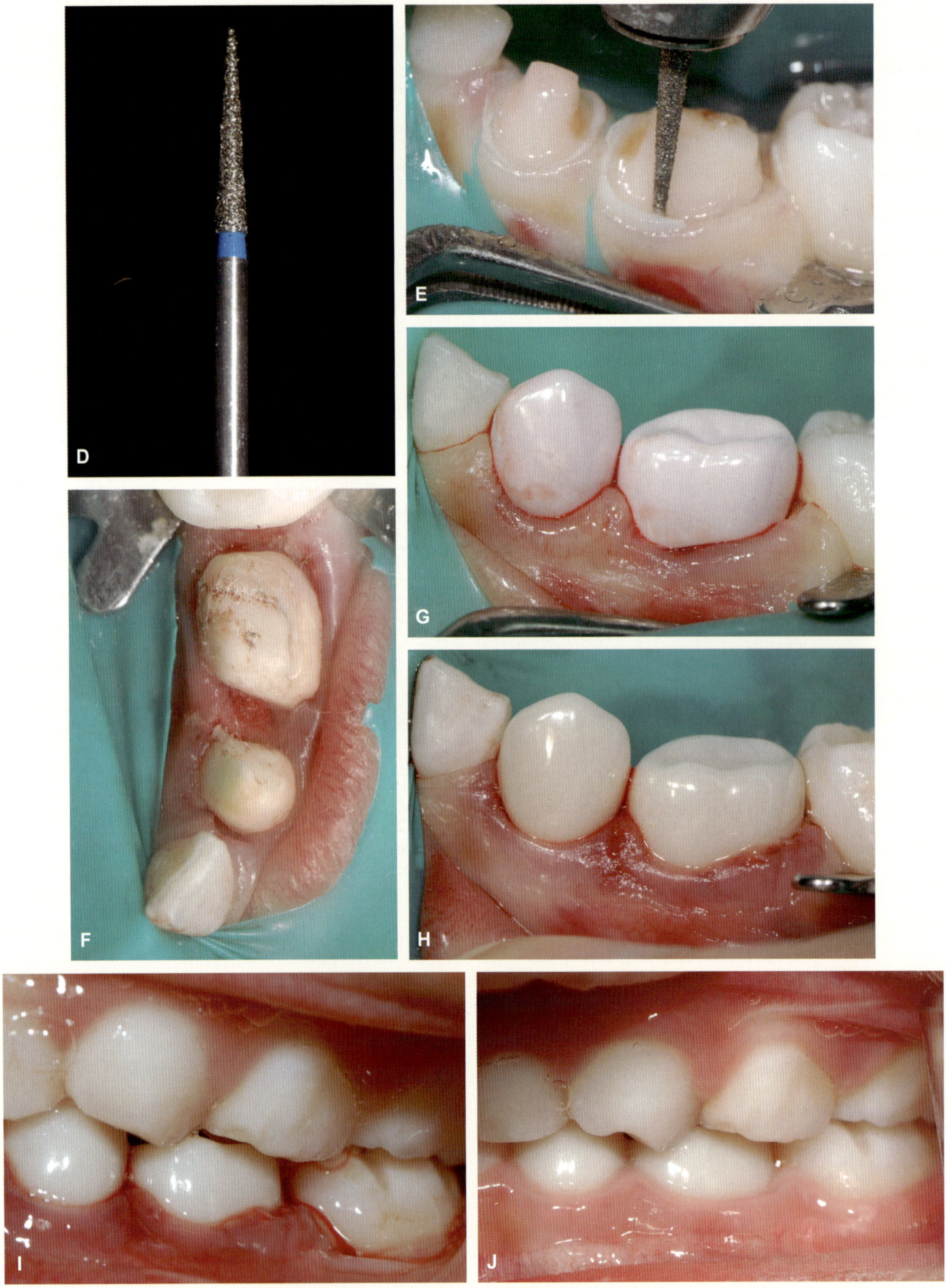

그림 4-8. *(계속)* **D,** 치은연하 삭제를 위한 bur. **E,** 치은연하 삭제는 이미 형성되어 있는 shoulder margin을 제거하는 느낌으로 시행한다. **F,** 치아 삭제가 마무리 된 상태. **G,** Try-in crown을 시적한 상태. 크라운의 margin은 치은 하방으로 위치해야 한다. **H,** Cementation 직후. **I,** 술후 교합 상태. **J,** 치료 10개월 후. 자연치와 크라운의 구별이 어려울 정도로 치은이 잘 치유되었다.

4) 시적(Try-in)

어느 정도 삭제가 되었다면 try-in crown을 이용하여 시적해 본다(그림 4-9). 조심스럽게 크라운을 위치시키면서 어느 부위에서 간섭이 있는지를 확인하고 그 부위를 추가적으로 삭제한다. 크라운의 **margin은 치은 하방으로 위치되어야 하며, margin이 노출되어서는 안 된다.** 앞에서 언급한 것처럼 지르코니아 기성 크라운의 삭제는 SSC의 삭제와는 분명히 다르며, 특히 크라운은 완전히 passive하게 seating되어야 한다. SSC를 위한 삭제를 할 때의 습관처럼 undercut이 남아 있는 부위에 과도한 힘을 가하면서 시적을 한다면 크라운은 정확한 위치에 seating이 되지 않거나 파절될 수도 있다. 그러므로 지르코니아 기성 크라운을 시적할 때에는 try-in crown을 천천히 위치시킨 후에, 완전히 seating되지 않고 걸리는 부분이 느껴지면 크라운을 제거하고 그 부위를 다시 삭제하도록 해야 한다.

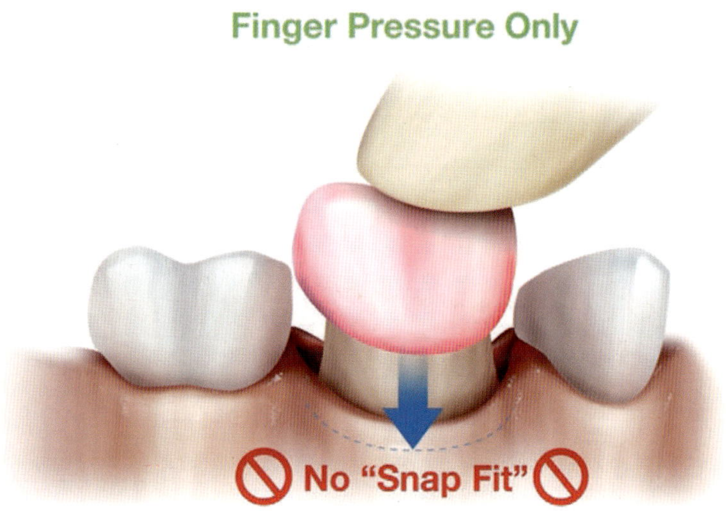

그림 4-9. Try-in crown을 이용하여 시적해 본다.

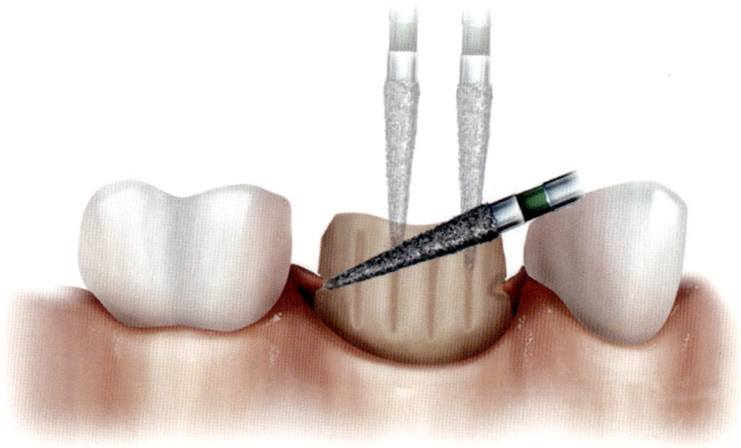

그림 4-10. 필요한 경우 치축에 평행하게 retentive groove를 부여할 수 있다.

5) 우식의 제거와 치수 치료, core build-up

치아 삭제와 우식제거 및 치수 치료는 순서를 바꿔도 된다. 하지만 일반적으로는 치아 삭제를 먼저 시행하는 것이 시술 시간을 줄여준다.

치아 삭제가 끝났다면 남아있는 우식을 제거하고 필요한 경우 치수 치료를 시행하고 core를 형성한다.

6) 혈액과 타액에 의한 오염의 관리(Hemorrhage and saliva control)

치아 삭제가 완전히 끝나고 술자가 원하는 위치에 crown이 seating되는 것을 확인하였다면, 타액과 출혈에 의한 오염을 관리하고 cementation을 할 준비를 한다(그림 4-11). 유구치부는 유전치부에 비해 치은염의 빈도가 낮은 편이라서 삭제 후 출혈은 적은 편이다. 치은연하 삭제 시에 치은조직이 상하지 않도록 조심스럽게 삭제했다면 빠른 시간 내에 출혈은 멈출 것이다. 하지만 인접면 우식으로 인해 유구치 사이 치은에 염증이 존재한다면 지혈시간이 좀 더 필요할 수 있다.

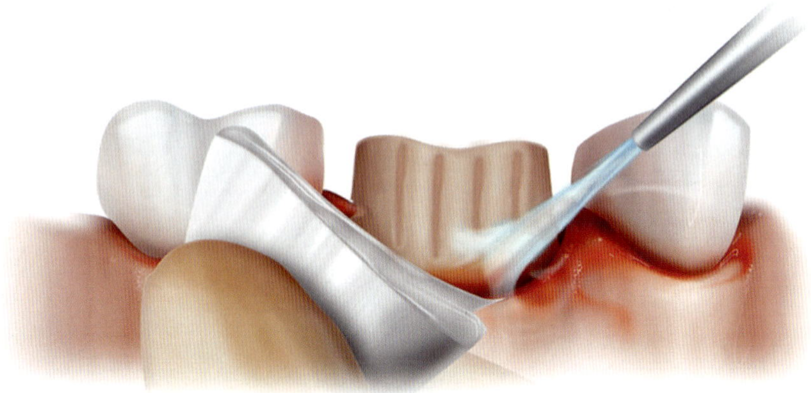

그림 4-11. 치아 삭제가 마무리 되었다면 지혈과 세척을 한다.

7) Cementation(QR 19, 20)

QR 19.
하악 제2유구치 지르코니아 기성 크라운의 cementation 과정 동영상.

QR 20.
하악 제1유구치 지르코니아 기성 크라운의 cementation 과정. 크라운의 위치가 악궁에서 벗어나지 않도록(이 증례에서는 크라운이 협측으로 회전하지 않도록) 주의한다.

모든 과정이 끝났다면, cementation을 시행한다(그림 4-12). 유구치부는 크라운의 위치, 대칭, 길이 등이 유전치부에 비해 덜 중요한 부위라서 광중합이 되는 cement를 꼭 사용할 필요는 없다. Conventional GI, RMGI, resin cement 등을 사용하여 cementation한다(그림 4-13).

크라운이 주변의 치아(또는 다른 크라운)와 긴밀하게 접촉하는 경우, cementation 직후에 크라운과 주변 치아(또는 크라운) 사이에 치실을 미리 넣어 놓으면 excess를 손쉽게 제거할 수 있다(그림 4-14).

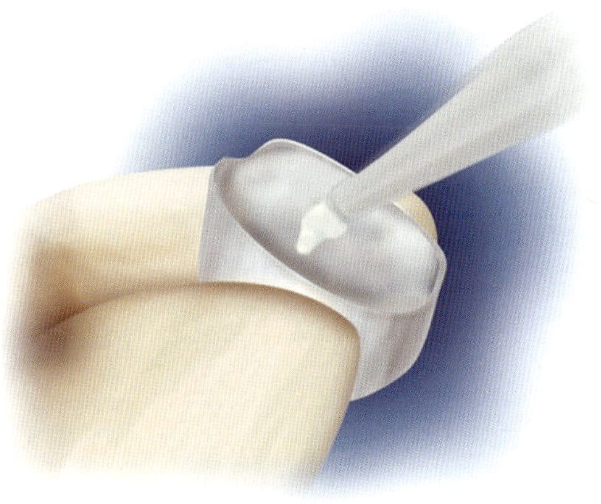

그림 4-12. Cementation.

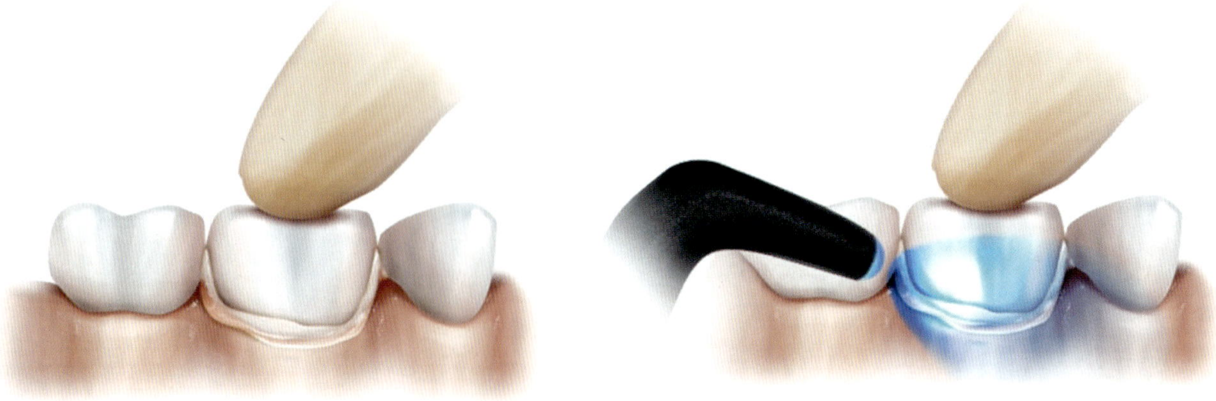

그림 4-13. 필요한 경우 광중합을 시행한다.

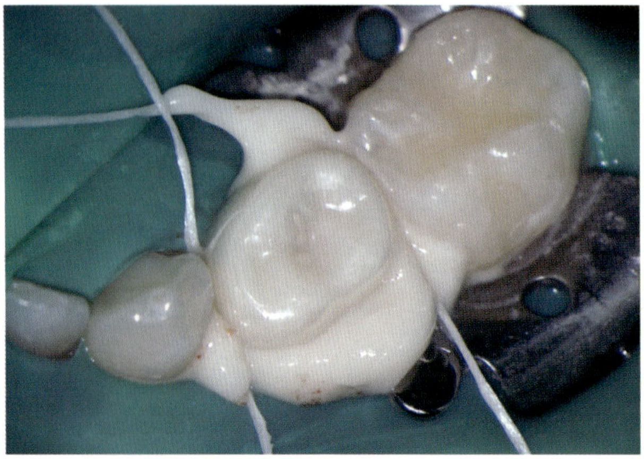

그림 4-14. 유구치부 지르코니아 기성 크라운의 cementation 직후 치아 사이에 치실을 넣어 놓으면 초기 setting 후에 cement excess를 제거하기 쉽다.

05 임상적 고려사항

1) 유구치용 지르코니아 기성 크라운의 크기에 따른 종류 (제1유구치용 narrow crown)

유구치용 지르코니아 기성 크라운도 유전치와 유사하게 size #1에서 #7까지 각 7개 크기의 크라운을 제공한다(NuSmile® ZR crown 기준)(그림 4-15). 특징적으로, 제1유구치를 위한 크라운은 일반적인 크기의 regular crown과 근원심의 길이를 줄인 narrow crown 두 가지로 제공된다. Narrow crown은 근원심 길이를 제외한 모든 크기가 regular crown과 동일하며, **근원심의 길이는 regular crown에 비해 약 0.5mm 정도 짧다**(그림 4-16)(각 size별 근원심의 길이는 '부록 그림 2' 참고). Narrow crown은 제1유구치가 crowding이나 인접면 우식에 의해 근원심의 공간 여유가 부족할 때 유용하게 사용된다.

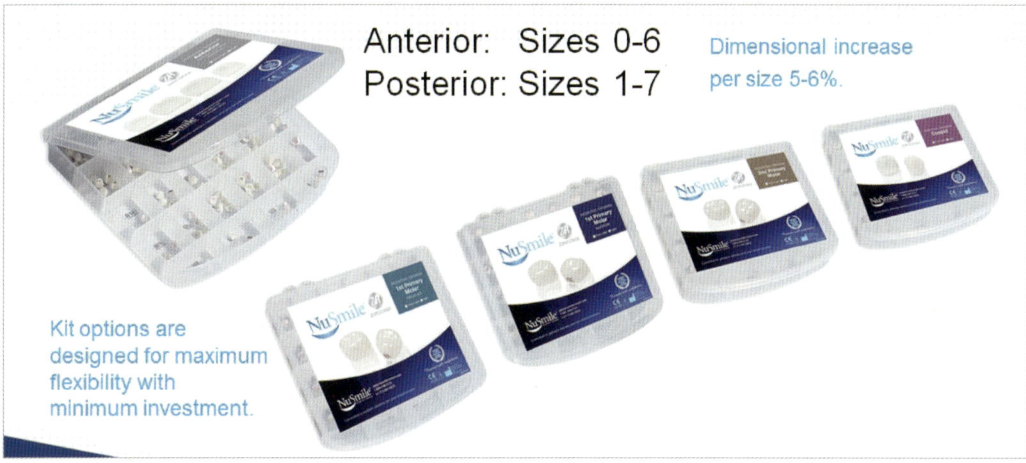

그림 4-15. NuSmile® ZR crown에서 제공되는 유전치부와 유견치, 유구치부 kit의 구성.

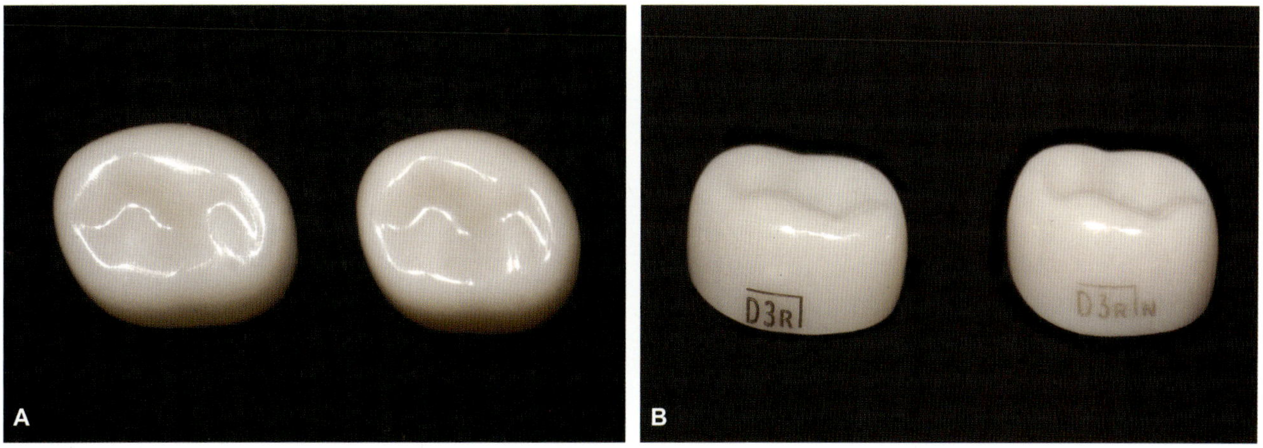

그림 4-16. A, 제1유구치용 regular crown(좌측)과 narrow crown. B, 설측.

2) 주로 사용되는 size

유구치에서도 크라운 size는 근원심 길이에 의해 결정된다. 치아의 크기, 주변 치아 사이의 간격 등을 고려해서 크라운의 size를 결정해야 한다. 유구치용 지르코니아 기성 크라운은 제1유구치(regular, narrow), 제2유구치 모두 #2, #3, #4, #5 size 크라운이 가장 많이 사용되며, 치아 크기나 치아 사이 공간에 따라 다른 size의 크라운도 사용된다(그림 4-17~4-19).

1st Primary Molar REGULAR

D2R 1	D3R 1	D4R 1	D5R 1	D6R 1	D1R D7R
D2L 1	D3L 1	D4L 1	D5L 1	D6L 1	D1L D7L
D2R 1	D3R 1	D4R 1	D5R 1	D6R 1	D1R D7R
D2L 1	D3L 1	D4L 1	D5L 1	D6L 1	D1L D7L

1st Primary Molars REGULAR

- Starter Kit(Size 2-6): 20 Crowns per kit
- Sizes: 1-7
- Shades: Light, Extra Light Shade
- Refill Kit: 5 Crowns per model
- Dimensional increase per size 5-6%

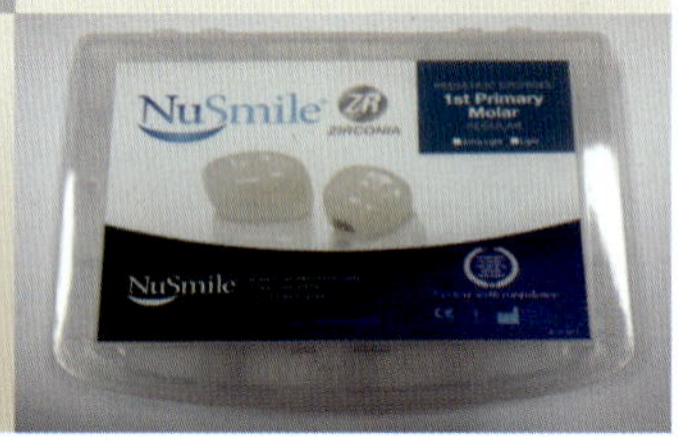

그림 4-17. 제1유구치(regular)용 크라운.

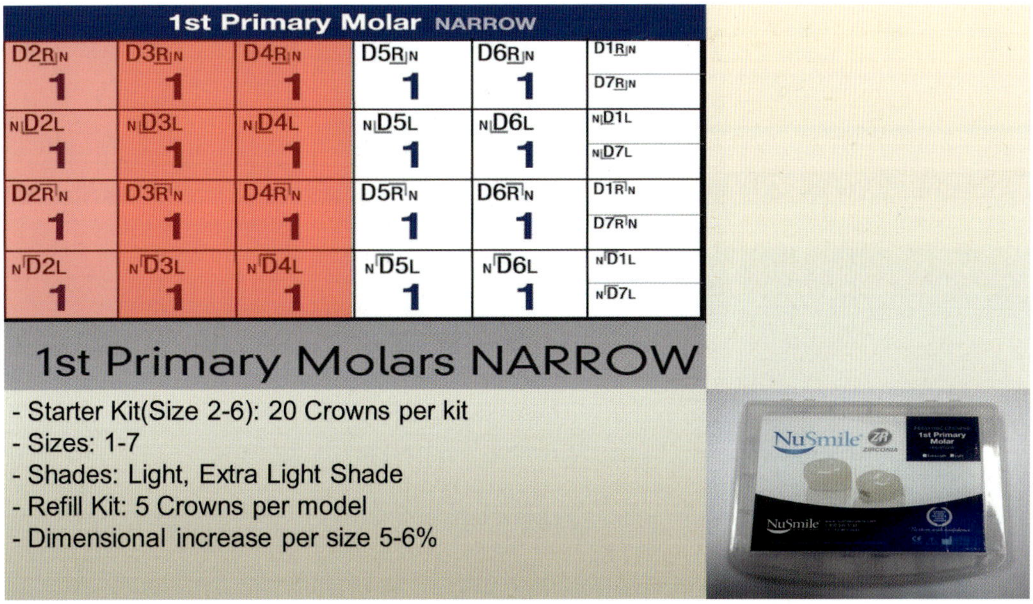

그림 4-18. 제1유구치(narrow)용 크라운.

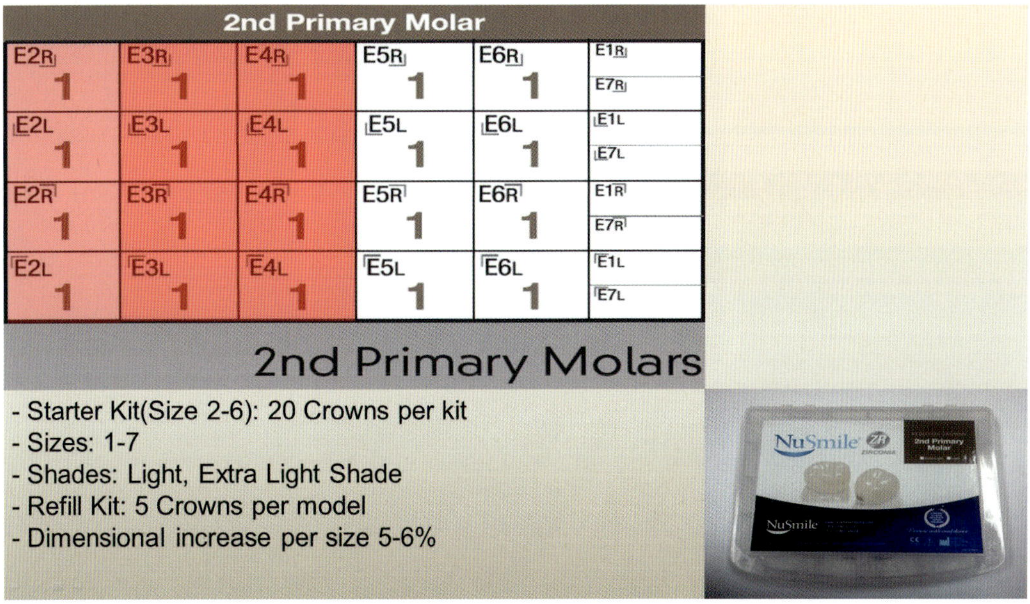

그림 4-19. 제2유구치용 크라운.

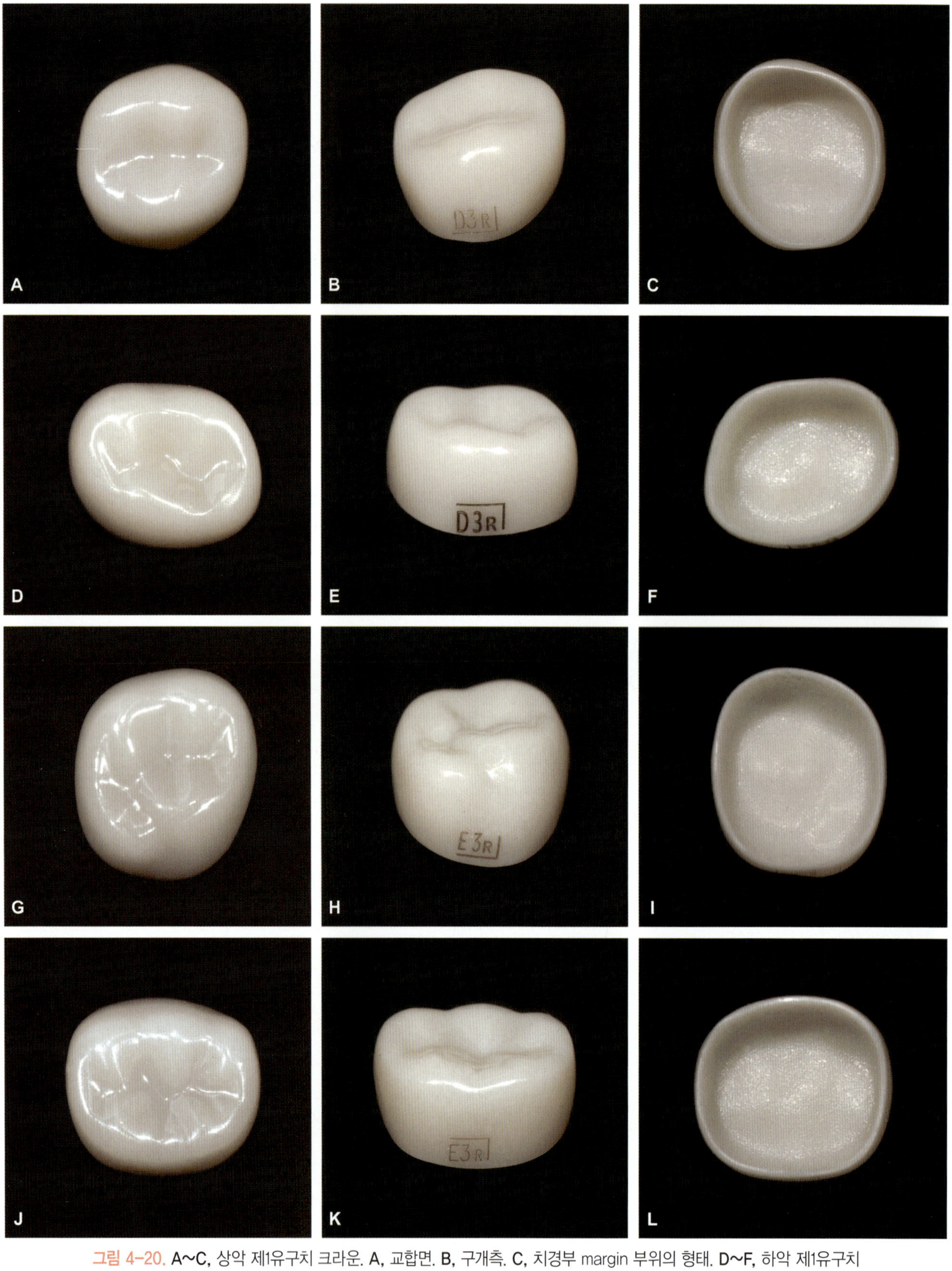

그림 4-20. A~C, 상악 제1유구치 크라운. A, 교합면. B, 구개측. C, 치경부 margin 부위의 형태. D~F, 하악 제1유구치 크라운. D, 교합면. E, 설측. F, 치경부 margin 부위의 형태. G~I, 상악 제2유구치 크라운. G, 교합면. H, 구개측. I, 치경부 margin 부위의 형태. J~L, 하악 제2유구치 크라운. J, 교합면. K, 설측. L, 치경부 margin 부위의 형태.

3) 유구치용 지르코니아 기성 크라운의 형태

유전치부에서 언급한 것처럼 술자는 유구치용 지르코니아 기성 크라운의 형태를 숙지해야 한다(그림 4-20).

지르코니아 기성 크라운과 SSC의 형태는 서로 유사하지만 똑같지는 않다. 특히 제1유구치에 있어서는 형태가 다소 다르다. 가장 특징적인 부분은 하악 제1유구치로서, 지르코니아 기성 크라운에는 협측에 존재하는 **mesiobuccal bulge가 부여되어 있지 않다.** 왜냐하면, 지르코니아 기성 크라운은 undercut이 없이 passive하게 seating되어야 하므로 튀어나온 형태를 부여할 수 없기 때문이다. 즉, 협측의 근심에서 원심으로 이어지는 부분이 거의 직선에 가깝다. 상악 제1유구치 또한 SSC에 비해서 **협설로 다소 짧은 형태**이다. 이런 차이점을 유의해야 치아 삭제를 효율적으로 시행할 수 있다(그림 4-21, 4-22).

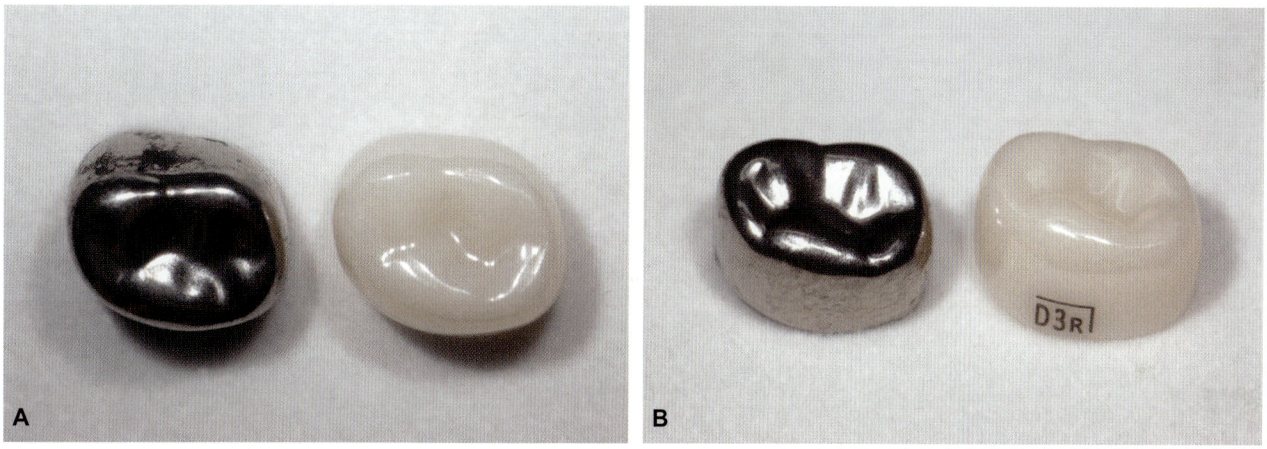

그림 4-21. 하악 제1유구치 SSC와 지르코니아 기성 크라운의 형태 차이. A, 교합면측. B, 설측.

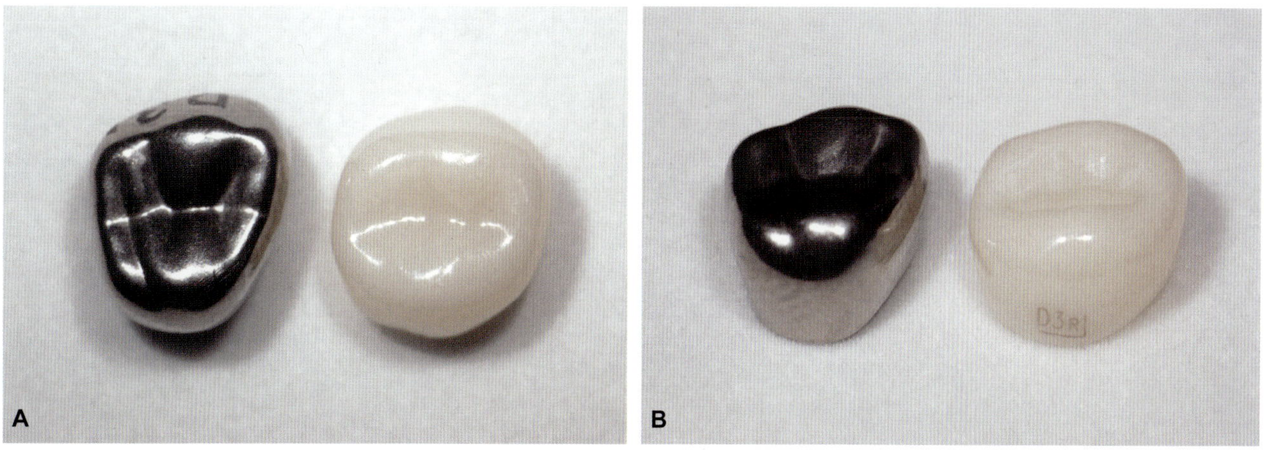

그림 4-22. 상악 제1유구치 SSC와 지르코니아 기성 크라운의 형태 차이. A, 교합면측. SSC는 협설로 다소 긴 편이나, 지르코니아 기성 크라운은 정방형에 가깝다. 치아 삭제를 할 때는 이 형태와 유사하도록 삭제해야 한다. B, 구개측.

4) 치아 삭제 부족의 흔한 예

(1) 제1유구치

제1유구치 지르코니아 기성 크라운은 앞에서 언급한 것처럼 협측의 mesiobuccal bulge가 부여되어 있지 않다. 이런 이유로 협측 치질은 거의 직선에 가깝게 삭제되어야 한다. 하지만 이 부위 또는 근심면의 협측 부위의 삭제가 부족한 경우에는 크라운이 seating되더라도 근심 부위에서 협측으로 회전되어 위치된다(그림 4-23). 이런 경우 크라운은 악궁의 형태에서 벗어나서 근심 협측으로 rotation되어 위치되며, 근심 협측 부위의 margin이 노출되게 된다(그림 4-24). 이것을 해결하기 위해서는 근심 협측의 삭제가 부족한 부분을 추가적으로 삭제하고 한 size 작은 크라운을 넣어야 한다.

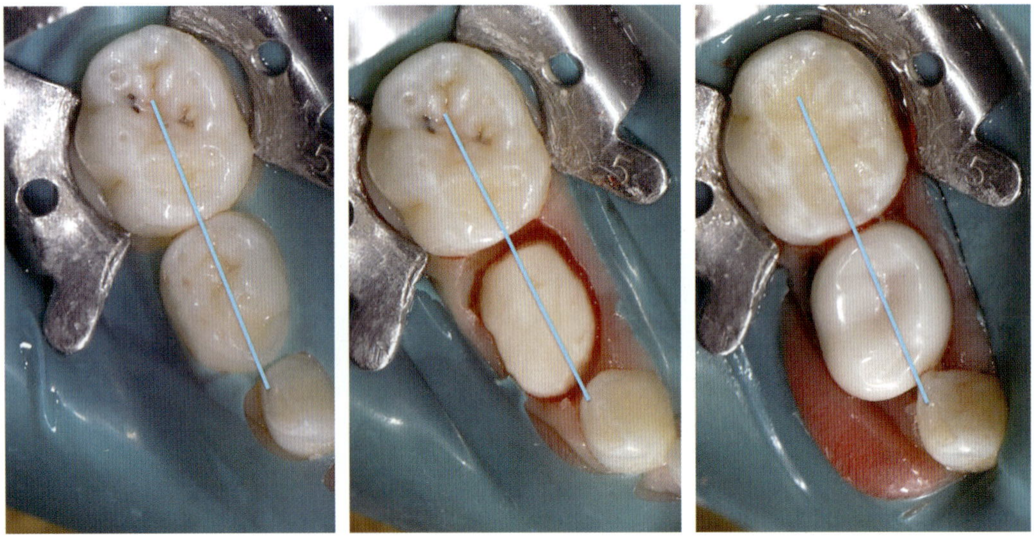

그림 4-23. 근심 협측 부위의 삭제가 부족하여 너무 큰 size의 크라운이 사용되었다. 그 결과 크라운이 악궁에서 벗어나 근심 협측으로 회전한 상태이다.

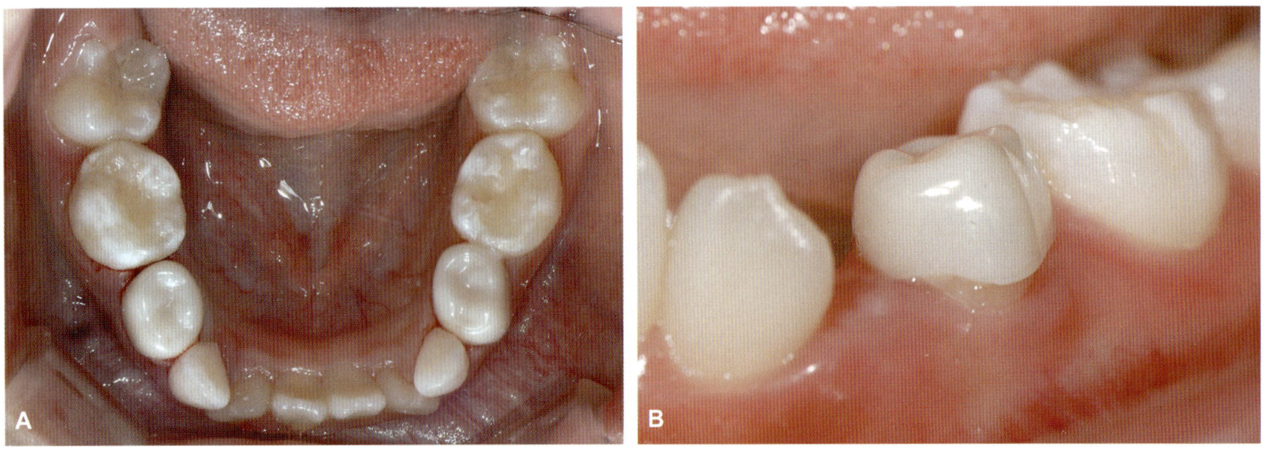

그림 4-24. A, 하악 좌우측 제1유구치에 시술된 지르코니아 기성 크라운. 우측은 #4 narrow 크라운이 사용되었으나, 좌측은 #4 regular 크라운이 사용되었다. 좌측 크라운은 다소 커서 근심 협측으로 rotation되어 있다. B, 하악 좌측 제1유구치의 치료 1년 7개월 후. 근심 협측 부위는 크라운의 margin이 노출되었다.

(2) 제2유구치

후방의 제1대구치가 아직 맹출되지 않은 경우, 제2유구치의 크라운(SSC나 지르코니아 기성 크라운 모두) 치료는 쉽지 않다. 특히 러버댐의 클램프가 걸려 있는 경우에는 치아 삭제가 자유롭지 못하며, 지르코니아 기성 크라운처럼 치아 삭제량이 많이 요구되는 경우는 더욱 그렇다. 클램프가 충분히 **치은 하방**으로 위치되어야 치아 삭제에 방해가 되지 않지만, 그렇지 않은 경우는 삭제하는 bur가 클램프에 계속 걸려서 충분한 삭제가 되지 않는다. 치아 삭제가 충분히 되지 않으면 치료 시간은 길어지고, 환자의 인내심도 점점 바닥나게 되면서 술자는 더욱 더 곤란에 처하게 된다.

클램프가 걸려 있는 치아에 지르코니아 기성 크라운을 시술하게 된다면, 이미 마취되어 있는 상황이므로, 클램프를 충분히 치은 하방으로 위치시켜서 치은 하방 삭제 시에 방해가 되지 않게 해야 한다(그림 4-25).

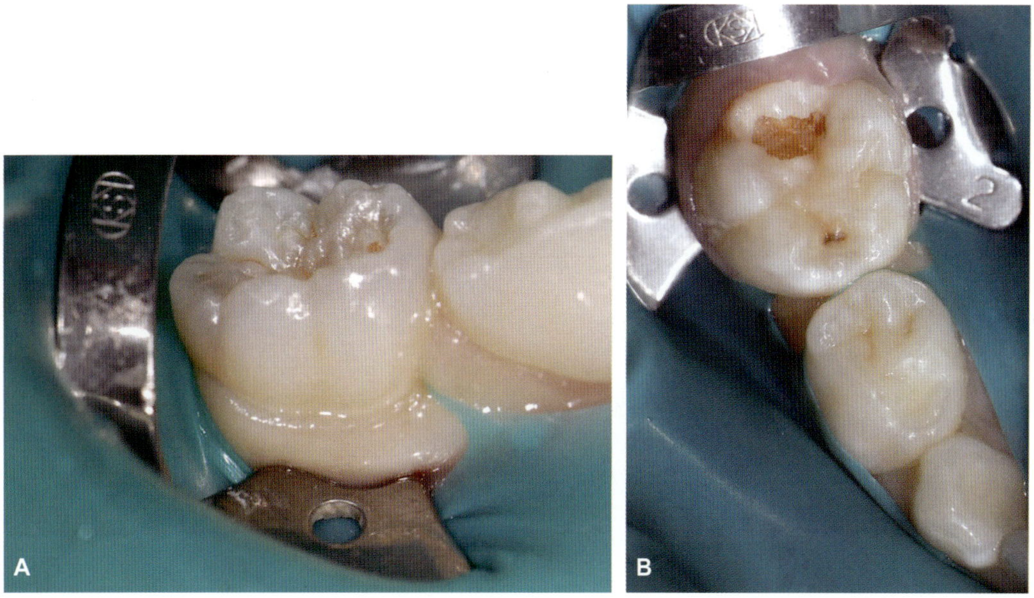

그림 4-25. 제1대구치가 맹출하지 않은 경우 제2유구치의 지르코니아 기성 크라운 삭제를 위한 클램프의 위치. **A**, 협측에서 본 모습. 치은 하방 치아 삭제(치은 하방으로 2mm 정도)에 걸리지 않을 정도로 클램프를 충분히 아래쪽으로 위치시킨다. 마취가 충분히 되어 있으므로 통증이나 다른 문제점은 거의 없다. **B**, 교합면에서 본 모습. 제2유구치의 원심쪽 러버댐 sheet를 살짝 들어 올려서 잘라주면 원심쪽으로 삭제할 때 sheet가 찢어지지 않아서 도움이 된다.

이 과정을 등한시하고 클램프의 위치에 대한 고민 없이 적당히 장착한다면, 마치 잘못 끼워진 첫 단추처럼 치료의 전 과정에서 문제가 생길 것이다(그림 4-26).

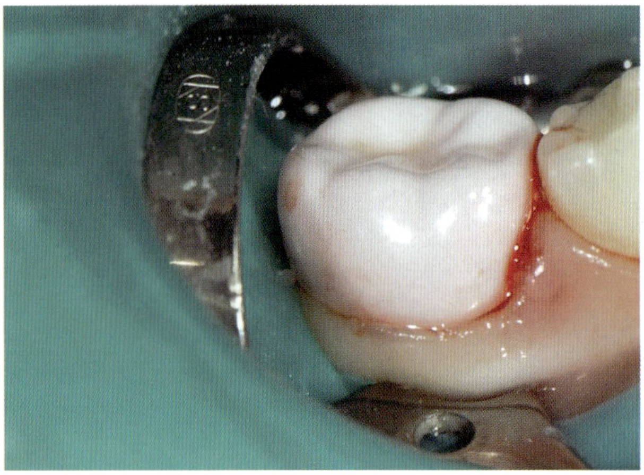

그림 4-26. 치은 하방으로 충분히 삭제되고, try-in crown의 margin이 치은 하방에 안정적으로 위치한 상태.

제1대구치가 맹출되지 않은 제2유구치의 치아 삭제 시 또 다른 문제점은 원심쪽 치질이 치은에 묻혀 있어서 충분한 삭제가 되지 않는다는 것이다. 원심쪽 삭제를 치조골 부근까지 충분히 하지 않는 경우, 크라운은 원심쪽으로 덜 들어가게 된다. 이런 경우, 필연적으로 교합 시 제2유구치 크라운에서 조기 접촉이 발생하게 된다(그림 4-27, 4-28).

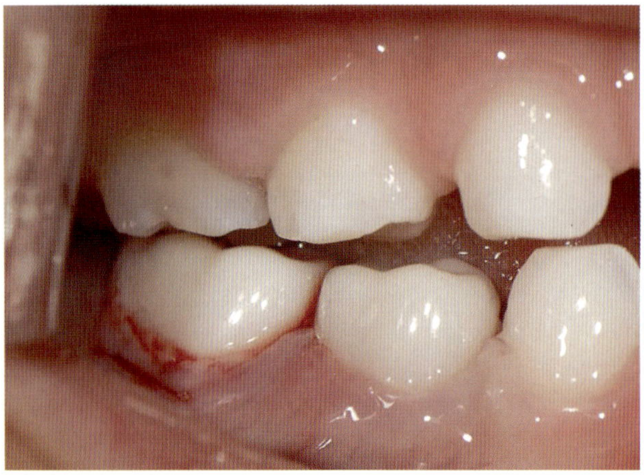

그림 4-27. 제2유구치의 원심쪽 치아 삭제가 부족해서 크라운이 충분히 seating되지 않은 경우에는 조기 접촉을 야기한다.

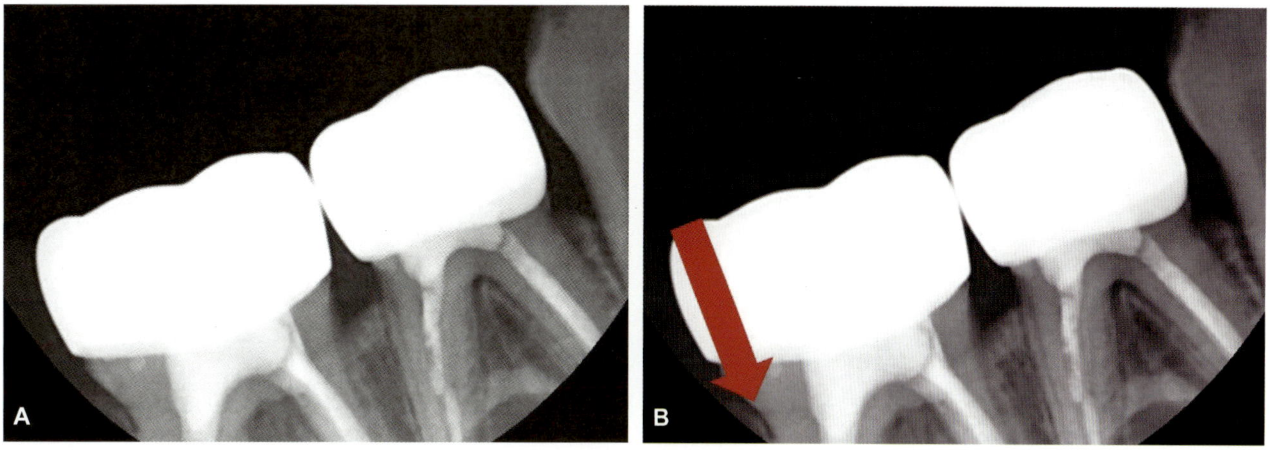

그림 4-28. A, 방사선상에서 원심쪽 치은 하방에 삭제되지 않은 치질이 관찰된다. B, 이런 문제를 방지하기 위해서는 원심측을 삭제할 때 bur를 치축과 평행하게 위치시켜야 한다.

클램프가 걸려 있는 경우 술자의 시선은 교합면 쪽에서 보는 것으로 제한되기 때문에 원심측 삭제가 충분한지 판단하기는 어렵다. 이런 경우 필요하다면 러버댐을 제거하고 크라운을 시적하여 정상적으로 대합되는지 평가해야 한다(제2유구치에 크라운을 해야 하는 경우라면 어린이는 최소만 4세는 넘었을 것이다. 러버댐 없이 치아를 삭제하는 잠깐의 불편함은 충분히 견뎌줄 것으로 예상된다). 이후 삭제가 부족한 부분을 찾아서 추가적인 삭제를 하고 시적하여 반대쪽 치아들이 정상적으로 교합되는지 확인한 후에 다음 과정을 진행해야 한다.

04

5) 유구치용 크라운 삭제의 tip - 교합면 삭제의 중요성

Casting crown이나 CAD-CAM을 이용한 크라운은 삭제된 치아의 형태에 맞춰 크라운이 만들어지기 때문에 시적 시 걸리는 부분 없이 자연스럽게 seating된다. 반면에 지르코니아 기성 크라운은 어느 한 곳이라도 삭제가 부족하면 크라운을 시적할 때 걸리는 부분이 생긴다. 술자는 시적 시에 크라운이 걸리는 부분을 찾아내서 부족한 삭제를 추가적으로 시행해야 한다.

유구치용 지르코니아 기성 크라운을 위한 삭제는 크게 교합면 삭제와 축면 삭제로 나눌 수 있다. 만약 축면 삭제가 부족해서 크라운이 완전히 seating되지 못한다면, 삭제가 부족한 부분은 치은 하방일 가능성이 크다. 이런 경우 시적을 반복하면서 삭제가 부족한 부분을 찾아내어 추가적인 삭제를 해야 한다(그림 4-29, 4-30).

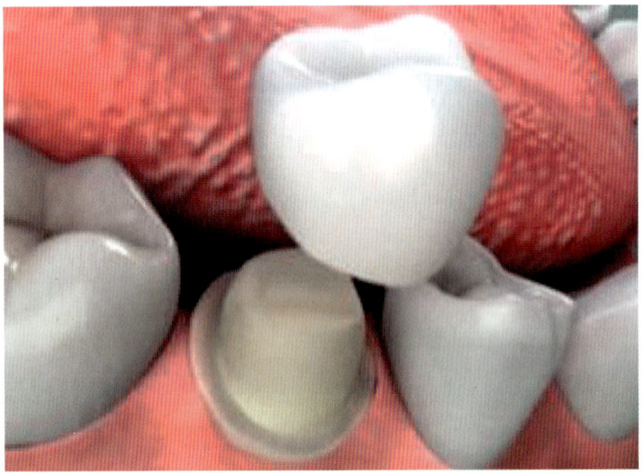

그림 4-29. Casting crown이나 CAD-CAM을 이용한 크라운은 시적 시 걸리는 부분 없이 seating된다.

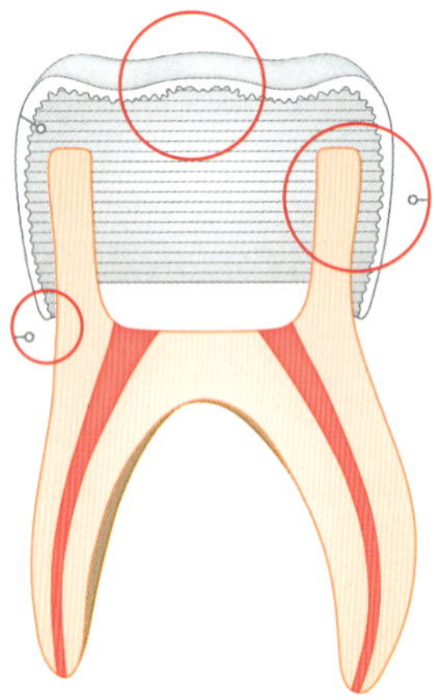

그림 4-30. 기성 크라운이 seating이 되지 않는다면 교합면 또는 축면 삭제가 부족한 것이며, 축면에서는 치은 하방 삭제가 부족할 가능성이 크다.

만약 축면 삭제를 충분히 했는데도 크라운이 완전히 seating되지 않는다면, 교합면 삭제가 부족하지 않은지 의심해야 한다. SSC는 금속이며 모든 부분에서 크라운의 두께는 균일(0.12~0.14mm)하게 얇기 때문에 SSC를 위한 삭제에서는 교합면 삭제가 부족한 경우는 거의 드물다. 하지만 유구치용 지르코니아 기성 크라운은 margin의 두께(0.2mm)보다 교합면에서의 두께(0.75~0.80mm: NuSmile® ZR crown #5 size 기준)가 더 두껍기 때문에 **교합면 삭제가 충분하지 않으면 크라운의 교합면 쪽 내면에서 interference가 생길 수 있다**(그림 4-31, 4-32). 그러므로 유구치용 지르코니아 기성 크라운의 삭제에서는 SSC의 삭제보다 교합면 삭제를 충분히 할 필요가 있다.

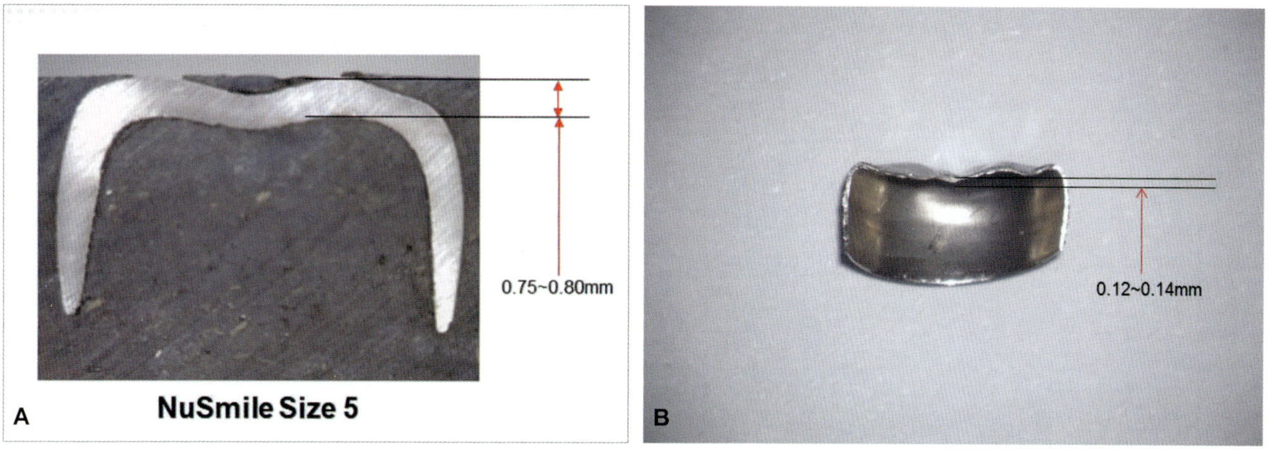

그림 4-31. 지르코니아 기성 크라운과 SSC의 교합면 두께 차이.

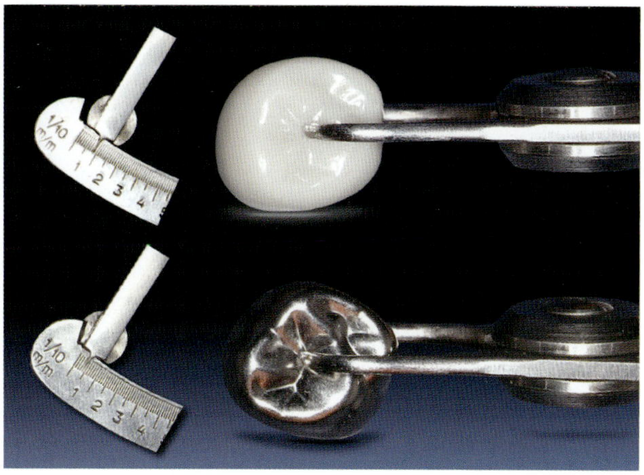

그림 4-32. 지르코니아 기성 크라운과 SSC의 교합면 두께 비교.(Courtesy of Dr. Jorge Casian Adem[Mexico])

유구치 지르코니아 기성 크라운을 시적했을 때 측면 삭제가 충분한데도 불구하고 크라운이 완전히 seating되지 않고 좌우로 끄떡인다면 교합면 삭제가 부족할 가능성이 높다(QR 21). 초심자가 흔히 하는 실수는, 크라운이 완전히 seating 되지 않는 상태의 원인을 교합면 삭제 부족에서 찾지 못하고 축면 삭제만 계속 하는 경우이다. 이런 경우에는 결과적으로 축면 삭제를 과도하게 하게 되어 치료 시간이 길어지고 출혈이 더 많아지며, 시술 후에 크라운의 margin과 치은 사이에 gap이 생기게 된다(그림 4-33).

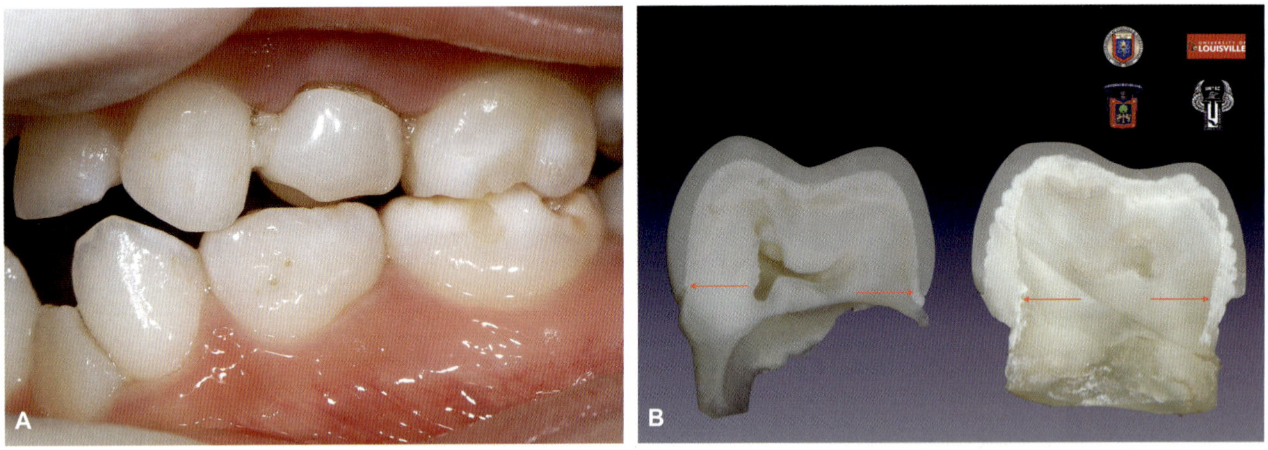

그림 4-33. **A**, 상악 좌측 제1유구치 지르코니아 기성 크라운의 협측 margin에서 gap이 관찰된다. **B**, 좌측: NuSmile® ZR crown + Biocem® cement. 삭제가 적절히 되었고, 크라운과 삭제된 치아 사이의 gap이 최소화되어 있다. 우측: EZ Pedo® crown + glass ionomer cement. 과도한 축면 삭제로 인해 삭제된 치아와 크라운 사이에 큰 gap이 관찰되며, cement의 leakage가 예상된다. (Courtesy of Dr. Alejandro Martinez[Mexico]).

QR 21.

교합면 삭제가 부족한 경우 시적 시 크라운의 움직임. 축면 삭제는 충분히 됐으나 크라운이 교합면에서 좌우로 끄떡인다면, 교합면의 삭제가 부족한 부분에서 크라운의 내면과 조기 접촉이 생기기 때문이다.

이런 이유로, **유구치용 지르코니아 기성 크라운의 첫 증례는 '치수 치료가 계획된 치아'**로 하는 것이 좋다. 만약 치수 생활력을 보존해야 하는 증례라면 교합면 삭제 시 생길 수 있는 치수 노출을 피하기 위해 조심스럽게 치아 삭제를 해야 할 것이다. 어느 정도 경험이 쌓인 술자라면 교합면 삭제를 얼마나 해야 할지 잘 알고 있겠지만, 그렇지 않은 술자라면 교합면 삭제에 많은 정성과 시간을 쏟아야 할 것이다. 반면에 이미 치수 치료가 계획될 정도로 우식이 깊은 치아라면, 술자가 치수 노출의 걱정 없이 교합면 삭제를 자신 있게 할 수 있으므로 치료가 더욱 손쉽게 된다.

유구치용 지르코니아 기성 크라운은 SSC에 비해 교합면 삭제량이 많기 때문에 의도하지 않은 치수 노출을 걱정할 수 있다. 하지만 교합면 삭제의 정도가 치수까지 근접할 만큼의 많은 삭제량은 아니므로 우식에 이환되지 않은 치수가 노출되는 경우는 드물다. 다만, 치수각이 정상적인 경우보다 더 교합면 쪽으로 돌출된 경우(주로 mesiobuccal pulp horn 부위)에는 의도하지 않은 치수 노출이 생길 수도 있다(그림 4-34).

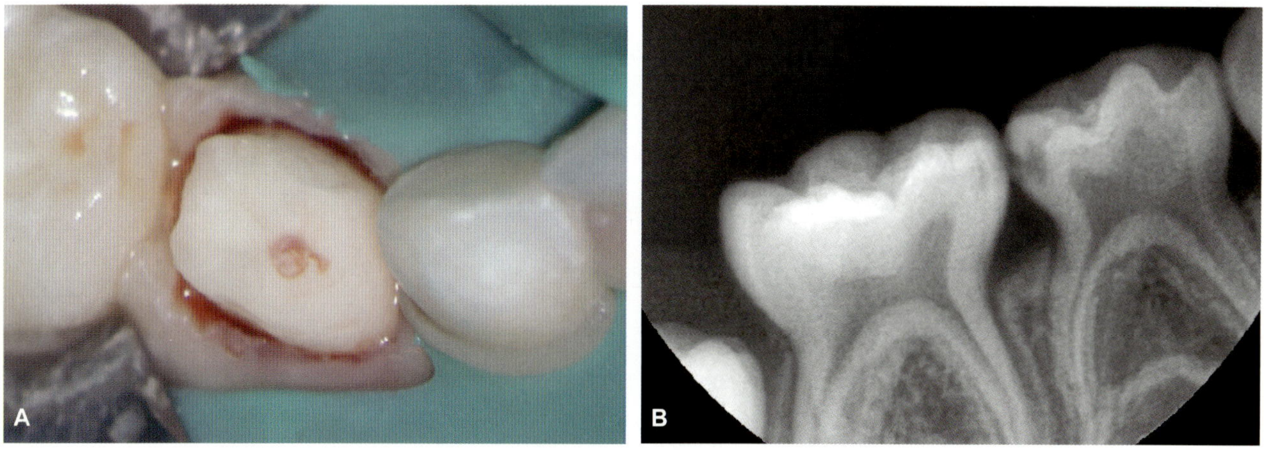

그림 4-34. A, 교합면 삭제 중에 mesiobuccal pulp horn의 치수가 노출되었다. B, 술전 방사선사진.

교합면 삭제가 부족하여 크라운의 내면에 interference가 생긴다면(즉, 크라운을 시적했을 때 완전히 seating되기 전에 삭제된 치아와 크라운이 닿는다면), 그 부위는 교합면의 central groove일 가능성이 많다. 유구치용 지르코니아 기성 크라운의 단면을 살펴보면 교합면의 외형과 유사하게 central groove 부위가 치아 쪽으로 조금 더 들어가 있는 것을 확인할 수 있다(그림 4-35). 기본적으로 교합면 삭제를 할 때에는 치아의 외형에 맞게 삭제하는 것이 추천된다. 특히 근심에서 원심으로 central groove를 따라 조금 더 삭제를 해준다면, 시적 시 크라운의 seating이 조금 더 손쉽게 되며 치수 노출의 위험도 줄어든다(그림 4-36).

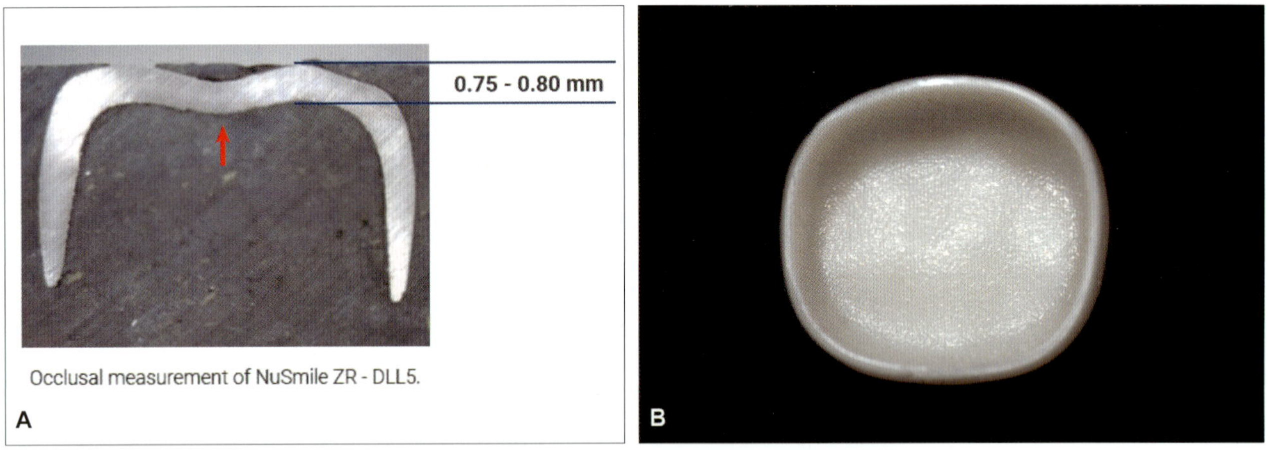

그림 4-35. A, 하악 좌측 제1유구치용 크라운의 단면. Central groove 부위가 치아 쪽으로 들어가 있는 형태이다. B, 유구치용 크라운의 내면 형태.

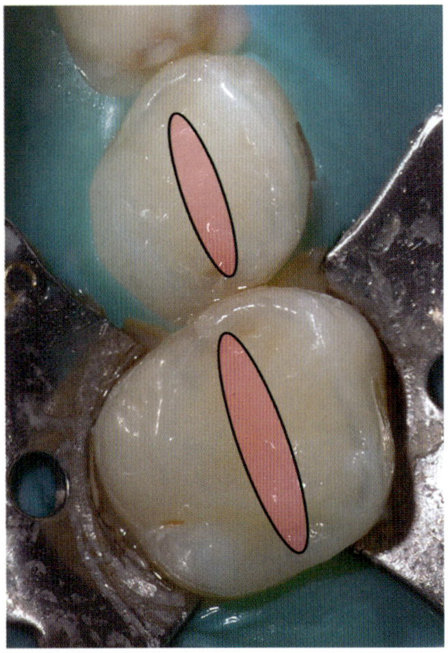

그림 4-36. 교합면 삭제 시 central groove를 따라 조금 더 삭제를 해준다.

6) 교합의 self correction

러버댐은 모든 소아치과 술식에서 아주 유용한 도구이지만, 거의 유일한 단점은 시술 중에 교합 상태를 확인하기 어렵다는 점이다. 유구치용 지르코니아 기성 크라운의 시술이 끝난 후 러버댐을 제거하고 환자에게 교합을 시켜보면 시술 부위에 조기 접촉이 일어나거나 크라운이 너무 치은 쪽으로 위치하는 경우가 생길 수 있다. 특히 치아 삭제가 충분하지 않아서 크라운이 완전히 seating 되지 않은 경우 조기 접촉이 생겨서 반대측 구치부가 교합되지 않게 된다.

하지만 과도하지 않은 교합의 부조화는 self correction되는 경우가 많다. 조기 접촉이 생긴 경우는 대부분 수일 이내에 정상적인 교합으로 돌아오며(그림 4-37), 과도한 삭제로 인해 크라운이 너무 치은 쪽으로 위치된 경우도 몇 달 후에는 교합위까지 올라온다(그림 4-38). 또한 크라운 장착 후 제1유구치와 제2유구치 사이에 의도하지 않게 생긴 공간도 어느 정도 시간이 지나면 자연스럽게 닫히게 된다(그림 4-39).

이러한 교합적 부조화를 예방하기 위해서는 치아 삭제 시 크라운이 정상적인 위치에 seating될 수 있도록 충분한 삭제를 시행해야 한다. 제1유구치의 경우, 시적 시에 인접치의 marginal ridge와의 관계를 평가해서 크라운이 정상적인 위치에 seating되는지 확인해야 한다. 제2유구치의 경우 원심쪽 치아 삭제가 부족하면 크라운이 덜 seating되므로, 필요하다면 러버댐을 제거하고 크라운을 시적한 후 대합치와 균일하게 교합이 되는지 확인할 필요가 있다.

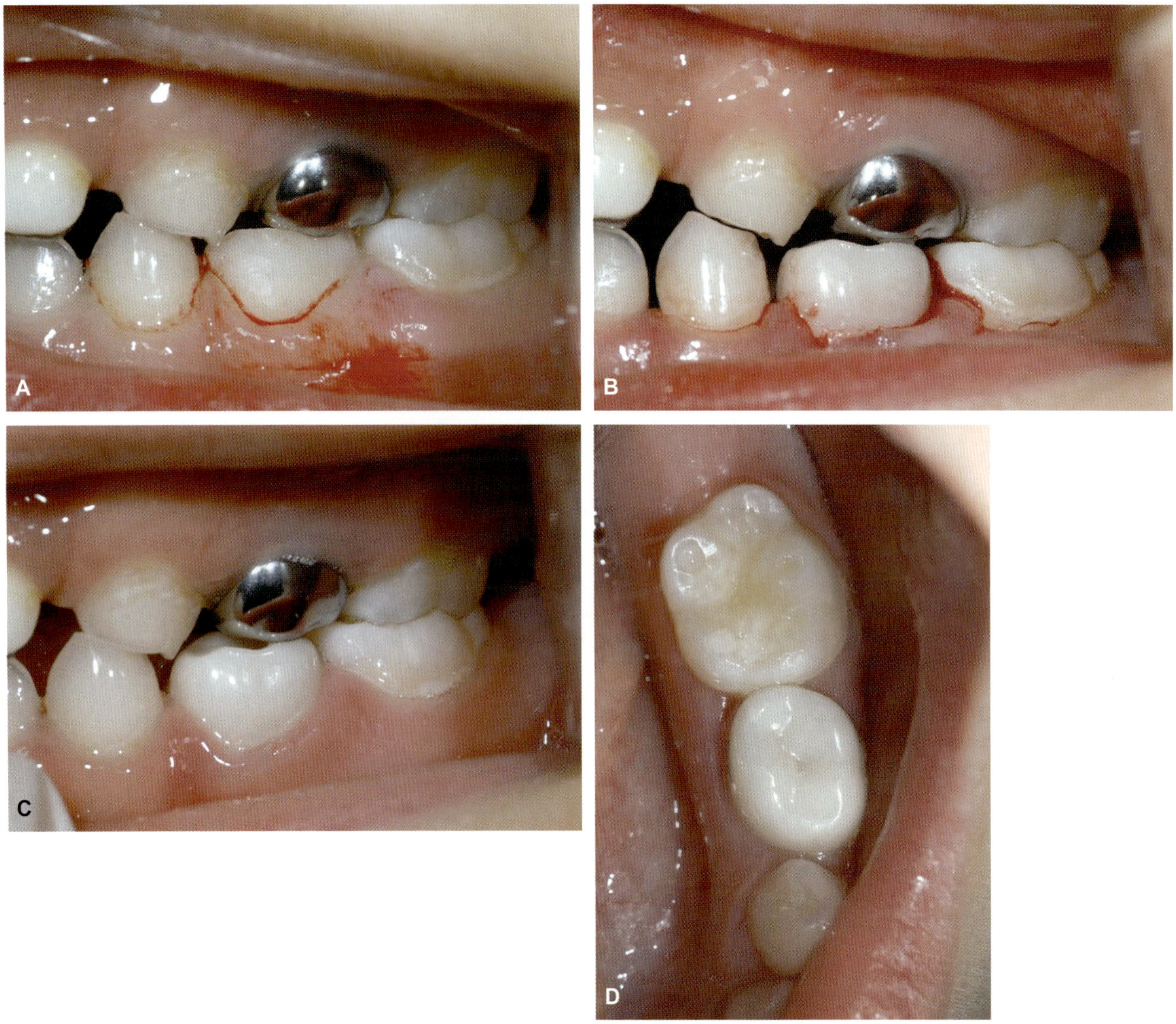

그림 4-37. A, 술전 교합 상태. 우측 상하악 유견치 간에 긴밀한 교합 상태를 보여준다. B, 하악 좌측 제1유구치를 지르코니아 기성 크라운으로 수복한 직후의 상태. 상·하악 제1유구치 간에 조기 접촉이 생겨서 유견치가 서로 대합되지 않는다. C, 1주일 후 유견치 간 교합 관계가 정상적으로 self correction되었다. D, 하악 제1유구치 지르코니아 기성 크라운의 교합면상에는 SSC와 대합되는 흔적이 표시된다. 이러한 spot은 white stone 등으로 간단하게 제거된다.

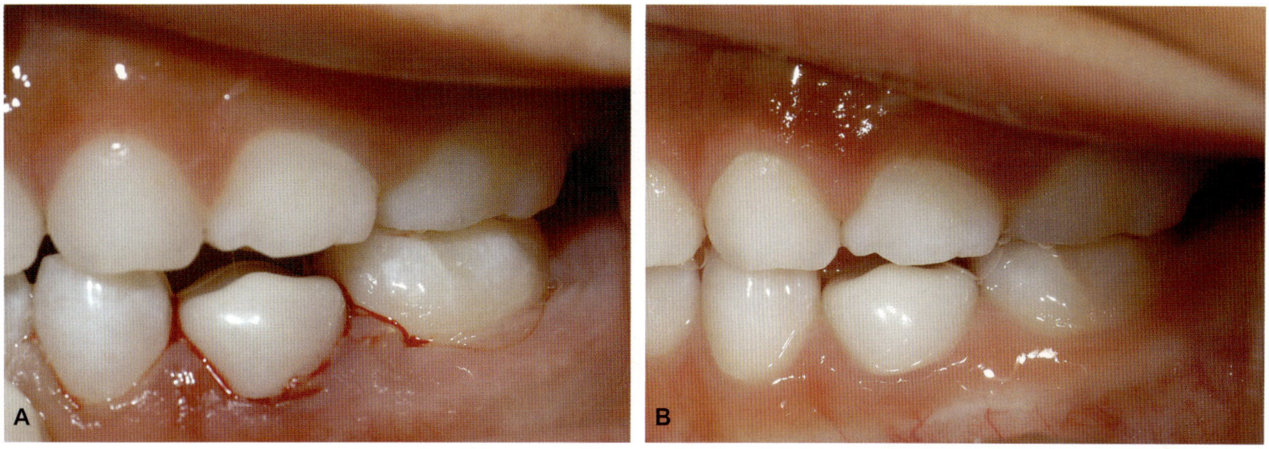

그림 4-38. A, 하악의 좌측 제1유구치를 지르코니아 기성 크라운으로 수복한 직후. 과도한 치아 삭제로 인해 대합치와 교합되지 않는다. B, 치료 4개월 후. 아직 완전히 교합되지는 않았지만, 치료 직후보다 교합면 쪽으로 어느 정도 이동한 상태이다.

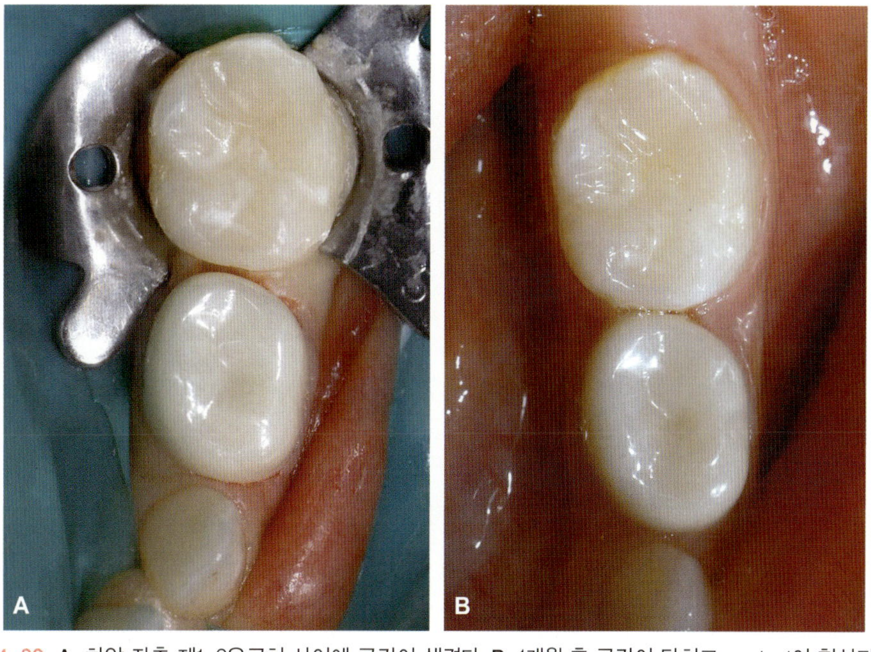

그림 4-39. A, 하악 좌측 제1, 2유구치 사이에 공간이 생겼다. B, 1개월 후 공간이 닫히고 contact이 형성되었다.

04

7) 교합 조정

과도하지 않은 교합의 부조화는 대부분 self correction이 되지만, 그 정도가 심하거나 환자가 불편해 한다면 교합 조정을 시행해야 한다.

유구치용 지르코니아 기성 크라운의 시술에서 교합 조정이 필요하다면, **크라운이 아닌 대합치를 조절해야 한다**(그림 4-40). 유치는 시간이 지날수록 교합에 의해 마모가 되는 것이 정상이며, 지르코니아 크라운을 교합 조정하는 것보다 자연치를 교합 조정하는 것이 훨씬 더 용이하다. 만약 지르코니아 크라운을 교합 조정하기 위해 크라운의 교합면을 삭제한다면, 삭제된 면은 여러 단계를 거쳐 충분히 연마(high polishing)되어야 한다. 충분히 연마가 되지 않은 상태로 교합을 한다면 대합치에 심한 마모가 생길 것이기 때문이다.

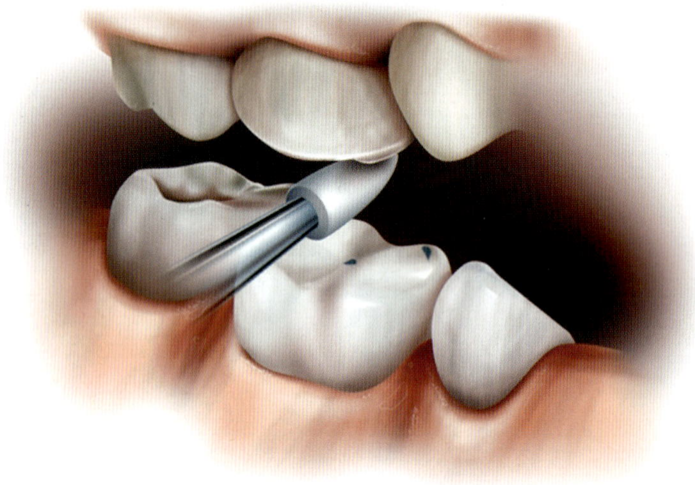

그림 4-40. 교합 조정은 크라운이 아닌 대합치를 조정해야 한다.

8) 인접한 치아의 수복 timing

유구치 인접면 우식의 경우, 필연적으로 마주보고 있는 양쪽 치아(즉, 제1유구치와 제2유구치, 또는 유견치)가 모두 우식에 이환된다. 양쪽 치아 모두 우식이 깊어서 크라운을 해야 되는 경우가 아니라면, 크라운과 인접해 있는 치아는 일반적으로 수복재(composite resin 등)로 충전하게 된다. 유구치 지르코니아 기성 크라운으로 수복하는 과정에서 인접한 치아의 수복은 적절한 timing에 시행되어야 하는데, 왜냐하면 크라운 삭제 과정에서 출혈이 일어나기 때문이다. 치은의 출혈은 크라운의 cementation에도 영향을 주지만, 인접한 치아의 수복 과정을 곤란하게 만들기 마련이다.

인접한 치아의 수복 과정에서 출혈의 영향을 받지 않으려면, 지르코니아 기성 크라운의 삭제 과정에서 **치은연상 삭제를 한 직후에 인접한 치아의 수복**을 하는 것이 적당하다. 치은연상 삭제를 조심스럽게 했다면 인접한 치아의 인접면 우식(예: 제1유구치를 크라운 수복하는 경우 제2유구치의 근심면)은 제거하기 쉽게 노출된 상태일 것이며, 아직 치은에서 출혈은 나지 않았을 것이다. 이 과정에서 인접한 치아의 수복을 마친 이후에 크라운 수복을 할 치아의 치은연하 삭제를 진행한다면, 출혈의 영향 없이 손쉽게 수복을 할 수 있다(그림 4-41).

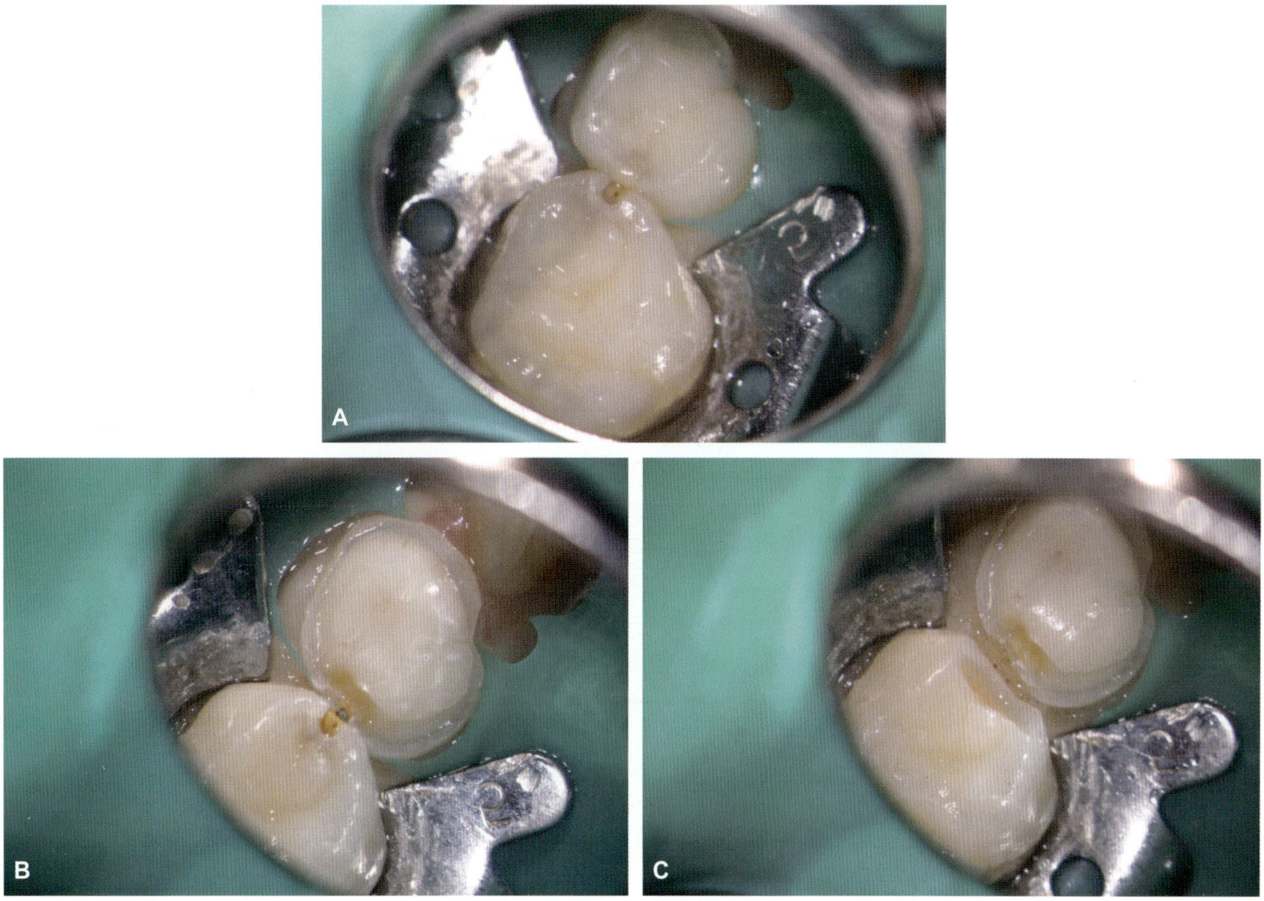

그림 4-41. A, 상악 인접면 우식. 술전 상태. B, 제1유구치의 치은연상 삭제를 마친 상태. 아직까지는 출혈이 전혀 없다. C, 제2유구치의 우식을 제거한 상태. 충전을 마친 이후에 제1유구치의 치은연하 삭제를 시행한다.

Clinical Cases

Case 1. 다발성 유구치 인접면 우식증: 지르코니아 기성 크라운 시술 증례

그림 4-42

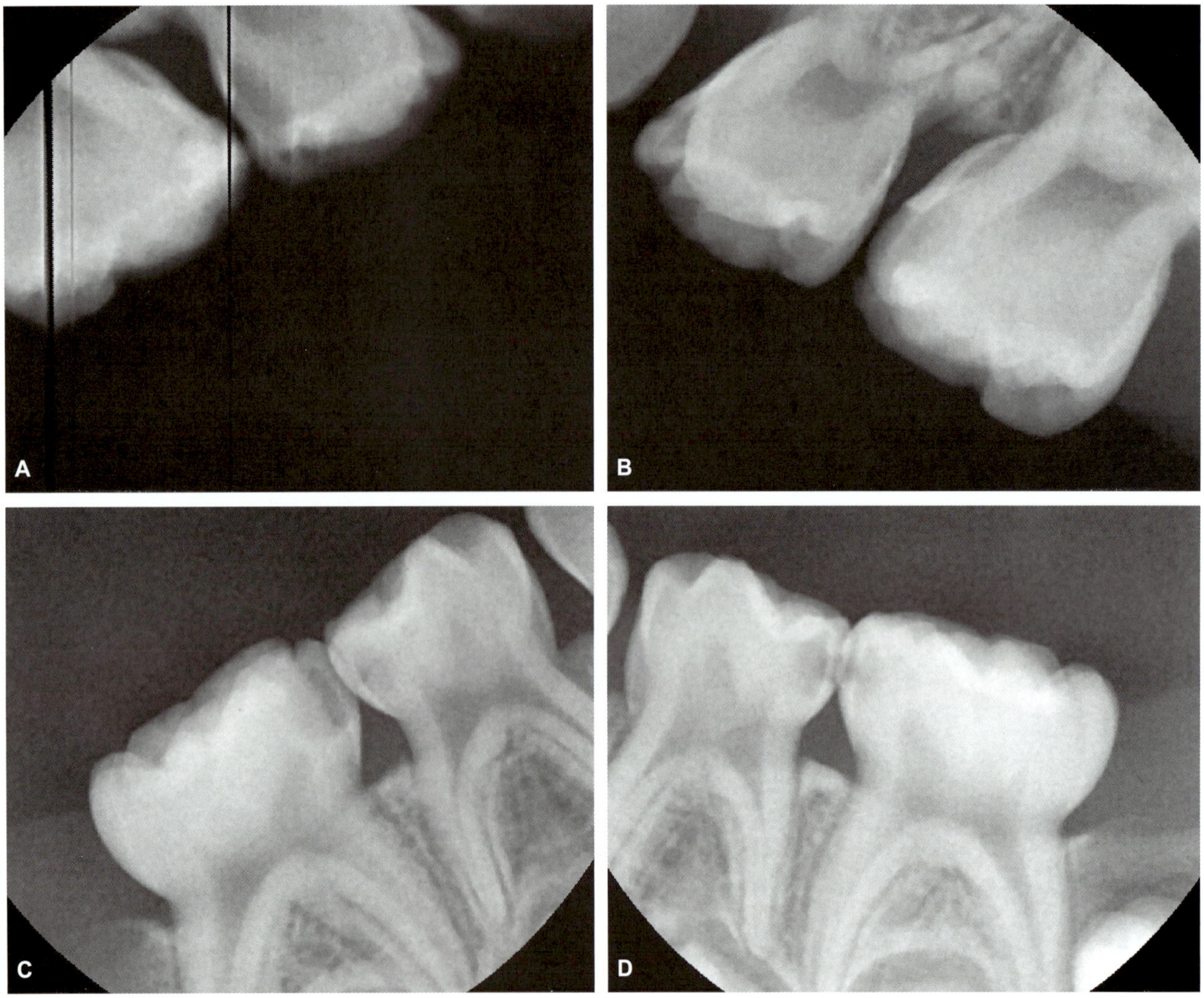

그림 4-42. A~D, 치료 전 방사선사진.

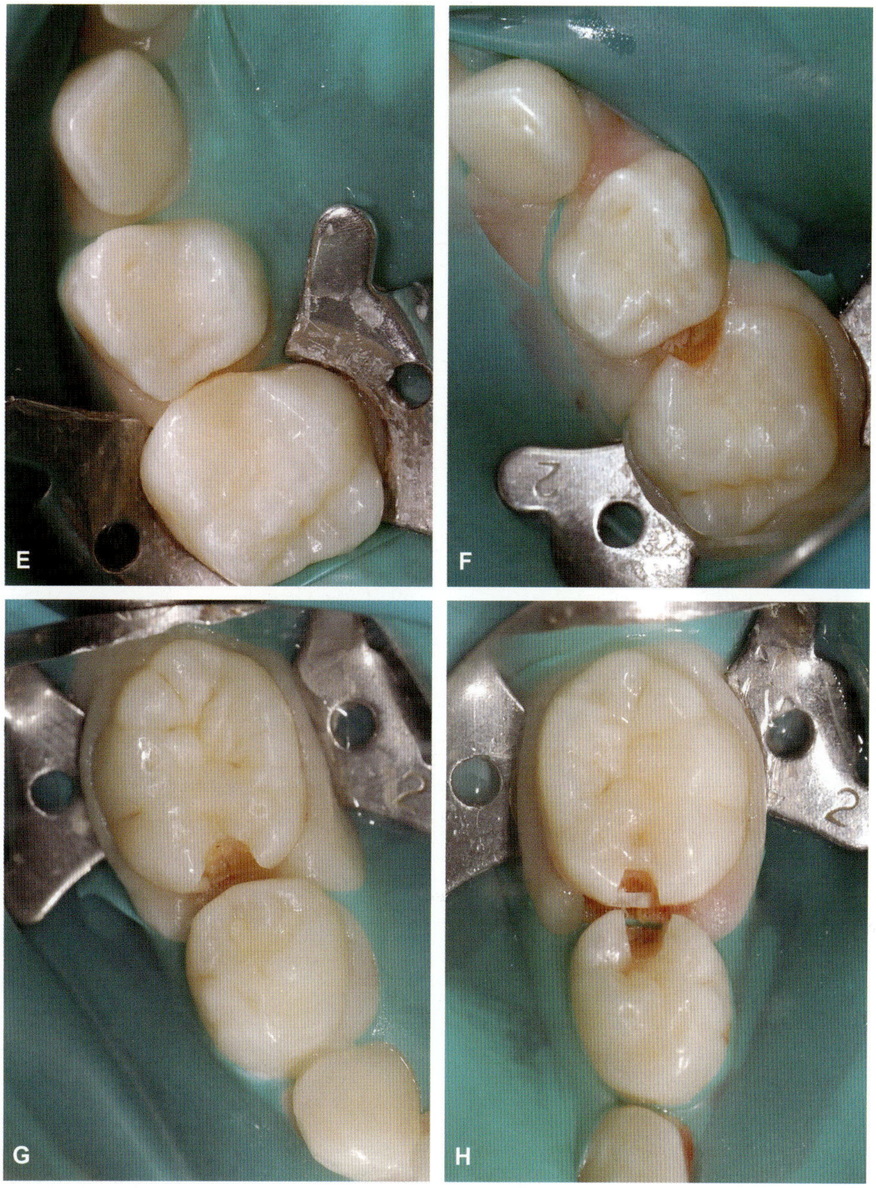

그림 4-42. E~H, 치료 전 임상사진. 상하악 유구치부에 인접면 우식이 관찰된다.

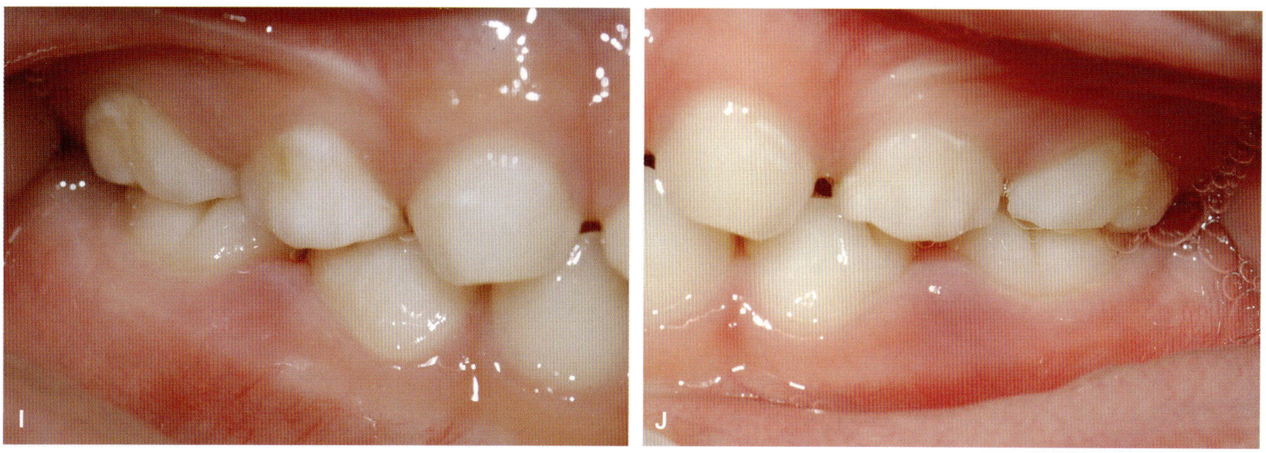

그림 4-42. I, J, 치료 전 좌우측 교합 상태.

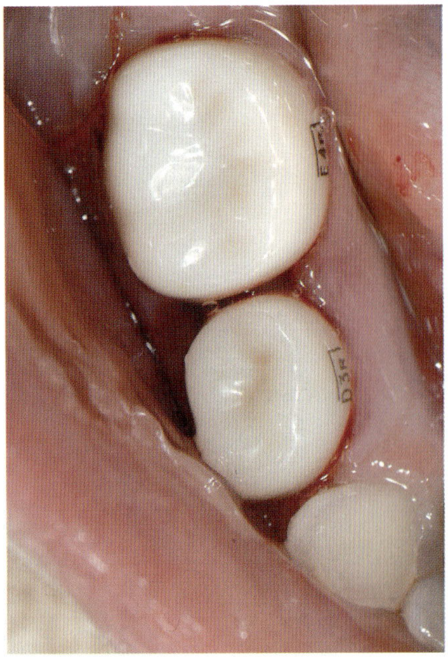

그림 4-42. K, 하악 우측 제1, 2유구치 수복 직후.

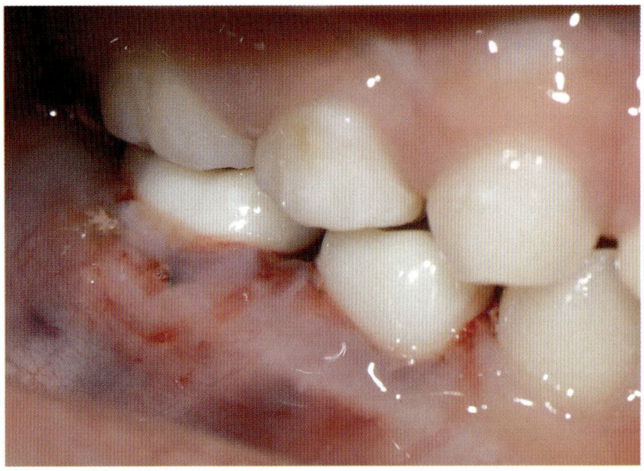

그림 4-42. L, 치료 직후 우측 교합 사진.

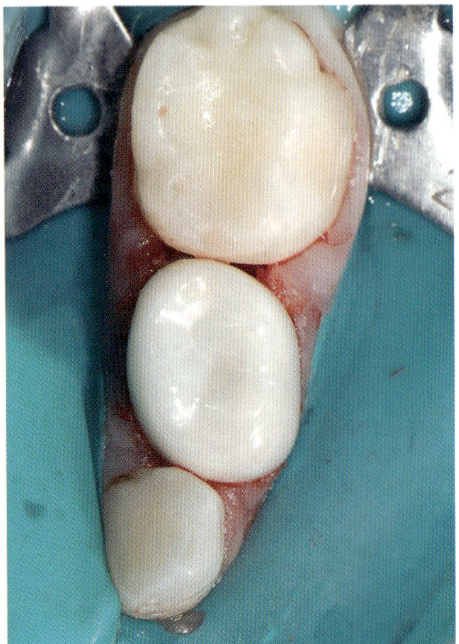

그림 4-42. M, 하악 좌측 제1유구치 수복 직후.

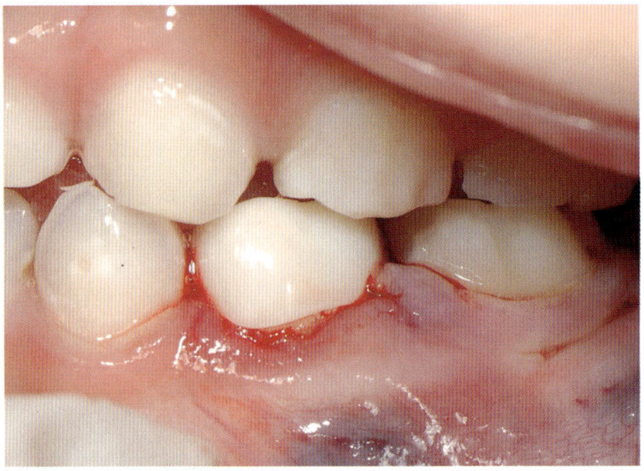

그림 4-42. N, 치료 직후 좌측 교합 사진. 크라운의 협측 margin이 다소 노출되었다.

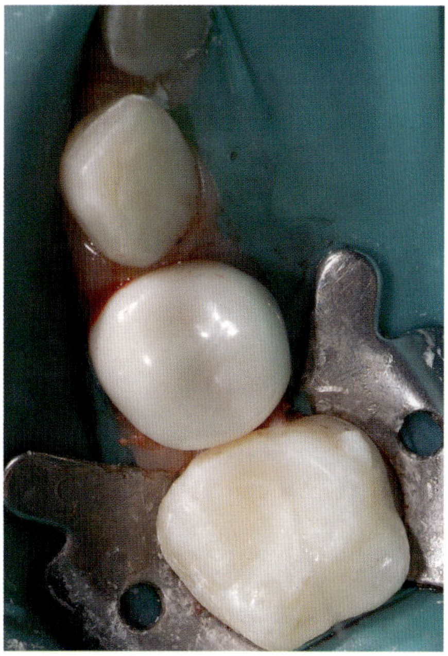

그림 4-42. O, 상악 우측 제1유구치 수복 직후.

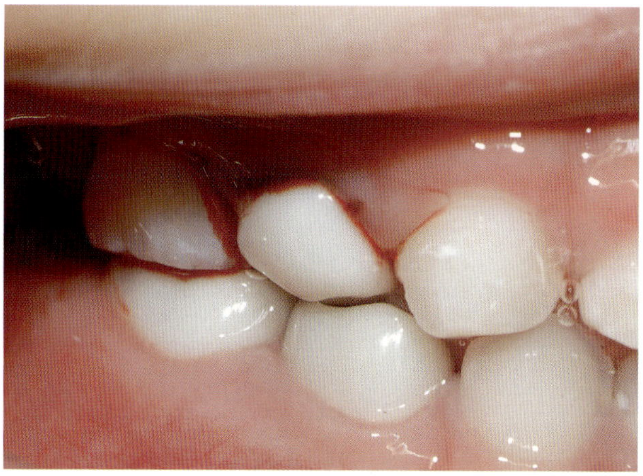

그림 4-42. P, 치료 직후 우측 교합 사진. 하악의 지르코니아 크라운 들 주변 치은은 잘 치유되었으며, 교합도 정상적이다.

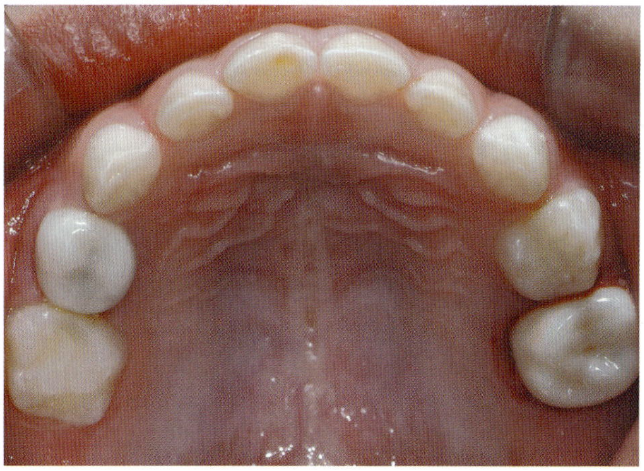

그림 4-42. Q, 상악 좌측 제2유구치 수복 직후.

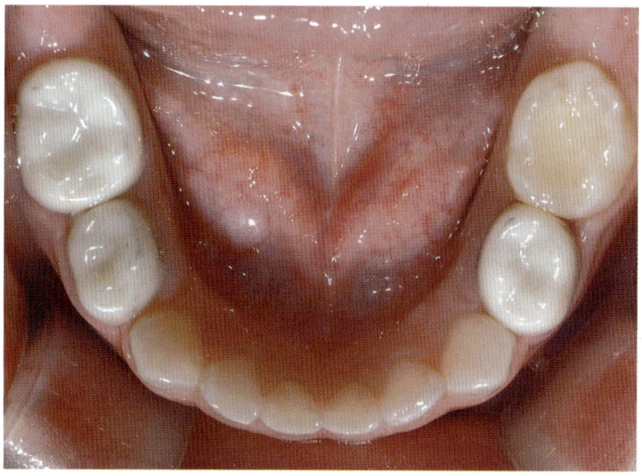

그림 4-42. R, 모든 구치부의 치료가 끝난 후 상하악 상태.

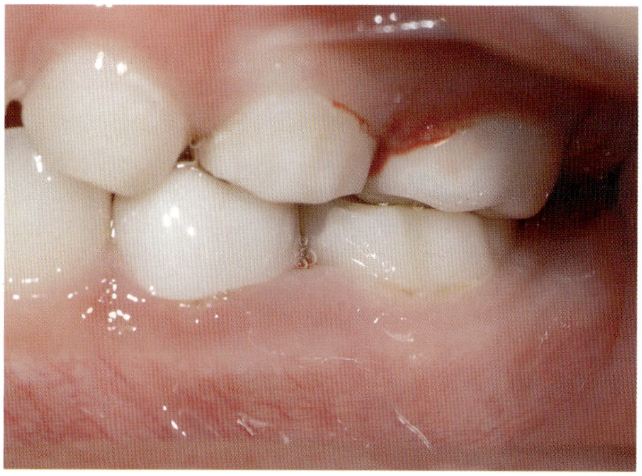

그림 4-42. S, 치료 직후 좌측 교합 사진. 약간의 조기 접촉이 확인되어 하악 좌측 제2유구치에 교합 조정을 시행하였다. 하악 제1유구치의 노출되었던 margin 부위도 어느 정도 치은으로 덮인 상태이다.

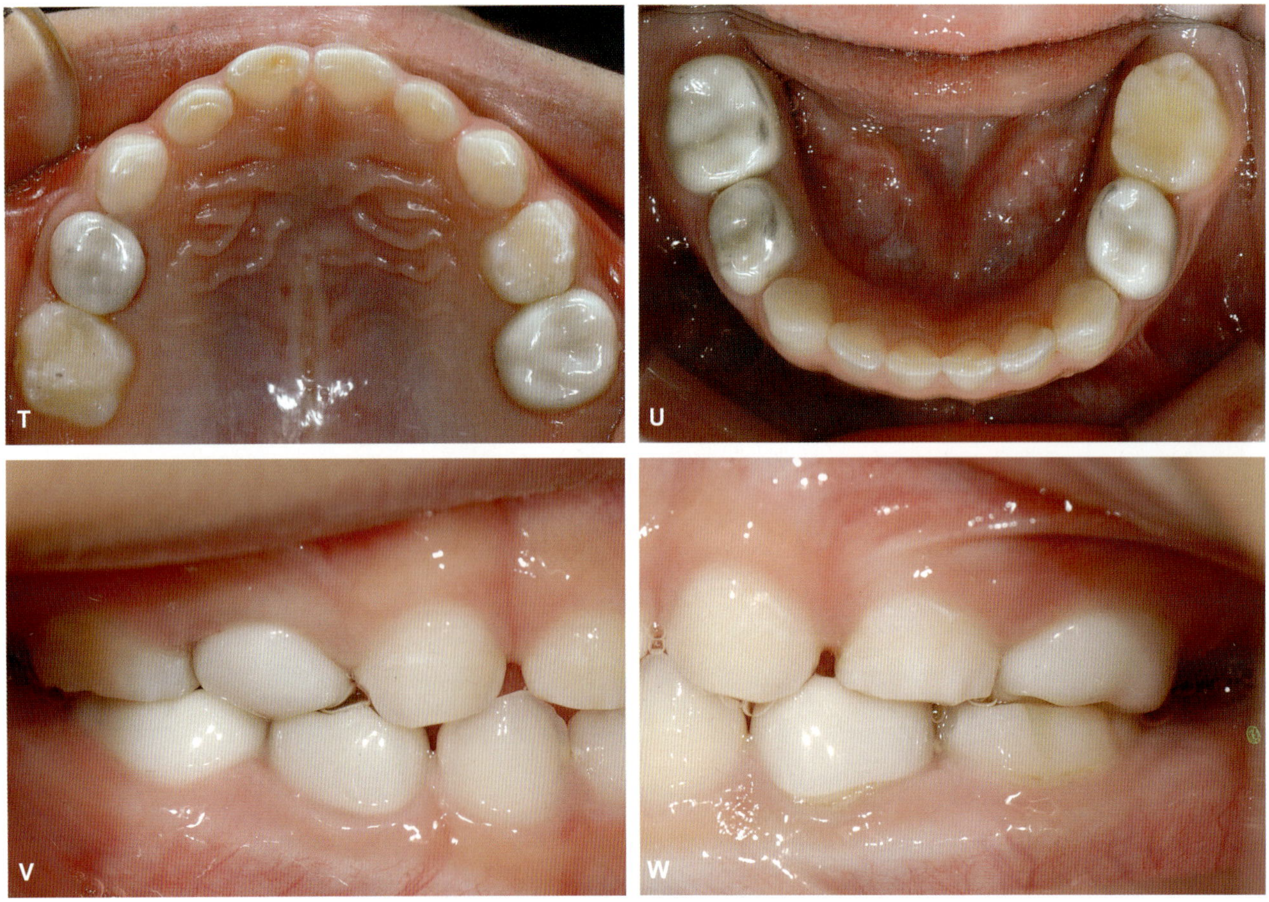

그림 4-42. T~W, 치료 약 4개월 후. 상하악 교합면 쪽 상태와 좌우측 교합 사진. 크라운 주변의 치은은 모두 건강하게 치유되었으며, margin이 노출되었던 부위도 완전히 치은으로 덮인 상태이다.

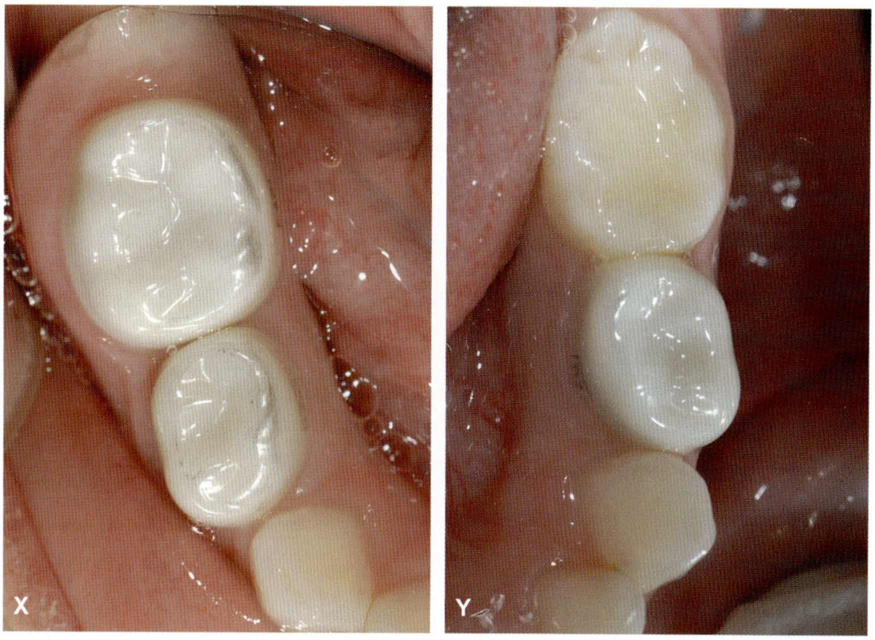

그림 4-42. **X, Y,** 하악 유구치 지르코니아 기성 크라운의 설측 경사면에 검은색의 stain이 관찰된다. 이것은 제작 과정에서 생길 수 있는 parting line(금형의 분리선. 크라운의 제작 과정에서 금형을 분리하면 금형의 양쪽 두 부분 사이에 여분의 재료가 밀려나와 생기는 부분으로, 제조 과정에서 수작업으로 제거한 후 high polishing 한다) 부분으로 추측된다.

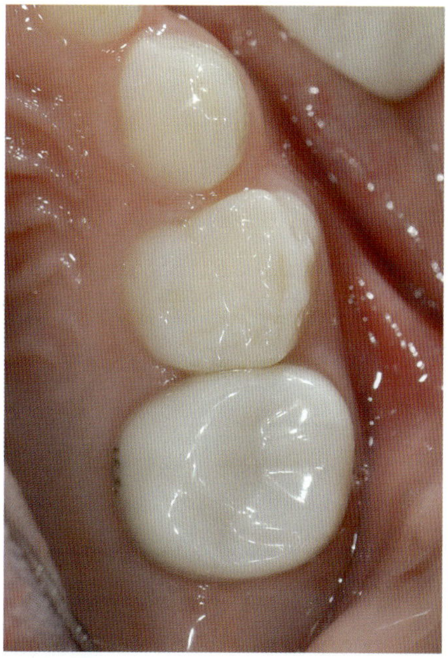

그림 4-42. **Z,** 유전치부 크라운의 절단연 등에도 생길 수 있으나 모든 크라운에서 항상 생기는 것은 아니며, 상악 좌측 제2유구치에는 생기지 않았다. White stone 등으로 손쉽게 제거된다.

Case 2. 하악 제1유구치의 지르코니아 기성 크라운 수복, 교합의 self correction

그림 4-43

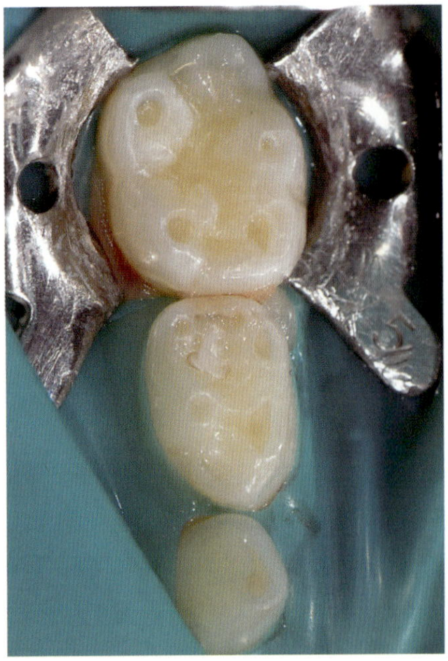

그림 4-43. A, 술전 교합면 상태.

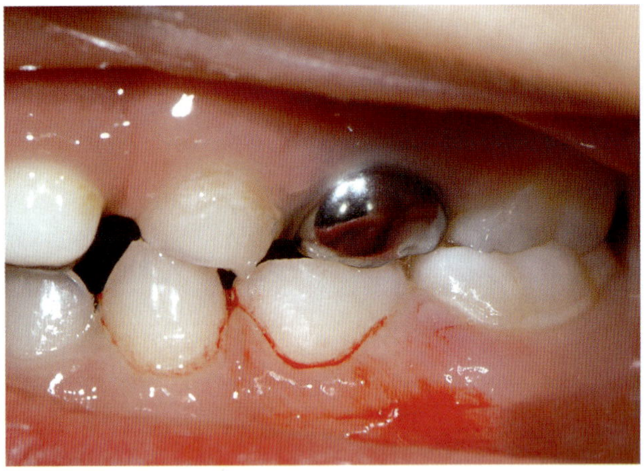

그림 4-43. B, 측면 교합 상태.

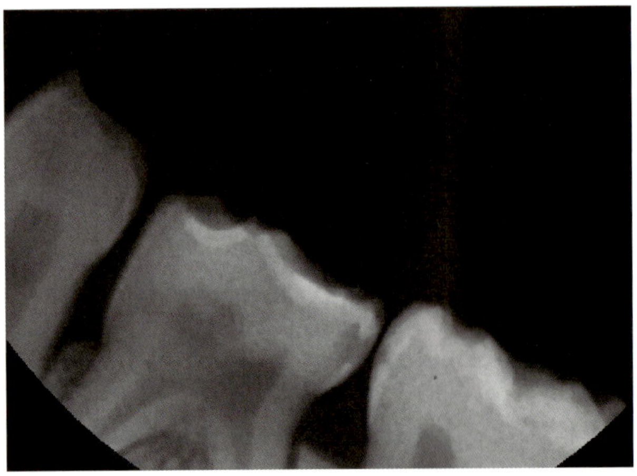

그림 4-43. C, 치료 전 방사선사진.

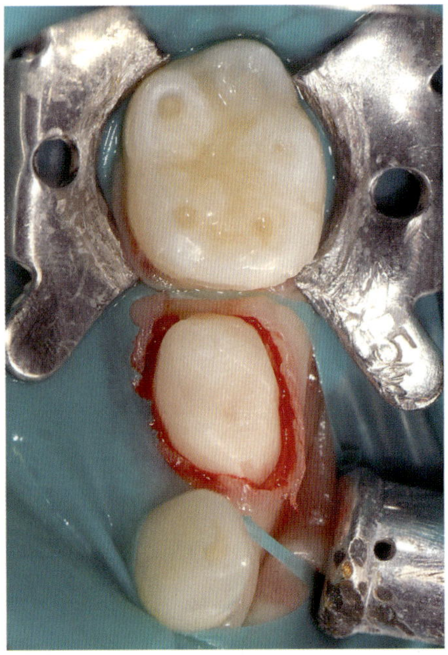

그림 4-43. D, 치아 삭제가 완료된 상태. 치은연하 삭제가 충분히 되었다면 사진에서처럼 치은이 다소 열리는 형태가 된다.

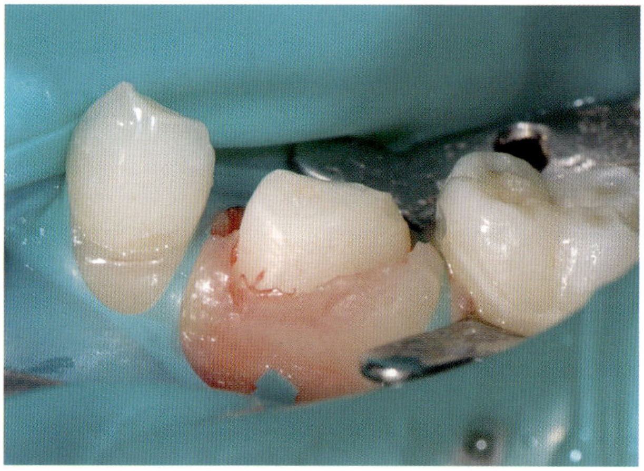

그림 4-43. **E,** 측방에서 봤을 때 교합면 삭제의 양을 주목해야 한다.

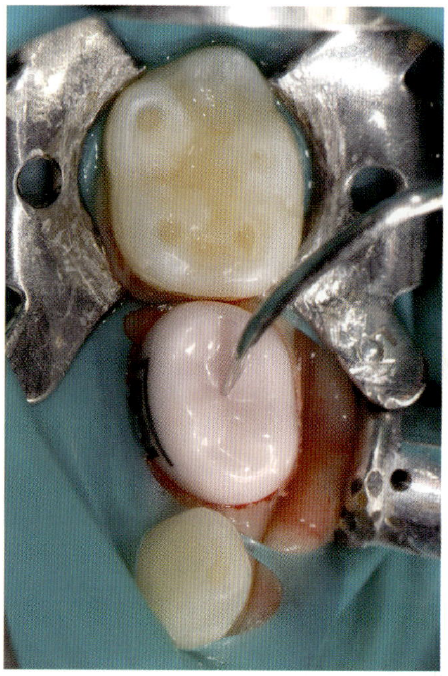

그림 4-43. **F,** Try-in crown을 시작한 상태. 교합면에서 봤을 때 크라운은 악궁에서 벗어나지 않아야 한다.

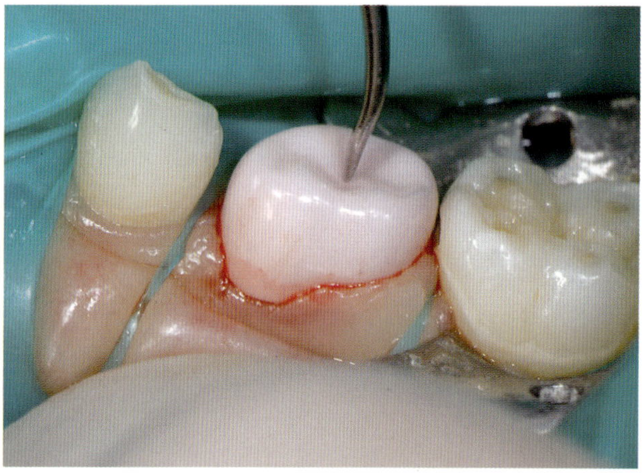

그림 4-43. **G,** 크라운의 margin은 치은 하방으로 충분히 위치해야 한다.

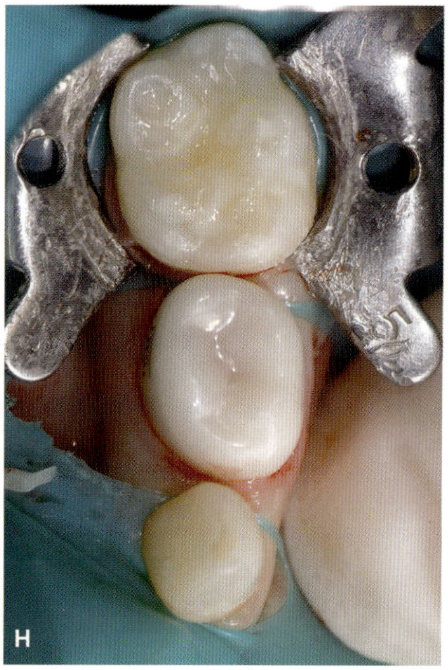

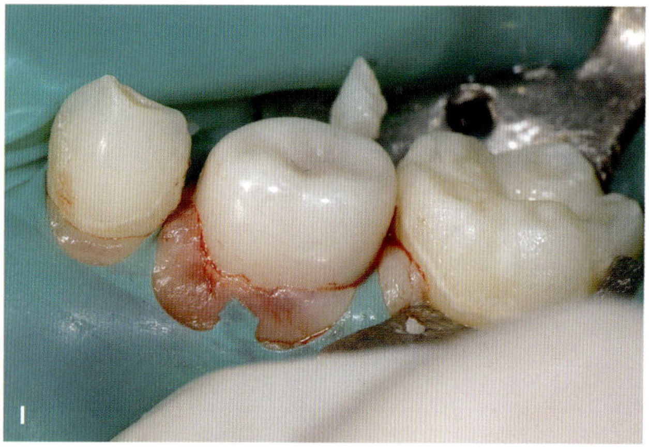

그림 4-43. **H, I,** Cementation이 완료된 상태.

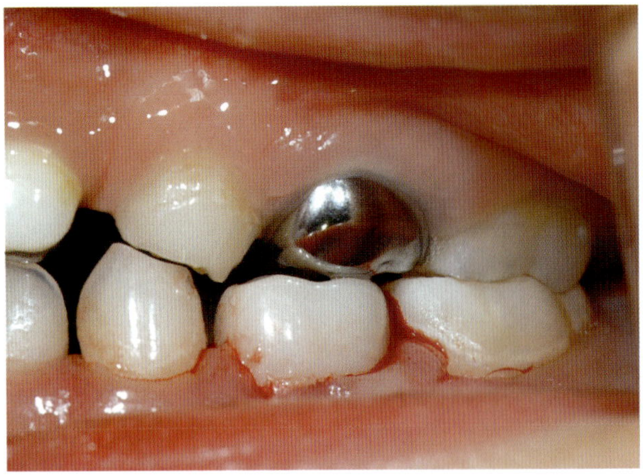

그림 4-43. J, 치료 직후 측방 교합 상태. 경미한 조기접촉이 있어서 유견치 사이에 공간이 존재한다.

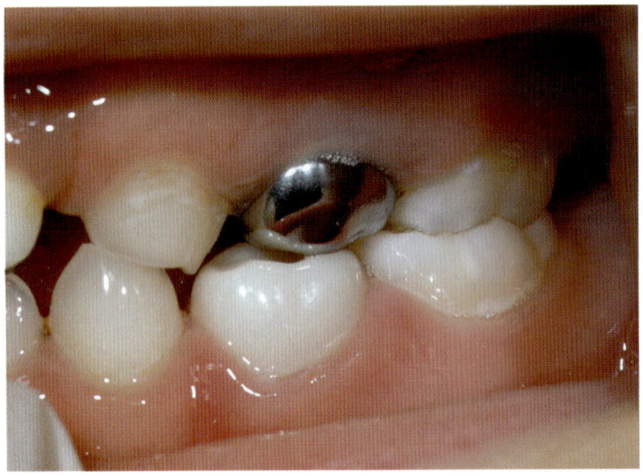

그림 4-43. K, 1주일 후에 self correction되었다.

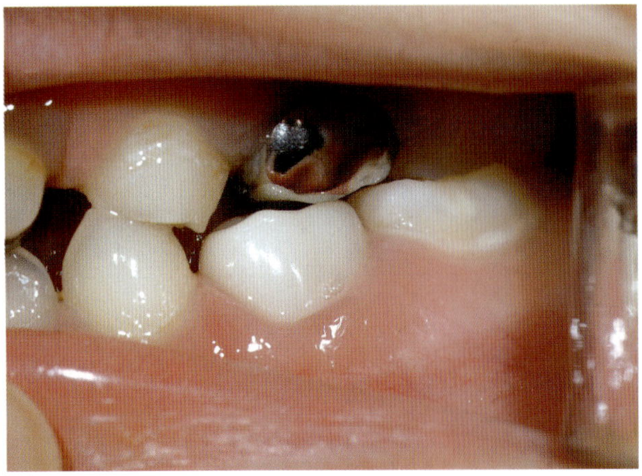

그림 4-43. L, 4개월 후. 교합 상태는 안정적이다.

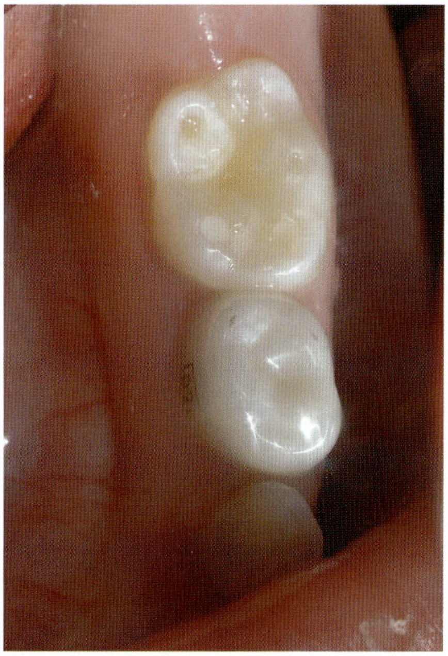

그림 4-43. **M,** 치은도 건강한 상태이다.

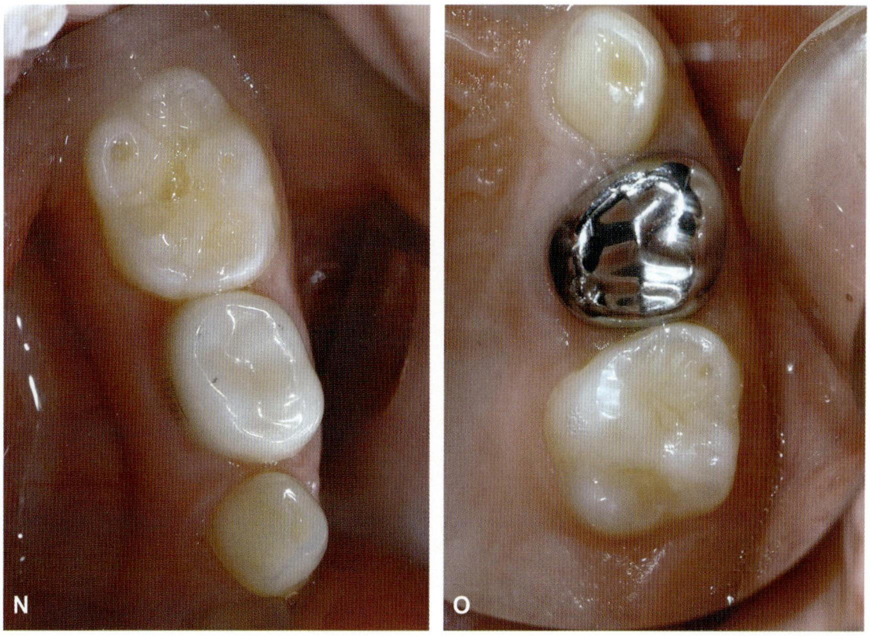

그림 4-43. **N, O,** 5개월 후. 지르코니아 기성 크라운으로 수복한 하악 제1유구치와 대합되는 상악 제1유구치 SSC의 상태. 지르코니아 크라운의 교합면에 SSC가 교합된 흔적이 관찰되지만 쉽게 제거될 수 있다. SSC는 마모나 defect가 관찰되지 않는다.

Case 3. 유구치용 지르코니아 기성 크라운 : 최초의 시술 증례 그림 4-44

본 증례는 술자 입장에서는 다른 사람에게 밝히기 어려울 만큼 만족스럽지는 못한 증례이다. 유치용 지르코니아 기성 크라운은 유전치용 크라운이 먼저 개발되었으며, 유구치용 크라운은 2013년이 되어서야 만들어졌다. 저자는 2013년 4월에 처음으로 유구치용 지르코니아 기성 크라운을 사용하게 되었으며, 첫 유구치용 지르코니아 기성 크라운 환자였던 이 증례에서는 여러 가지 시행착오를 겪게 되었다. 하지만 첫 증례로서 그런 시행착오는 불가피했었다고 스스로를 위로하면서 이 증례를 소개하고자 한다.

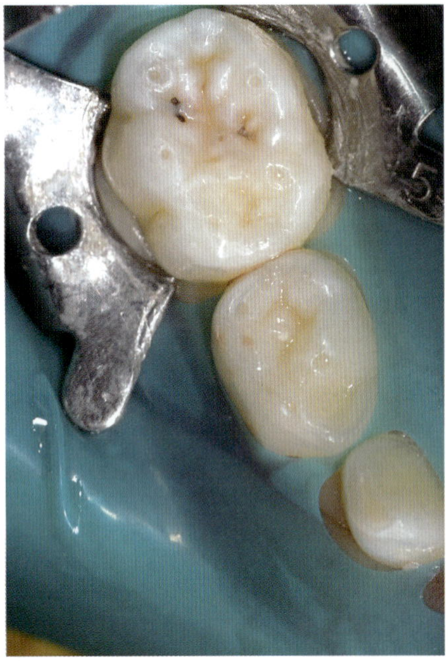

그림 4-44. A, 치료 전 상태. 방사선사진에서 인접면 우식을 관찰할 수 있다. 보호자는 치아 색깔이 나면서도 튼튼하고 문제가 생기지 않는 치료를 원하였고, 지르코니아 기성 크라운으로 수복하기로 결정하였다.

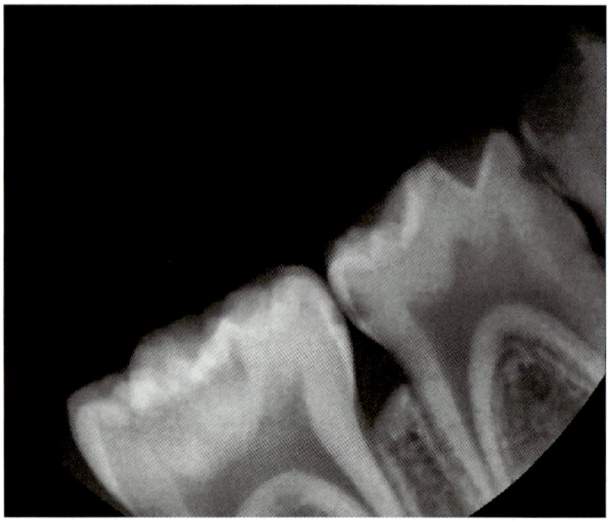

그림 4-44. B, 술전 방사선사진.

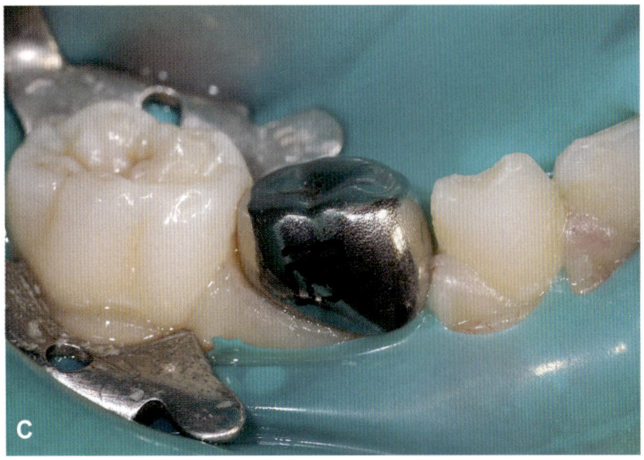

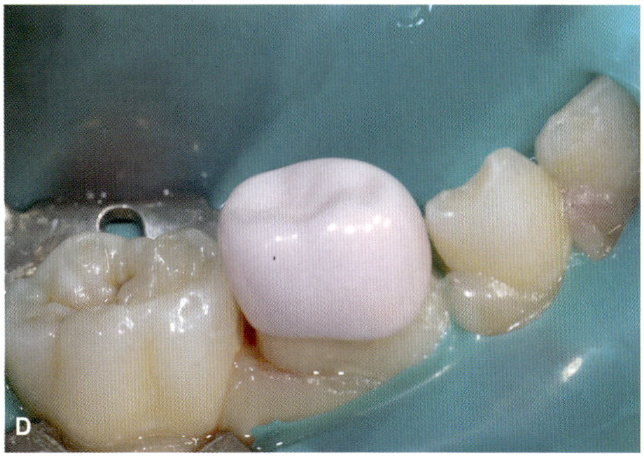

그림 4-44. C, D, 맨 처음 증례라서 치아 삭제량을 비교하기 위해 SSC #5가 들어갈 정도로 치아를 삭제한 후, NuSmile® ZR try-in crown #5를 넣어봤으나 들어가지 않았다.

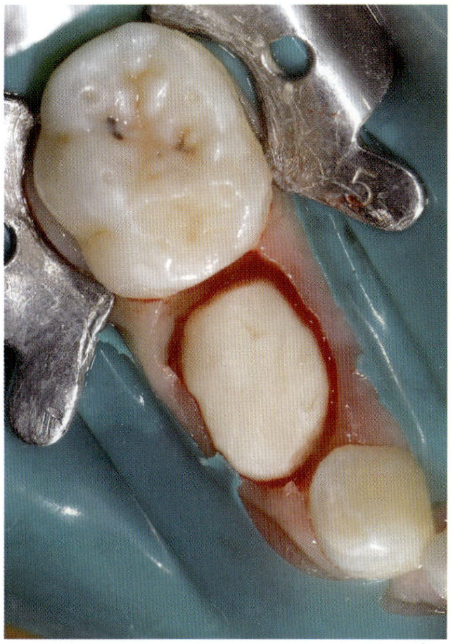

그림 4-44. E, 치아 삭제를 마친 상태. 삭제가 부족한 부분이 여러 군데 보이지만, 그 당시에는 일단 크라운만 들어갈 수 있도록 하는 것이 목표였다.

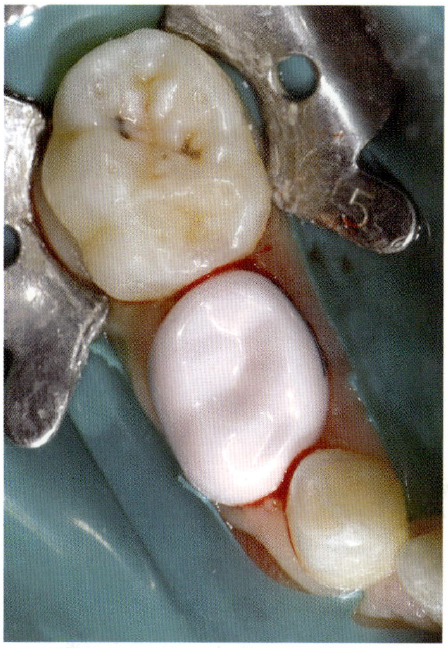

그림 4-44. F, #5 try-in crown을 시적한 상태. 결론적으로 이 치아는 치아 삭제를 더 진행한 후 #4 size의 크라운을 넣는 게 올바른 선택이었다.

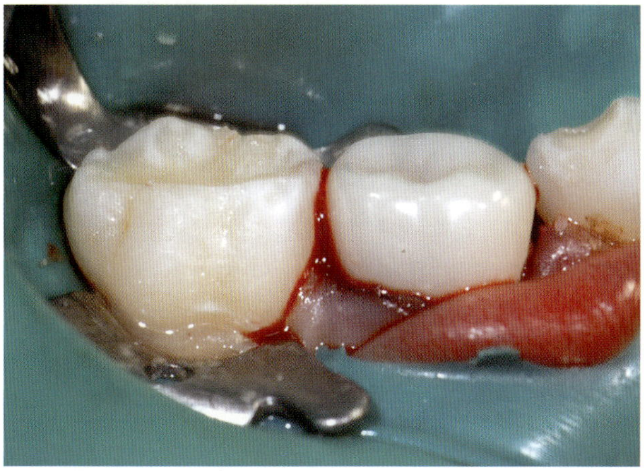

그림 4-44. G, Cementation 직후. 삭제가 부족한 상태에서 크라운을 seating하면서 과도한 힘을 가했기 때문에 크라운의 mesial쪽이 파절되었다. 이미 cementation이 완료된 상태이며, 치료 시간이 길어진 관계로 특별한 처치 없이 치료를 마무리했다.

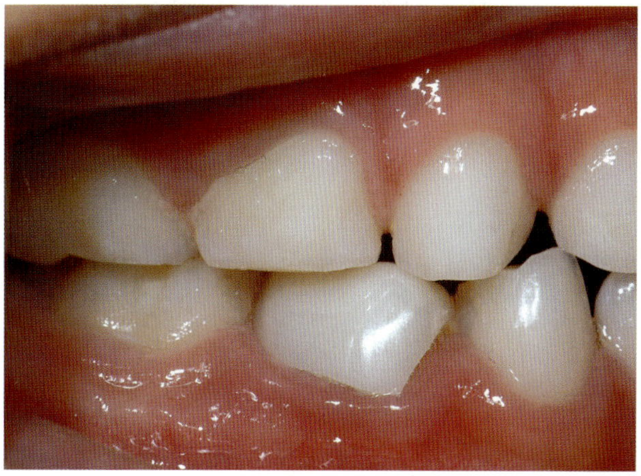

그림 4-44. H, 치료 6개월 후. 크라운의 mesial 쪽에서 margin이 파절되어 치아가 노출되어 있었으나, 시간이 지나면서 자연스럽게 치은의 재부착이 일어나고 있다.

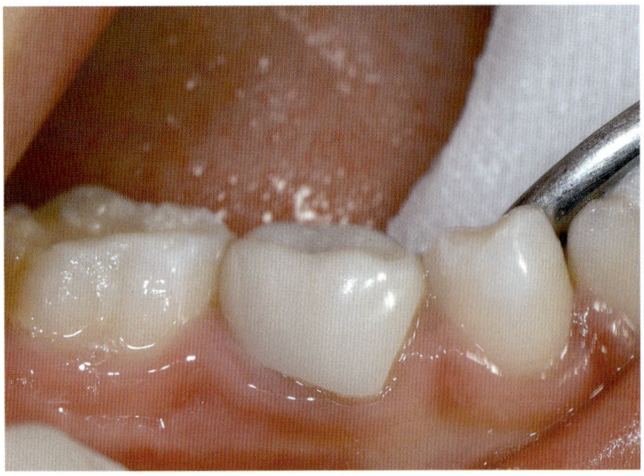

그림 4-44. I, 7개월 후. 노출되었던 부분이 거의 모두 치은으로 다시 덮이게 되었다.

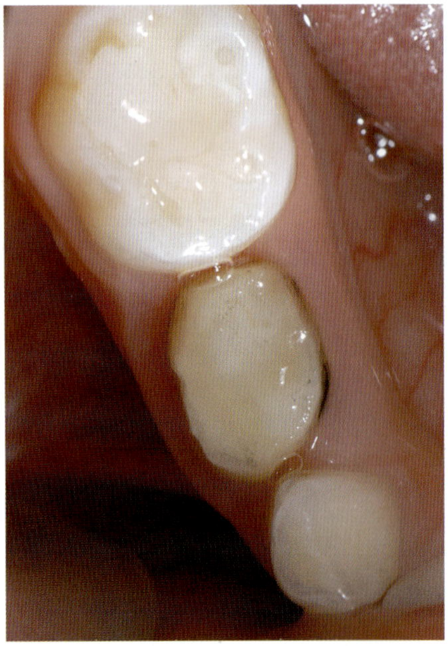

그림 4-44. J, 1년 2개월 후. 어린이가 접착성이 높은 간식을 먹다가 크라운이 탈락되어서 내원하였다. 정상적인 크기보다 더 큰 size의 크라운을 사용하면 탈락의 가능성이 높아진다.

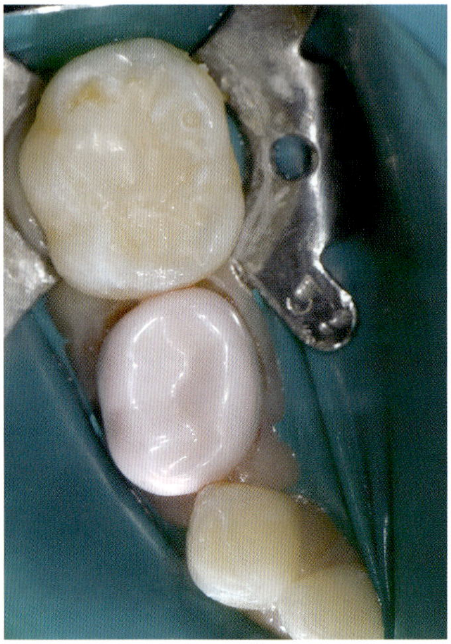

그림 4-44. K, 추가적인 삭제를 시행한 후 원래 크라운보다 한 size 작은 #4 크라운을 시적했다. 첫 치료 시에 크라운이 근심협측으로 rotation되었던 것과 달리, 악궁에서 벗어나지 않고 정상적으로 위치하고 있다.

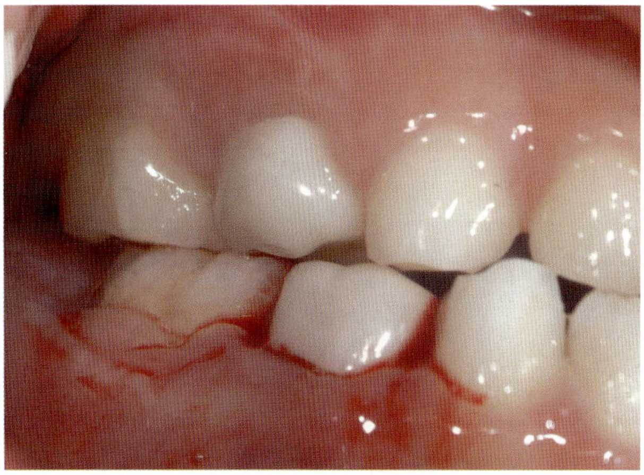

그림 4-44. L, Cementation 직후.

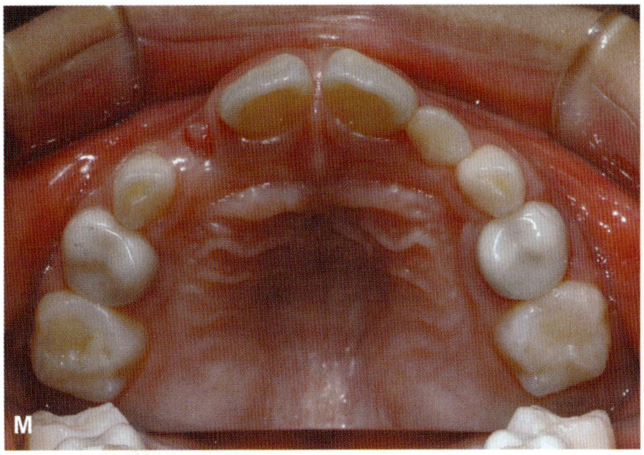

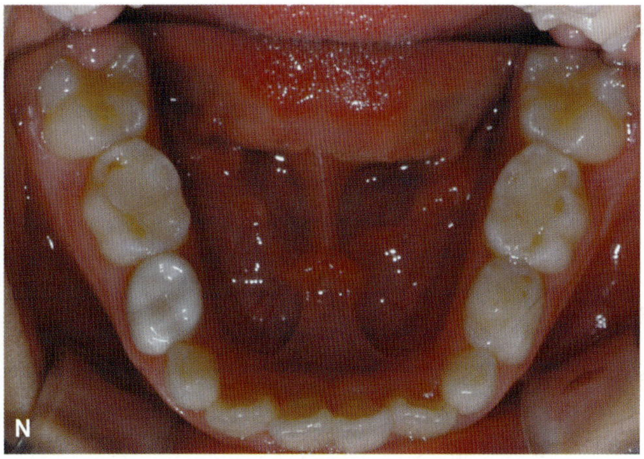

그림 4-44. M, N, 2년 4개월 후. 다른 유구치부에도 인접면 우식이 발견되어 지르코니아 기성 크라운으로 수복한 상태.

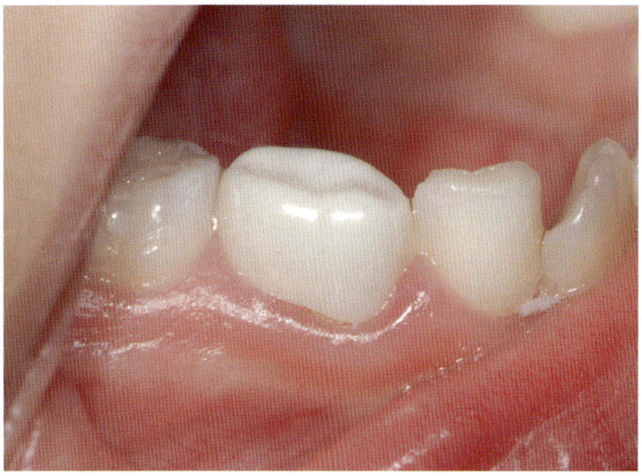

그림 4-44. O, 첫 치료 3년 후. 탈락 후 재부착 1년 10개월 후. 협측에서 margin이 다소 노출되었지만, 임상적으로 문제없이 잘 유지되고 있다.

Case 4. 제1대구치의 이소 맹출 그림 4-45

제1대구치의 맹출 시 악궁이 좁고, 특히 제2유구치 후방 위치에서 악골 크기의 여유가 없는 경우 또는 맹출 방향이 근심으로 기울어진 경우에 제1대구치의 이소 맹출을 관찰할 수 있다. 또한 제2유구치의 크라운(SSC 또는 지르코니아 기성 크라운) 치료 시 과도하게 큰 size의 크라운이 사용된 경우에도 제1대구치의 맹출을 방해할 수 있다.

유구치용 지르코니아 기성 크라운의 삭제량이 SSC의 삭제량보다 많기는 하지만 크라운의 크기 자체가 큰 것은 아니기 때문에, 지르코니아 기성 크라운에 의해서 제1대구치의 이소 맹출이 더 많이 발생하는 것은 아니다. 원칙에 맞게 치아를 삭제하고, 적절한 크기의 크라운을 선택했다면 제1대구치의 맹출은 정상적으로 이루어질 것이다. 다만, 유구치 인접면 우식증이 많이 발생하는 어린이에 있어서 악궁이 좁은 경우가 많기 때문에, 제2유구치 지르코니아 기성 크라운이 정상적으로 시술되었다고 하더라도 제1대구치가 이소 맹출될 수는 있다. 이것은 SSC로 수복한 치아 또는 자연치에서도 흔히 발견된다.

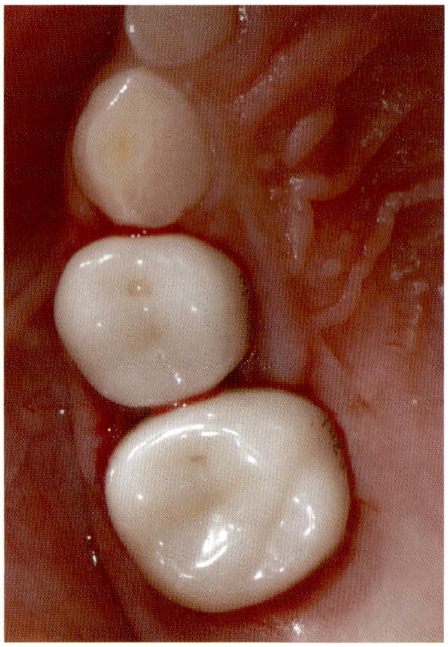

그림 4-45. A, 치료 직후 교합면과 측면 사진. 제1, 2유구치 모두 지르코니아 기성 크라운으로 수복하였다.

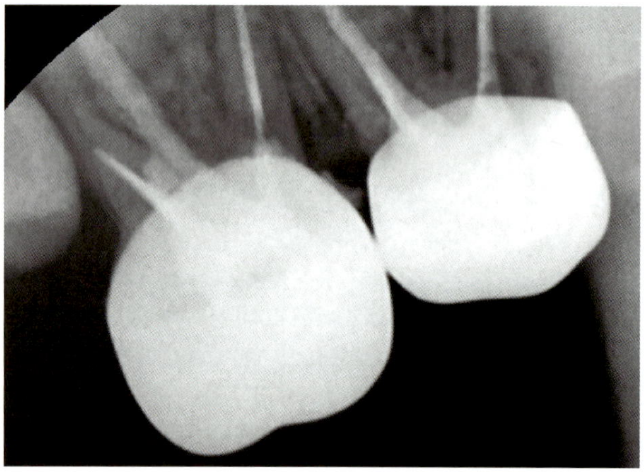

그림 4-45. B, 일반적으로 사용되는 크기보다 다소 작은 size(#2)의 크라운이 수복되었다.

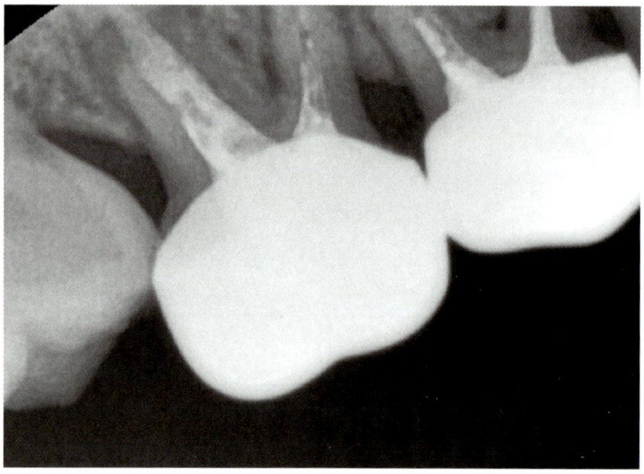

그림 4-45. C, 치료 2년 후. 제1대구치가 다소 locking된 양상. 하지만 제1대구치의 맹출 방향이 근심으로 기울어져 있다. 이것은 제2유구치의 크라운 때문이라기보다는, 악궁이 좁아서 제1대구치의 맹출 방향이 기울어져 생긴 문제로 추측된다.

Case 5. 전악 지르코니아 기성 크라운 수복 (Courtesy of Dr. Alejandro Martinez [Mexico]) 그림 4-46

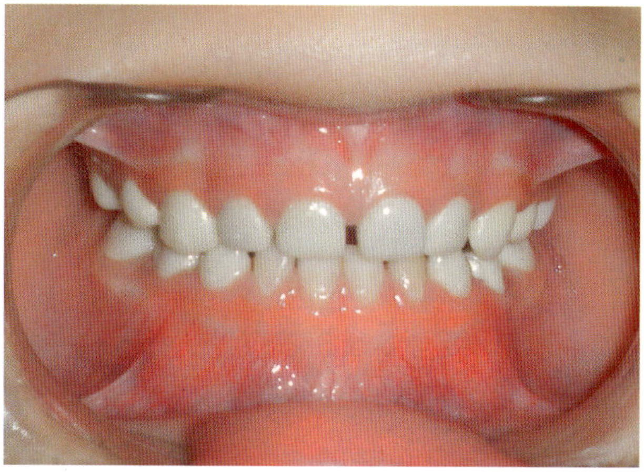

그림 4-46. A, 치료 후 정면 사진. 하악의 유전치를 제외한 모든 치아를 지르코니아 기성 크라운으로 수복하였다. 안정적인 교합 양상을 보인다.

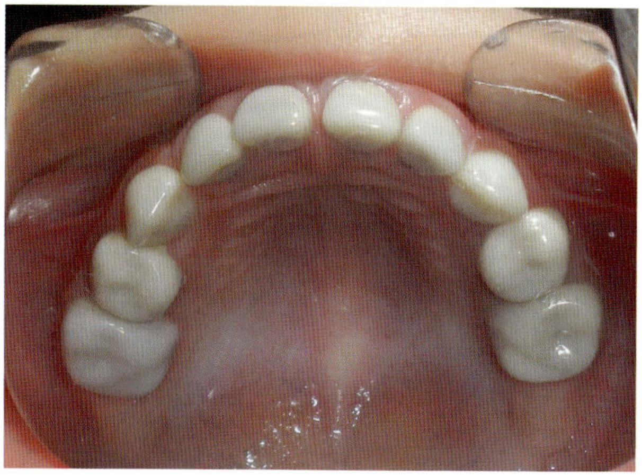

그림 4-46. B, 상악 교합면 사진. 모든 크라운이 적절한 위치에 수복되었으며 주변 치은도 건강하다.

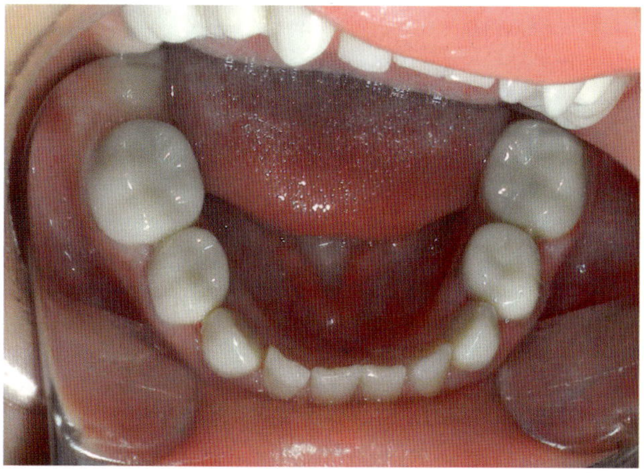

그림 4-46. C, 하악 교합면 사진.

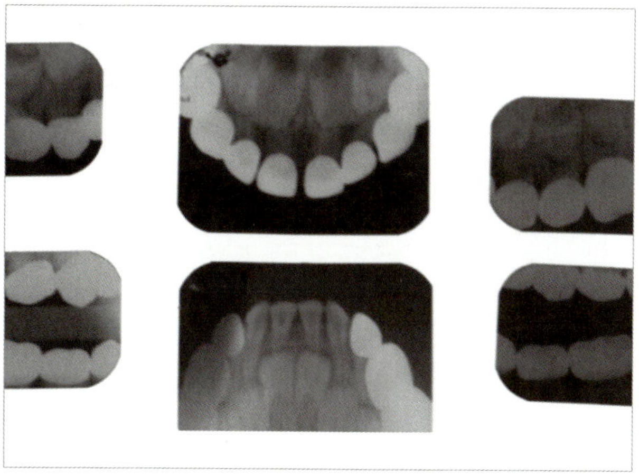

그림 4-46. D, 술후 방사선사진.

부록 FAQs

01 치료 시간이 오래 걸리지 않나요?

새로운 시술에 익숙해지기까지는 시간이 많이 걸릴 수밖에 없다. 치과의사가 되고 처음으로 SSC를 시술할 때에도 마찬가지로 오랜 시간이 필요했을 것이다. SSC의 형태에 대해 익숙해지고 어느 정도 치아 삭제를 해야 하는지 충분히 감을 익혔다면, 불과 몇 분 안에 SSC를 위한 삭제를 끝낼 수 있게 된다.

유치용 지르코니아 기성 크라운도 마찬가지이다. 크라운의 형태에 대해 충분히 파악을 하고 적절한 삭제량을 인식했다면, 빠른 시간 내에 치아 삭제를 끝낼 수 있을 것이다. 단순히 치아 삭제량이 SSC에 비해서 많은 것은 치료 시간에 크게 영향을 미치지 않는다(그림 1).

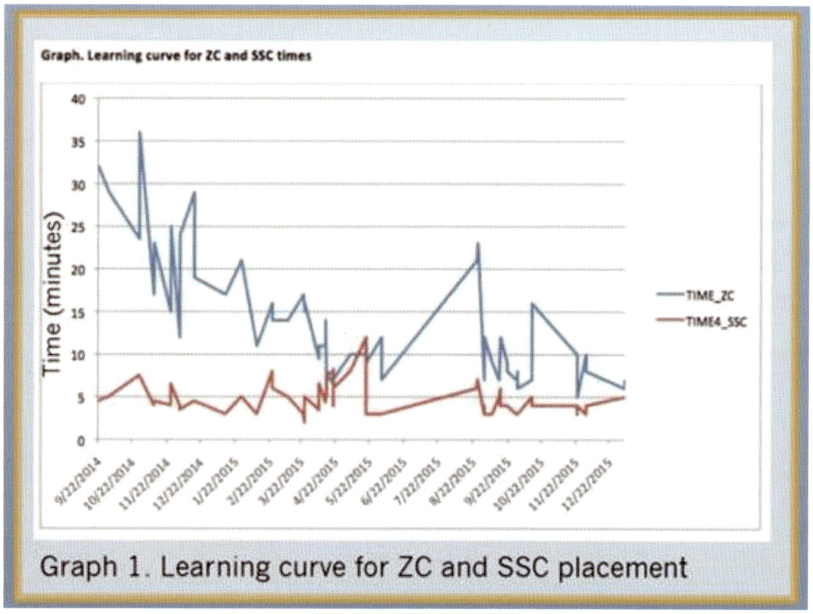

그림 1. SSC(빨간 선)와 지르코니아 기성 크라운(파란선)을 시술하는 데 걸리는 시간의 변화 양상. 시간이 지나고 경험이 쌓일수록 지르코니아 기성 크라운을 시술하는 데 걸리는 시간은 점점 줄어든다. (AAPD annual congress, 2016)

02 크라운의 Size는 어떻게 정해야 하나요?

기본적으로 크라운 size 결정의 기준은 치아의 근원심 길이이다. SSC는 flexibility가 있어서 삭제량의 조절이나 크라운의 변형을 통해 size 선택에 있어서 다소간의 융통성을 가질 수 있지만, 지르코니아 기성 크라운은 size를 변화시킬 여지가 거의 없다. 크라운의 size는 각 크라운의 근원심 길이(그림 2)(NuSmile® ZR crown 기준)를 참고하여 결정한다(표 1, 2).

Pediatric Crowns Sizing Guide

Mesial-Distal dimensions in millimeters (mm)

NuSmile ZR ZIRCONIA

CENTRAL	
Size	Maxillary
0	6.12
1	6.49
2	6.85
3	7.24
4	7.58
5	7.95
6	8.35

LATERAL	
Size	Maxillary
0	4.73
1	5.05
2	5.40
3	5.78
4	6.19
5	6.64
6	6.97

UNIVERSAL	
Size	Mandibular
1	3.81
2	4.11
3	4.42
4	4.75

CUSPID		
Size	Maxillary	Mandibular
0	6.23	5.24
1	6.53	5.52
2	6.85	5.79
3	7.20	6.08
4	7.53	6.35
5	7.92	6.70
6	8.32	7.03

1ST MOLAR		
Size	Maxillary	Mandibular
1	6.54	7.27
2	6.88	7.67
3	7.27	8.14
4	7.64	8.61
5	8.01	9.07
6	8.43	9.52
7	8.86	10.02

1ST MOLAR (NARROW)		
Size	Maxillary	Mandibular
1	6.07	6.82
2	6.37	7.17
3	6.74	7.65
4	7.08	8.06
5	7.45	8.51
6	7.77	8.94
7	8.19	9.38

2ND MOLAR		
Size	Maxillary	Mandibular
1	8.51	9.07
2	9.01	9.53
3	9.44	10.01
4	9.93	10.51
5	10.39	10.92
6	10.85	11.36
7	11.25	11.80

IFU-30 Rev-1

그림 2. NuSmile® ZR crown의 크라운 size별 근원심 길이. 이 길이를 기준으로 크라운의 size를 결정할 수 있다.

표 1. 제1유구치용 지르코니아 기성 크라운(regular, narrow)과 국내에 시판 중인 SSC 2종 (3M, 신흥)의 근원심 길이 비교

Size	치아	ZR-R	ZR-N	3M	KIDS
#1	UR	6.52	6.04	-	-
	LR	7.26	6.85	-	-
	UL	6.52	6.04	-	-
	LL	7.26	6.85	-	-
#2	UR	6.85	6.35	6.70	6.70
	LR	7.70	7.20	7.66	7.65
	UL	6.85	6.35	6.70	6.70
	LL	7.70	7.20	7.66	7.65
#3	UR	7.26	6.73	7.10	7.20
	LR	8.16	7.63	8.15	8.25
	UL	7.26	6.73	7.10	7.20
	LL	8.16	7.63	8.15	8.25
#4	UR	7.62	7.07	7.30	7.35
	LR	8.65	8.09	8.55	8.60
	UL	7.62	7.07	7.60	7.35
	LL	8.65	8.09	8.55	8.60
#5	UR	8.00	7.42	7.55	7.55
	LR	9.08	8.49	9.10	9.00
	UL	8.00	7.42	7.55	7.55
	LL	9.08	8.49	9.10	9.00
#6	UR	8.41	7.79	8.00	7.90
	LR	9.54	8.92	9.38	9.40
	UL	8.41	7.79	8.00	7.90
	LL	9.54	8.92	9.38	9.40
#7	UR	8.83	8.18	8.40	8.34
	LR	10.01	9.36	9.95	9.90
	UL	8.83	8.18	8.40	8.34
	LL	10.01	9.36	9.95	9.90

ZR-R: NuSmile® ZR crown(regular), ZR-N: NuSmile® ZR crown(narrow), 3M: 3M®사 SSC, KIDS: 신흥 키즈크라운. 단위: mm

표 2. 제2유구치용 지르코니아 기성 크라운과 국내에 시판 중인 SSC 2종(3M, 신흥)의 근원심 길이 비교

Size	치아	ZR	3M	KIDS
#1	UR	8.49	–	–
	LR	9.04	–	–
	UL	8.49	–	–
	LL	9.04	–	–
#2	UR	9.00	9.00	8.90
	LR	9.50	9.50	9.52
	UL	9.00	9.00	8.90
	LL	9.50	9.50	9.52
#3	UR	9.45	9.65	9.50
	LR	9.97	9.95	10.00
	UL	9.45	9.65	9.50
	LL	9.97	9.95	10.00
#4	UR	9.92	9.95	9.90
	LR	10.47	10.40	10.35
	UL	9.92	9.95	9.90
	LL	10.47	10.40	10.35
#5	UR	10.42	10.45	10.40
	LR	10.89	10.75	10.80
	UL	10.42	10.45	10.40
	LL	10.89	10.75	10.80
#6	UR	10.83	10.83	10.80
	LR	11.33	11.33	11.25
	UL	10.83	10.83	10.80
	LL	11.33	11.33	11.25
#7	UR	11.27	11.20	11.10
	LR	11.78	11.55	11.70
	UL	11.27	11.20	11.10
	LL	11.78	11.55	11.70

ZR: NuSmile® ZR crown, 3M: 3M®사 SSC, KIDS: 신흥 키즈크라운, 단위: mm

부록

지르코니아 기성 크라운의 size를 결정할 때에는 치아의 근원심 길이 외에도 치아 사이의 공간이나 치아의 형태 등도 고려해야 한다. 하악 제1유구치의 경우, 인접면 우식으로 인해 근원심 길이가 많이 짧아진 경우에는 regular crown이 아닌 narrow crown을 선택할 수 있다(P.151 참고). 하지만, narrow crown으로도 수복하기 어려운 경우에는 SSC처럼 반대쪽 상악 제1유구치 크라운을 선택할 수 있다(그림 3).

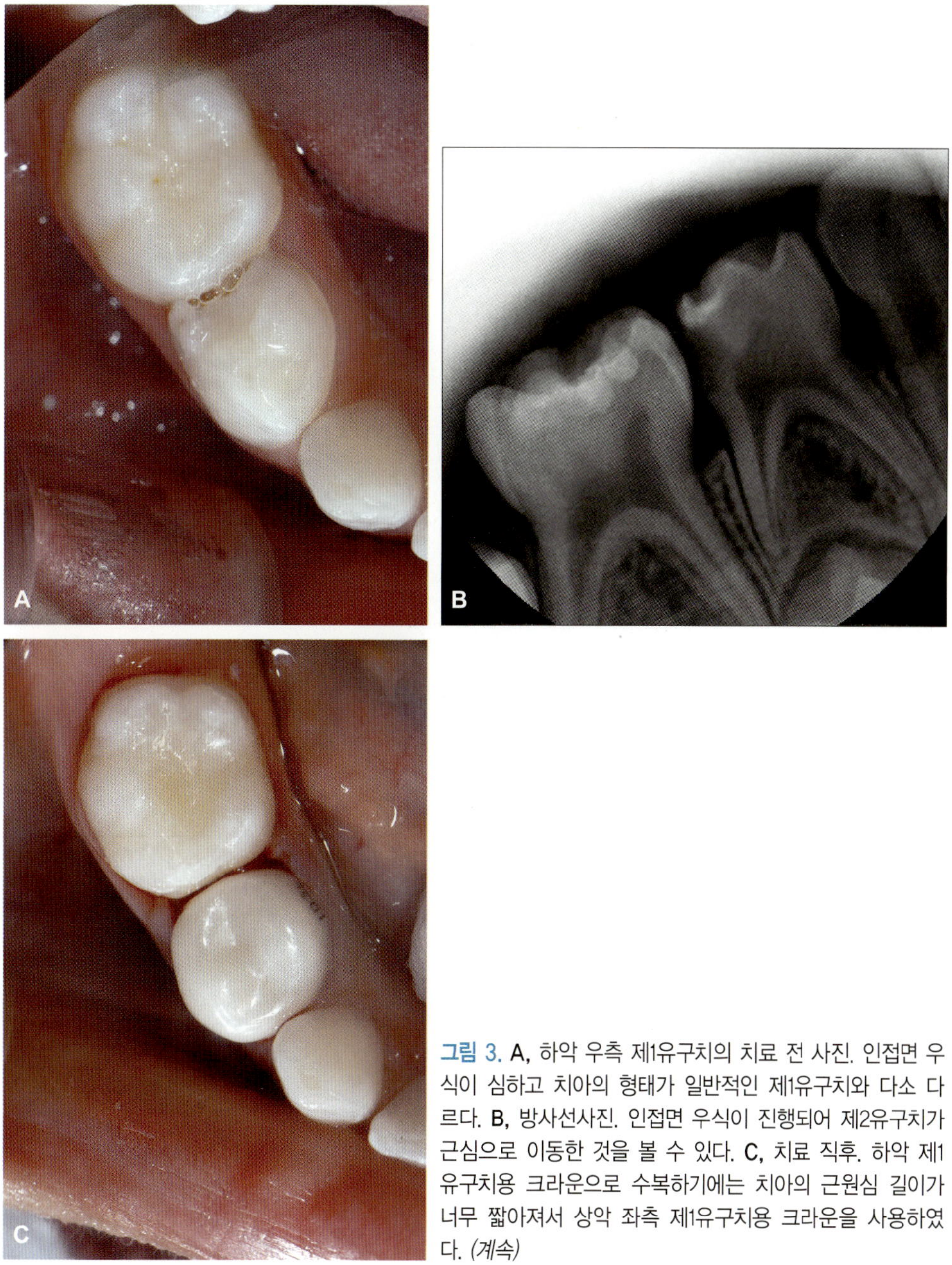

그림 3. **A**, 하악 우측 제1유구치의 치료 전 사진. 인접면 우식이 심하고 치아의 형태가 일반적인 제1유구치와 다소 다르다. **B**, 방사선사진. 인접면 우식이 진행되어 제2유구치가 근심으로 이동한 것을 볼 수 있다. **C**, 치료 직후. 하악 제1유구치용 크라운으로 수복하기에는 치아의 근원심 길이가 너무 짧아져서 상악 좌측 제1유구치용 크라운을 사용하였다. *(계속)*

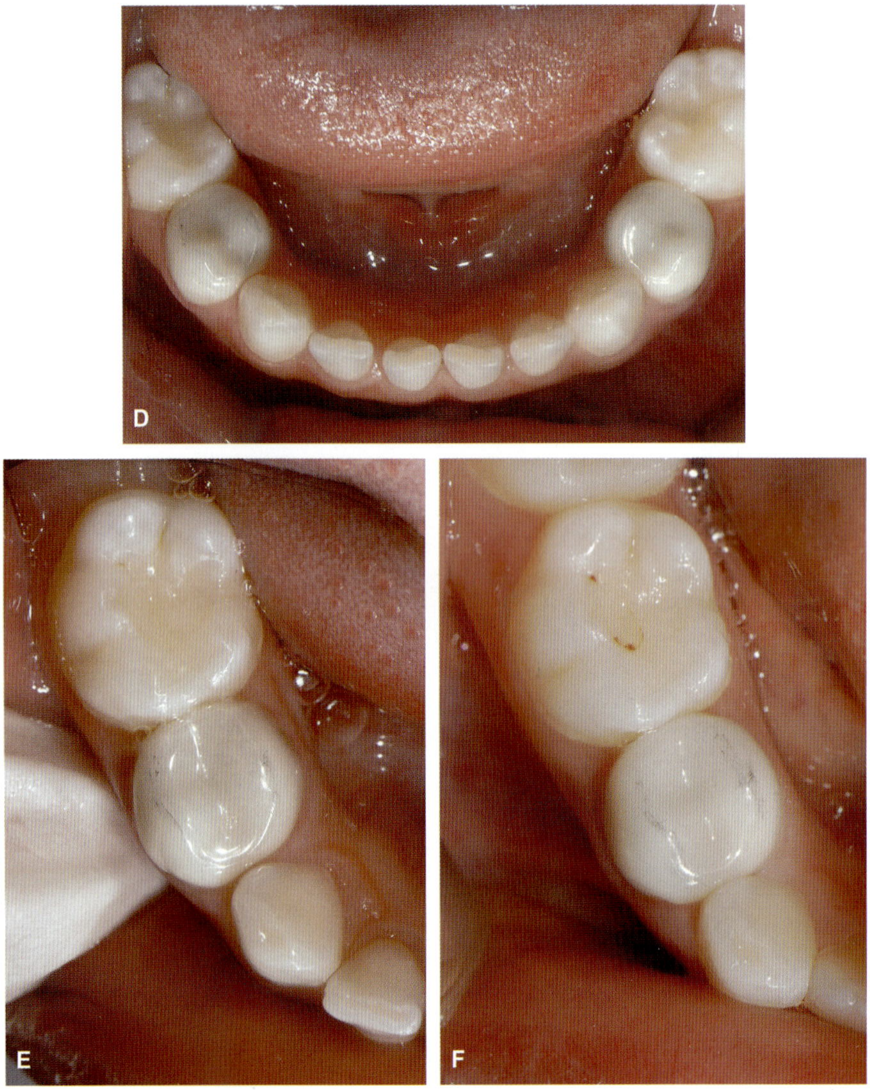

그림 3. *(계속)* **D,** 치료 4개월 후. 하악 좌측 제1유구치도 같은 이유로 상악 우측 제1유구치용 크라운으로 수복하였다. 크라운은 적절한 위치에 잘 유지되고 있으며, 치은도 건강하다. **E,** 치료 9개월 후. **F,** 치료 2년 5개월 후.

03 탈락된 크라운의 처치

지르코니아 기성 크라운이 탈락되어 환자가 내원했을 경우 크라운이 탈락된 원인을 찾아야 한다. 보통은 어린이가 끈적끈적한 간식(캐러멜, 엿 등)을 먹은 경우가 대부분이지만, 그 이전에 치료 과정에서 문제가 있을 가능성 또한 존재한다.

크라운이 탈락될 수 있는 치료 과정의 실수로는 다음과 같은 것들이 있다.

1. Cementation 과정에서 출혈이나 타액에 의한 오염
2. 남아 있는 치질이 부족해서 크라운의 유지력이 떨어진 경우
3. 너무 큰 size의 크라운을 사용한 경우
4. 과도한 측방 교합력(특히 유견치의 경우)

치아 삭제 후에 치은의 출혈을 충분히 조절하지 않은 상태에서 cementation을 시행한다면, cement가 중합되기 전에 혈액에 의해 오염되어 접착력이 떨어질 수 있다. 이런 경우는 대부분 어린이의 협조도가 떨어지고 치료 시간이 길어진 상태에서 충분한 지혈 없이 빨리 치료를 마무리하고자 할 때 주로 발생한다. 지혈이 충분히 안 된 상태에서 억지로 cementation을 시행했다면 빠른 시간 안에 크라운은 탈락할 것이며, 진료실을 벗어나기 전에 탈락되기도 한다. 아무리 어린이의 협조도가 떨어지고 치료를 빨리 마무리하고자 하더라도, cementation의 실패가 예상될 정도로 출혈이 있다면 지혈을 충분히 한 이후에 cementation을 시행하는 것이 적절하다.

만약 남아 있는 치질이 부족해서 크라운이 유지되지 못하고 탈락할 경우 다시 core를 형성하고 (필요한 경우 fiber post 등을 추가적으로 처치한다) 치료 과정을 진행하는 것이 좋다.

치료 과정에서 과도하게 큰 size의 크라운을 선택할 경우 유지력 부족으로 인해 쉽게 탈락될 수 있다. 치아의 크기나 인접치 간의 공간을 고려해서 size가 큰 크라운이라고 판단되면 다시 치료 과정을 거쳐서 치아를 추가적으로 삭제하고 작은 size의 크라운을 사용하는 것이 적절하다.

만약 크라운이 탈락했더라도 치질도 적절히 남아 있고 주변 치은도 건강한 상태라서 크라운을 재위치시켰을 때 큰 문제가 없다면 간단히 cement를 채워서 재부착할 수도 있다(그림 4). 이러한 경우 크라운 내면에 남아 있는 cement는 쉽게 제거되지 않으며, high-speed bur를 사용해서 제거하는 것이 좋다.

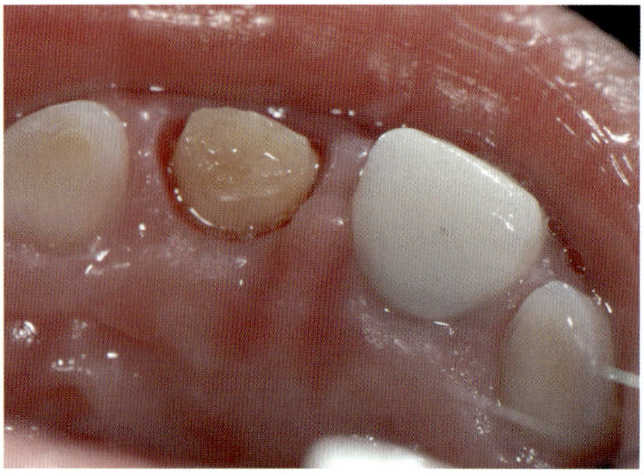

그림 4. 구강 내에서 지르코니아 크라운이 탈락된 직후의 치은 상태. 크라운 주변 치은은 염증 반응 없이 건강한 상태이다.

04 크라운에 적혀 있는 숫자(크라운의 Size)는 지워야 하나요? 시간이 지나면 지워 지나요?

크라운의 종류와 크기를 표시하기 위한 숫자는 쉽게 지워지지 않도록 레이저로 각인되어 있다. 이것은 설측에 위치되어 겉으로 드러나지는 않으며, 일반적으로 6개월~1년이 지나면 자연적으로 없어진다. 그러나 환자나 보호자가 제거를 원한다면 zirconia polishing bur로 손쉽게 지울 수 있다.

05 지르코니아 기성 크라운의 파절

지르코니아는 앞서 언급한 것처럼 매우 단단하며, 교합력을 비롯한 일반적인 외력에 의해서는 파절되지 않는다. 하지만 시술 과정에서나 기능 중에 지르코니아 기성 크라운이 파절되는 경우를 가끔 볼 수 있다. **대부분 술자가 시술 과정에서 크라운에 과도한 힘을 가한 것이 원인이다.** 지르코니아 기성 크라운의 시술 경험이 많지 않은 술자가 SSC를 시술하던 방식 그대로 크라운을 시적하는 경우에 주로 발생한다. 저자도 시술 초기에는 크라운 시적 시 과도한 힘을 가한 경우가 자주 있었으며, 그러한 크라운들이 임상 과정이나 기능 중에 파절되어 오는 경우가 꽤 있었다. 하지만 시술이 익숙해지고 try-in crown을 사용한 이후로는 크라운의 파절은 거의 경험하지 않았다.

지르코니아 기성 크라운의 파절을 예방하기 위해서는, (1) 시적 시에 절대적으로 과도한 힘을 줘서는 안 되며, 치아 삭제는 passive해야 한다. (2) 시술 과정에서 시적 시에는 꼭 try-in crown을 사용하고, 최종 cementation 시에는 실제 크라운을 사용해야 한다.

06 치수 치료 여부

유치용 지르코니아 기성 크라운을 시술할 때, 치수 치료의 여부는 치료의 예후를 결정하는 중요한 요인 중 하나이다. 일반적으로 지르코니아 기성 크라운을 위한 삭제를 마친 후 남아 있는 우식을 제거하며(이 순서는 바꿔도 되지만, 우식 제거를 뒤에 하는 것이 시간이 적게 걸린다), 그 과정에서 치수가 노출되면 통상적인 치수 치료를 시행한다. 반면에, 우식을 모두 제거한 후에도 치수가 노출되지 않았다면 치수를 보존한 상태로 크라운을 cementation할 수 있다(흔히 'vital crown'이라고 한다)(그림 5).

유전치는 치아가 얇고 치수강이 넓기 때문에 지르코니아 기성 크라운을 위한 치아 삭제와 우식 제거 과정에서 치수가 노출되는 경우가 대부분이다. 또한, 유전치의 경우 우식이 심하지 않다면 보존적인 시술을 선택할 수 있기 때문에 지르코니아 기성 크라운을 시술해야 할 정도의 case에서는 대부분 치수 치료를 동반한다고 볼 수 있다.

유구치의 경우, 인접면 우식이 깊고 직접 수복물로 유지되기 어렵다면 크라운으로 수복하는 것을 추천한다. 인접면을 제외한 다른 부위의 우식이 깊지 않다면 우식 제거를 완료하더라도 치수가 노출되지 않는 경우가 빈번하며, 이런 경우 vital crown을 하게 된다. 저자의 경우 SSC를 시술할 때와 마찬가지로 유구치용 지르코니아 기성 크라운을 시술하는 경우에도 치수가 노출되지 않았다면 치수를 보존한 상태로 크라운을 cementation 한다.

유치용 지르코니아 기성 크라운을 시술할 때 우식을 모두 제거한 이후에도 치수가 노출되지 않았다고 판단되는 경우에는 다른 어떤 case보다 치수 노출 여부를 주의깊게 살펴보아야 한다. 우식을 제거한 부위뿐만 아니라, 치아 삭제를 시행했던 모든 부위에서 치수가 노출되지 않았는지 확인해야 한다. 특히 유구치부 지르코니아 기성 크라운의 시술 경험이 많지 않아서 적절한 치아 삭제의 정도를 완전히 파악하지 못한 경우라면, 과도한 삭제로 인해 의도하지 않은 치수 노출이 생길 수도 있다. 이렇게 치수 노출이 생겼으나 발견하지 못한 경우라면 차후에 치수의 병변이 생길 수 있으며, 술자는 매우 곤란한 상황에 처할 수도 있다.

그러므로 지르코니아 기성 크라운을 시술하는 과정에서 치아 삭제와 우식 제거를 마무리 한 이후에 치수 노출 여부를 꼼꼼히 살펴야 하며, 치수 노출이 없고 예후가 양호하다고 판단될 때에는 치수 치료 없이 vital crown을 시행할 수 있다.

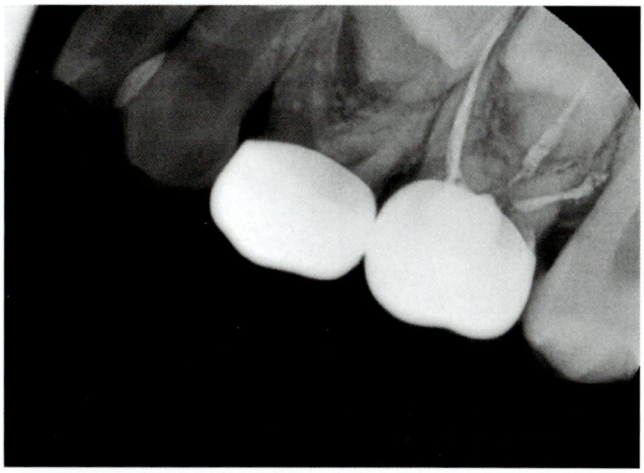

그림 5. 상악 좌측 제1유구치는 치수 치료 없이 지르코니아 기성 크라운으로 수복했고, 제2유구치는 치수 치료 후 근관 충전을 한 다음 지르코니아 기성 크라운으로 수복하였다.

QR 22.

유치용 지르코니아 기성 크라운에 관한 Dr. Waggonner의 webinar. 영어로 된 1시간 가량의 강의이지만, 귀 기울여 들어볼 만하다.

참고문헌

대한소아치과학회. 소아청소년치과학. 신흥인터네셔널.

Choi JW, Bae IH, Noh TH, Ju SW, Lee TK, Ahn JS, Jeong TS, Huh JB. Wear of primary teeth caused by opposed all-ceramic or stainless steel crowns. J Adv Prosthodont 2016;8(1):43-52.

De Gee AJ, Pallav P, Davidson CL. Effect of abrasion medium on wear of stress-bearing composites and amalgam in vitro. J Dent Res 1986;65:654-658.

Gaviao MB, Raymundo VG, Rentes AM. Masticatory performance and bite force in children with primary dentition. Braz Oral Res 2007;21:146-152.

Jung YS, Lee JW, Choi YJ, Ahn JS, Shin SW, Huh JB. A study on the in-vitro wear of the natural tooth structure by opposing zirconia or dental porcelain. J Adv Prosthodont 2010;2(3):111-115.

McLaren EA, Cao PT. Ceramics in Dentistry-Part I: Classes of Materials. Inside Dentistry 2009;5(9). Available at: https://www.dentalaegis.com/id/2009/10/many-different-types-of-ceramic-systems-have-been-introduced-in-recent-years-for-all-types-of-indirect-restorations.

Miura H, Miyazaki T, Baba K, Sawada T. 김성훈 하승룡 최유성 감역. 지르코니아를 이용한 올세라믹 수복. 대한나래출판사, 2011.

Mizrahi B. The anterior all-ceramic crown: a rationale for the choice of ceramic and cement. British Dental Journal 2008;205:251-255.

Mountain G, Wood D, Toumba J. Bite force measurement in children with primary dentition. Int J Paediatr Dent 2011;21(2):112-118.

Rimondini L, Cerroni L, Carrassi A, Torricelli P. Bacterial colonization of zirconia ceramic surfaces: an in vitro and in vivo study. Int J Oral Maxillofac Implants 2002;17:793-798.

Rompen E, Domken O, Degidi M, Pontes AE, Piattelli A. The effect of material characteristics, of surface topography and of implant components and connections on soft tissue integration: a literature review. Clin Oral Implants Res 2006;17 Suppl 2:55-67.

Scarano A, Piattelli M, Caputi S, Favero GA, Piattelli A. Bacterial adhesion on commercially pure titanium and zirconium oxide disks: an in vivo human study. J Periodontol 2004;75:292-296.

Sitbon YAD. Epithelial cells attachment on five different dental implant abutment surface candidates [dissertation]. Graduate College of The University of Iowa, 2009. This dissertation is available at Iowa Research Online: http://ir.uiowa.edu/etd/266.

Sulong MZ, Aziz RA. Wear of materials used in dentistry: a review of the literature. J Prosthet Dent 1990;63:342-349.

Tambra TR, Razzoog ME, Lang BR, Wang RF, Lang BE. In vitro wear of human enamel opposing YTZP zirconia: And various polished dental porcelain surfaces. Implants 2014 Apr:14-23.

TBR implants group. Hybrid implantology: transgingival implant solution: from osseo-integration to perio-integration. Scientific Studies 2010 Apr.

Tete S, Mastrangelo F, Bianchi A, Zizzari V, Scarano A. Collagen fiber orientation around machined titanium and zirconia dental implant necks: an animal study. Int J Oral Maxillofac Implants 2009;24:52-58.

Yang B, Lange-Jansen HC, Scharnberg M, Wolfart S, Ludwig K, Adelung R, Kern M. Influence of saliva contamination on zirconia ceramic bonding. Dent Mater 2008;24(4):508-513.

Zimmerman JA, Feigal RJ, Till MJ, Hodges JS. Parental Attitudes on Restorative Materials as Factors Influencing Current Use in Pediatric Dentistry. Ped Dent 2009;31(1):63-70.

찾아보기

저자 약력 **김 성 기**

부산대학교 치과대학 졸업
부산대학교 치과병원 소아치과 인턴, 레지던트
치의학박사(소아치과학)
대한소아치과학회 인정의
대한소아치과학회 이사
ZIRKIZ crowns® 개발
세계소아치과학회(IAPD) 초청연자
Qualified instructor of NuSmile® crown
부산대학교 치의학전문대학원 외래교수
(현) CDC해운대어린이치과 대표원장

유치용 지르코니아 크라운

발행일 2017년 4월 5일
저 자 김 성 기
발행인 최 용 원
편 집 이 은 의
표 지 김 경 옥·이 은 의
교 정 홍 혜 미
발행처 **대한나래출판사**
등 록 제2012-000051호(1994.6.10)

주 소 서울특별시 성동구 성수이로 147 (성수동2가 289-319번지)
아이에스비즈타워 903호
전 화 (02) 922-7080
팩 스 (02) 922-0841
이메일 nrpub@naver.com

ISBN 978-89-5741-518-4 **정가 80,000원**

www.dhpub.com